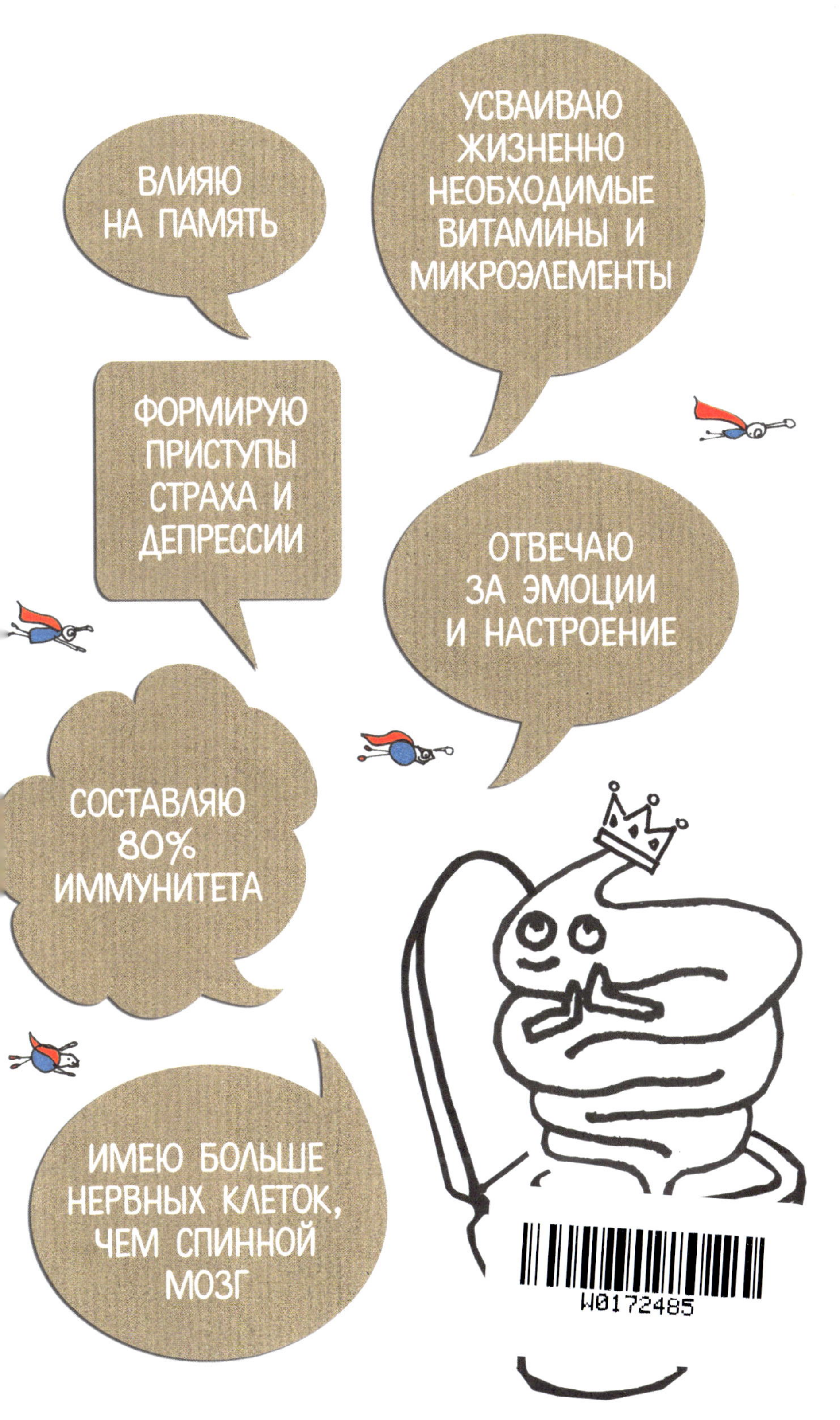
ВЛИЯЮ НА ПАМЯТЬ
УСВАИВАЮ ЖИЗНЕННО НЕОБХОДИМЫЕ ВИТАМИНЫ И МИКРОЭЛЕМЕНТЫ
ФОРМИРУЮ ПРИСТУПЫ СТРАХА И ДЕПРЕССИИ
ОТВЕЧАЮ ЗА ЭМОЦИИ И НАСТРОЕНИЕ
СОСТАВЛЯЮ 80% ИММУНИТЕТА
ИМЕЮ БОЛЬШЕ НЕРВНЫХ КЛЕТОК, ЧЕМ СПИННОЙ МОЗГ
W0172485

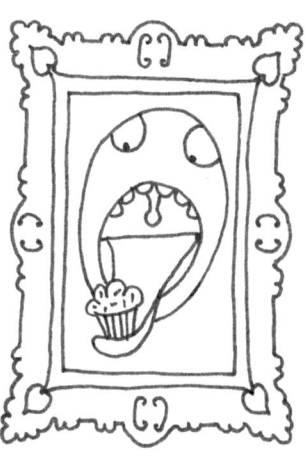

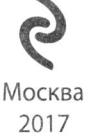

Джулия Эндерс

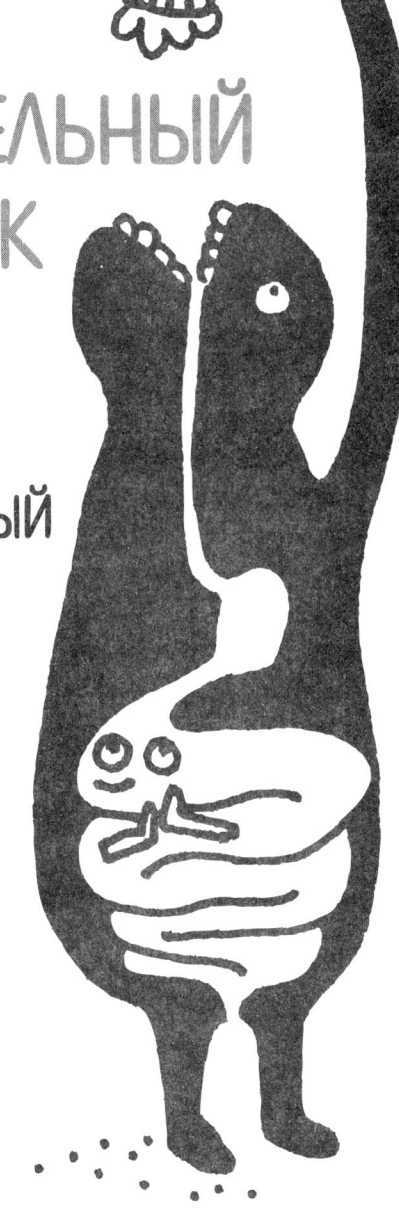

ОЧАРОВАТЕЛЬНЫЙ КИШЕЧНИК

КАК САМЫЙ МОГУЩЕСТВЕННЫЙ ОРГАН УПРАВЛЯЕТ НАМИ

Москва
2017

ОТЗЫВ СПЕЦИАЛИСТА

Книга дает общее, но подробное представление о пищеварительном тракте человека, его строении, функционировании, как в целом разных его отделов, так и их связей между собой. Приводятся нестандартные сравнения: «юркий пищевод», «кособокий кишечник» и т.д. Даются объяснения нарушений функции пищеварительной системы, таких как рвота или очень «популярный» запор, которые сопровождаются рекомендациями, как с ними справляться. Описаны важные заболевания (аллергия, целиакия (глютеновая непереносимость), лактозная недостаточность и непереносимость фруктозы).

Несомненно, интерес представляют такие главы, как «Нервная система кишечника» и «О переваривании полученной информации, или Мозг и кишечник». Важно, что описано такое непростое заболевание, как синдром раздраженного кишечника. Завершает книгу очень актуальная в медицинских кругах тема «Мир микробов», изложенная почти на профессиональном уровне. Книга, хотя и относится к разряду популярных, дает представление о том, насколько сложна система пищеварения, как она зависит от состояния центральной нервной системы, представителей микрофлоры и паразитов, населяющих ее различные отделы, и о многом другом.

Заслуженный деятель науки РФ,
доктор медицинских наук,
профессор С.И. Раппопорт

*Посвящается всем одиноким матерям и отцам,
дарящим море любви и заботы своим детям,
как наша мама — мне, и моей сестре, и Хеди*

ОГЛАВЛЕНИЕ

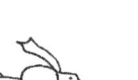
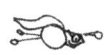
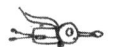

НЕБОЛЬШОЕ ПРЕДИСЛОВИЕ ДЛЯ АКТУАЛИЗАЦИИ

Когда в 2013 году я занималась тем, что работала над текстами на тему взаимосвязи кишечника и мозга, в течение целого месяца я не могла написать ни одного слова. Данная научная область в то время была достаточно новой — существовали практически только исследования на животных, и, таким образом, в этой сфере имели место скорее предположения, чем реальные факты. Я непременно хотела рассказать о том, какие эксперименты и рассуждения существовали — но в то же время боялась слишком рано пробудить ошибочные ожидания или излагать неполную правду. Но когда в один из серых четвергов я, хлюпая носом, сидела за столом на кухне моей сестры, беспокоясь о том, что у меня не получится сделать текст достаточно точным и наглядным, в какой-то момент она, почти приказным тоном, сказала мне: «Сейчас ты просто напишешь о том, что ты сама обо всем этом поняла — и если в ближайшие годы появятся более конкретные сведения, их наверняка тоже можно будет дописать».

Сказано — сделано.

ПРЕДИСЛОВИЕ

Я появилась на свет в результате кесарева сечения и вскармливалась искусственным путем. Классический случай XXI века — ребенок с дефектно сформированным кишечником. Если бы на тот момент я знала больше о строении и работе желудочно-кишечного тракта, я могла бы со 100%-ной вероятностью предсказать список тех диагнозов, которые мне будут поставлены в будущем. Началось все с лактозной непереносимости. Но меня ничуть не удивило, когда в возрасте чуть старше пяти лет я внезапно снова смогла пить молоко. В какие-то периоды я толстела. В какие-то — худела. Достаточно длительное время я себя хорошо чувствовала, пока не образовалась первая ранка...

Когда мне было 17, на правой ноге ни с того ни с сего образовалась мелкая ранка. Она долго не заживала, и через месяц мне пришлось обратиться к врачу. Специалисты не смогли поставить точный диагноз и прописали какую-то мазь. Через три недели язвами была поражена уже вся нога. Вскоре процесс распространился на другую ногу, руки и спину, изъязвления затронули даже лицо. К счастью, была зима, и окружающие думали, что у меня герпес, а на лбу — ссадина.

Врачи разводили руками и все как один ставили диагноз «нейродермит»[1], некоторые из них предполагали, что при-

---

[1] Хроническое заболевание кожи неврогенно-аллергического характера. — *Прим. ред.*

чина в стрессовом состоянии и психологической травме. Гормональное лечение кортизоном помогло, но сразу после отмены препарата состояние начинало вновь ухудшаться. Целый год, летом и зимой, я носила под брюками колготки, чтобы жидкость от мокнущих ран не просачивалась через ткань брюк. Затем в какой-то момент я взяла себя в руки и включила мозги. Совершенно случайно я нашла информацию об очень похожей кожной патологии. Речь шла о мужчине, у которого первые проявления похожего заболевания были отмечены после приема антибиотиков. И я вспомнила, что за пару недель до появления первой язвы я тоже пропила курс антибактериальных препаратов!

С этого момента я перестала считать язвы проявлением кожного заболевания, а восприняла их, скорее, как последствие нарушений работы кишечника. Поэтому я отказалась от молочных продуктов и тех, что содержали клейковину, принимала различные бактерии, полезные для микрофлоры кишечника, — в общем, придерживалась правильного питания. В этот период я ставила над собой самые безумные эксперименты...

Если бы на тот момент я была уже студенткой медицинского факультета и обладала хоть какими-то знаниями, в половину из этих пищевых авантюр я бы просто не ввязалась. Однажды в течение нескольких недель я принимала цинк в ударных дозах, после чего несколько месяцев обостренно реагировала на запахи.

Но с помощью некоторых уловок мне наконец **удалось взять верх над своей болезнью**. Это стало победой, и на примере своего тела я почувствовала, что знание — это действительно сила. И тогда я решила поступить на медфак. В первом семестре на одной из вечеринок я сидела рядом с молодым человеком, изо рта которого исходил очень резкий неприятный запах. Это был своеобразный запах, непохожий ни на типичный для взрослого дяди в состоянии постоянного стресса запах ацетона, ни на сладковато-гнилост-ный аромат злоупотребляющей сладостями тети, какой-то другой. На следующий день после вечеринки я узнала, что он мертв. Молодой человек покончил жизнь самоубийством. Я потом очень часто вспоминала этого юношу. **Могут ли серьезные изменения кишечника стать причиной появления столь неприятного запаха и даже повлиять на психическое состояние человека?**

Через неделю я решила поделиться своими предположениями с близкой подругой. Двумя месяцами позже подруга подцепила ротавирусную инфекцию. Заболевание протекало в очень тяжелой форме. Когда мы встретились после ее выздоровления, она отметила, что в моих суждениях действительно есть рациональное зерно. Она рассказала, что уже давно не чувствовала себя настолько подавленной психологически, как в период болезни кишечным гриппом. С этого момента я решила глубже изучить данную проблематику — и познакомилась с масштабным исследованием, предметом которого была взаимосвязь кишечника и головного мозга.

В процессе изучения некоторых вопросов я отметила, что это новое, стремительно развивающееся направление в научных кругах. Если еще десять лет назад можно было встретить лишь единичные публикации по данной теме, то на сегодняшний день уже проведено несколько сотен научных исследований, посвященных влиянию кишечника на самочувствие человека, в том числе психическое. Это действительно одно из самых популярных научных направлений современности! Известный американский биохимик Роб Кнайт в журнале *Nature*[1] пишет, что данное направление столь же перспективно, как нашумевшее в свое время исследование стволовых клеток.

---

[1] Международный научный журнал, основанный в 1896 году. Сайт — www.nature.com. Информация предоставлена на английском языке. — *Прим. ред.*

С этого момента я с головой ушла в тему, которая меня просто заворожила.

Во время учебы на медицинском факультете я отметила, насколько скудно будущим врачам преподается именно данный раздел физиологии и патологии человека. А при всем при этом **кишечник — уникальный орган**.

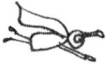 **Кишечник составляет 2/3 иммунной системы.**

Именно в кишечнике происходит всасывание питательных веществ из хлеба или соевой колбасы, которые являются энергоресурсами для работы организма. В кишечнике даже синтезируется около 20 собственных гормонов! Многие будущие врачи в процессе обучения на медицинских факультетах не узнают об этом вовсе или получают на этот счет лишь поверхностные знания. В мае 2013 года я была на конгрессе «Микрофлора кишечника и здоровье», который проводился в Лиссабоне, и для себя отметила, что около половины слушателей были представителями таких крупных учреждений, как Гарвард, Оксфорд, Йельский университет, штаб-квартира Европейской молекулярно-биологической лаборатории в Гейдельберге — они могли бы себе позволить стать первопроходцами в разработках по данному направлению.

Меня поражает, что ученые за закрытыми дверями дискутируют о важных наработках, не информируя об этом общественность. Безусловно, иногда предусмотрительность лучше поспешных выводов.

Среди ученых давно известен тот факт, что у людей, страдающих определенными проблемами с пищеварением, часто отмечается нарушение деятельности собственной нервной системы кишечника. Их кишечник способен отправлять сигналы в определенную область головного мозга, которая отвечает за формирование негативных эмоций. Человек чувствует себя подавленно и никак не может определить причину подобного состояния. Зачастую таких пациентов отправляют на консультацию к психоаналитику, однако данный подход, как вы понимаете, является малопродуктивным. Это лишь один из примеров того, почему новые знания и опыт, полученные учеными в данной области, должны как можно быстрее и шире внедряться в медицинскую практику.

Цель этой книги — обобщить уже имеющиеся научные знания и данные, которые скрывают за дверями специализированных конгрессов, и донести их до широкого круга читателей, которые тем временем ищут ответы на вопросы, уже давно разрешенные в мире ученых. Я предполагаю, что многие пациенты, страдающие расстройствами кишечника, уже давно разочаровались в официальной медицине. Однако я не продаю чудодейственное средство. Также я не утверждаю, что здоровый кишечник является панацеей от любой болезни.

Моя задача — в увлекательной форме рассказать читателю об этом удивительном органе, новых научных данных о кишечнике и как, имея в арсенале эти знания, можно улучшить качество своей повседневной жизни.

Моя учеба на медицинском факультете и защита докторской диссертации в Институте медицинской микробиологии очень помогли мне в оценке и сортировке имеющихся на сегодня сведений. Благодаря личному опыту мне удалось в доступной и интересной форме рассказать читателю о сложнейших механизмах, действующих в кишечнике и влияющих на весь организм человека.

Моя сестра поддерживала меня на всех этапах написания этой книги, призывала не останавливаться перед возникающими сложностями и помогла довести работу до конца.

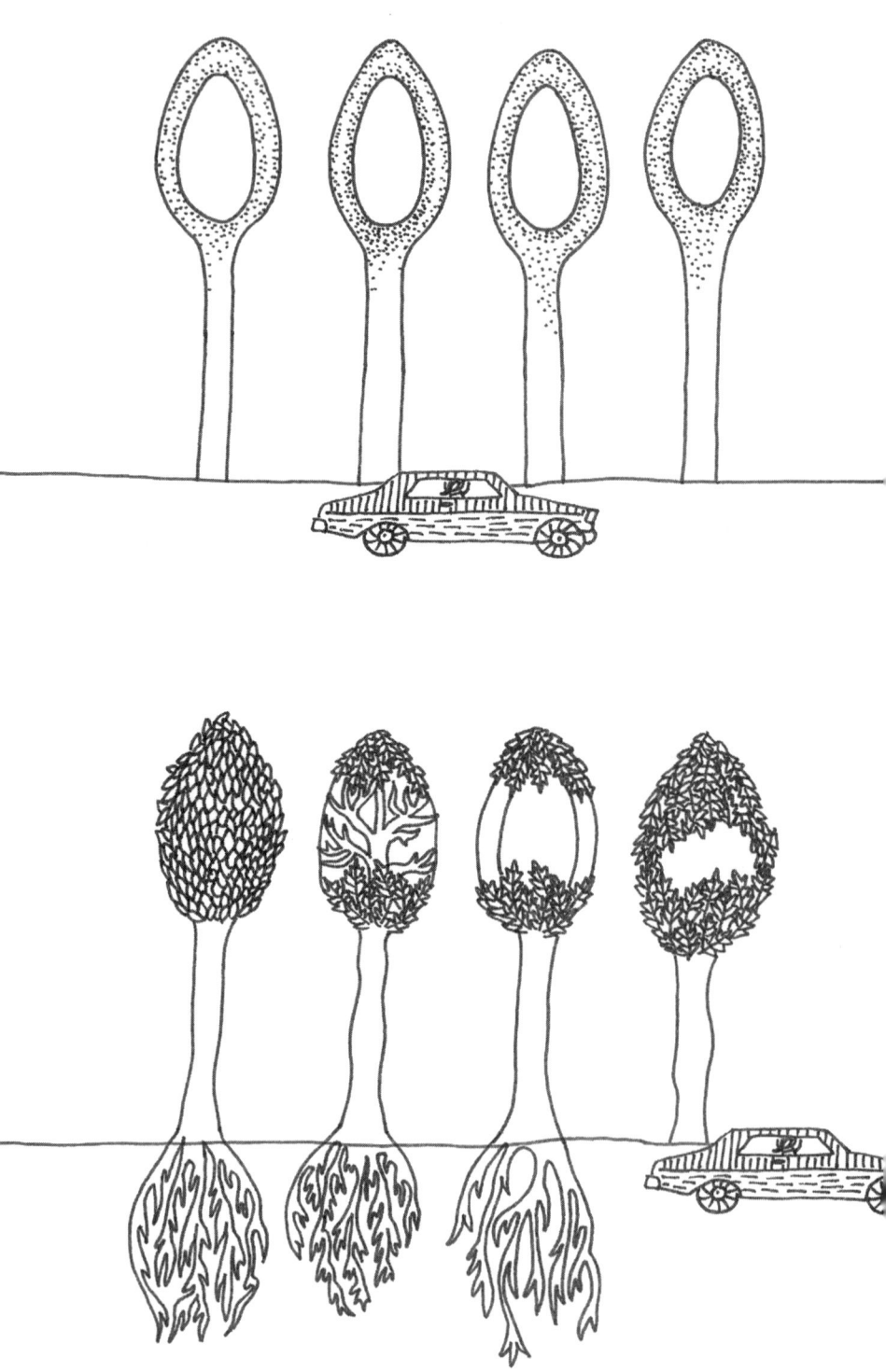

1

ОЧАРОВАТЕЛЬНЫЙ КИШЕЧНИК

Мир намного интереснее, если мы не только наблюдаем то, что лежит на поверхности, но и стараемся открыть для себя какие-то невидимые глазу стороны. Например, дерево на первый взгляд по форме очень напоминает ложку, хотя между ними мало общего. Наш орган зрения может строить свои ассоциации: на что похож ствол с округлыми очертаниями кроны? Наш глаз воспринимает дерево по форме похожим на ложку. Но под землей расположено приблизительно такое же количество корней, невидимых нашему глазу, как и ветвей кроны. Наш мозг строит данную картинку, не учитывая строение дерева. Ведь мозг в большинстве случаев формирует образы, получая сигналы от глаз, а не в ходе изучения изображений в книгах по ботанике, где полностью показана структура дерева. И когда мы проезжаем по дороге вдоль лесного массива, у нас то и дело возникает мысль: «Ложка! Ложка! Ложка! Еще ложка!»

> Мозг, получая ассоциативные сигналы от органа зрения, формирует наше представление о предметах и явлениях.

В то время как мы, ступая по жизни, сортируем предметы «по типу ложки», вокруг и внутри нас проходят удивительные вещи и события, которые мы не замечаем. Под кожным покровом нашего тела круглосуточно происходят всевозможные процессы: что-то течет, качает, поглощает, выделяет, лопается, ремонтируется и строится заново. И коллектив в виде органов и клеток, их составляющих, работает настолько слаженно, безукоризненно и продуктивно, что **для нормальной деятельности организму взрослого человека в час требуется ровно столько же энергии, сколько потребляет лампа накаливания в 100 Вт.** Ежесекундно почки фильтруют нашу кровь по принципу работы фильтра в кофемашине — и, как правило, почки в состоянии выполнять свою работу на протяжении всей нашей жизни. А легкие настолько хитро сконструированы, что энергия требуется только на вдохе. Выдох, как мы знаем из школьного курса, происходит без усилий. Если бы мы были прозрачными, то могли бы наблюдать работающий непрерывно механизм, как механизм автомобиля, только картинка была бы увеличенной и в режиме 3D. В то время как кто-то сидит и изводит себя мыслями вроде «меня никто не любит», «я никому не нужен», его сердце совершает 17-тысячный удар за последние сутки и имеет полное право обидеться и почувствовать себя оскорбленным.

Вы только представьте себе, какой необъятный мир живет внутри каждого из нас!

Если бы мы могли видеть скрытое от глаза, то также могли бы наблюдать, как скопление клеток в животе матери превращается в маленького человека. Изучая этот процесс, мы бы поняли, что **изначально каждый из нас состоял всего из трех трубок.**

Первая трубка проходит сквозь нас и сворачивается узелком в середине. Это наша сердечно-сосудистая система, в центре которой находится основной узел — наше сердце.

Вторая трубка проходит параллельно первой и сконцентрирована в области нашего позвоночника. Она образует пузырь, который мигрирует вверх и остается там на всю жизнь. Это наша нервная система: спинной мозг, из которого в дальнейшем развиваются головной мозг и нервы, пронизывающие каждый участок нашего тела.

Формирование организма человека начинается с трех основных систем: сердечно-сосудистой, нервной и пищеварительной.

Третья трубка проходит в направлении сверху вниз и называется кишечной трубкой. Она формирует наши внутренности подобно почкам, распускающимся на ветке, и дает начало легким. Чуть ниже из нее развивается печень. Она также формирует поджелудочную железу и желчный пузырь. **Сама по себе кишечная трубка способна на многие трюки:** она задействована в формировании ротовой полости, пищевода, который, в свою очередь, дает начало желудку. И только в самом конце своего развития кишечная трубка формирует орган, название которого она, собственно, и носит, — кишечник.

Как вы уже поняли, благодаря кишечной трубке формируется пищеварительная система нашего организма.

Предметы творения остальных двух трубок — сердце и головной мозг — пользуются большой популярностью и повышенным интересом со стороны и ученых, и врачей, и вообще человека. Сердце считается жизненно важным органом, поскольку, выполняя насосную функцию, оно поставляет кровь ко всем участкам нашего тела. Мозг восхищает нас своей работой, связанной с формированием мыслей, образов и эмоций. А вот кишечник, как считают многие, предназначен только для того, чтобы справлять нужду. В перерывах между походами в туалет он ничем не занят — просто лежит себе в нашем животе и время от времени выделяет газы (пукает). Насколько это удивительный орган, практически никто и знать не знает. Можно сказать, что мы недооцениваем этот орган. И не просто недооцениваем, а даже стыдимся его: «Позорный кишечник!» Почему же происходит такая дискриминация органа, который, по сути, является основным в пищеварительной системе человека?

Задача моей книги — в корне изменить стереотип восприятия кишечника. Мы с вами попробуем совершить невероятное: увидеть оборотную сторону видимых вещей. Ведь дерево — это не ложка. А кишечник — это такой очаровательный орган!

Как мы какаем...
и почему стоит поговорить серьезно
на несерьезную, казалось бы, тему

Сосед, с которым я снимала квартиру, однажды зашел на кухню и спросил: «Джулия, слушай, ты же студентка-медик. А как мы какаем?» Быть может, не самое лучшее начало моего увлекательного рассказа. Но этот вопрос для меня стал во многом решающим. Я вернулась в свою комнату, уселась на пол и разложила вокруг себя книги, которые имела в своем арсенале. Я пребывала в полной растерянности, пока искала ответ на его вопрос. Такая ежедневная банальность оказалась куда более сложным и продуманным процессом, чем представлялось на первый взгляд.

Процесс дефекации, оказывается, является результатом слаженной работы, в частности, двух нервных систем. Результатом является максимально полная и гигиеничная утилизация мусора из нашего организма. Ни в одном живом организме, кроме человеческого, дефекация не проходит настолько образцово и аккуратно. Для этого природой в нашем организме разработаны специальные приспособления и трюки. Начинается все с невероятно продуманной системы запорных механизмов (или сфинктеров). Практически каждый знаком только с наружным запорным механизмом, который путем сознательных импульсов открывается и закрывается. Подобный же запорный механизм расположен несколькими сантиметрами выше — он не поддается нашему контролю, и его работа регулируется неосознанно.

Каждый из механизмов представляет интересы своей нервной системы. Наружный механизм работает в команде с нашим сознанием. Как только головной мозг принимает решение о неблагоприятности момента для похода в туалет, наружный запорный механизм повинуется данному распоряжению и смыкается настолько плотно, насколько может. Работа внутреннего запорного механизма регулируется неосознанно. Нравится тете Берте пукать или нет, его мало интересует. Его приоритетной задачей является **поддержание комфортных условий внутри организма**. Скапливаются газы, которые давят? Все отрицательные факторы внутренний запорный механизм склонен выводить за пределы организма максимально быстро. Он готов выводить газы настолько часто, насколько это требуется, чтобы выполнять свою главную задачу, а какими способами — это уже второстепенный вопрос.

> Дефекация является сложным скоординированным процессом между кишечником и головным мозгом.

Оба запорных механизма работают рука об руку. Когда отходы нашего пищеварения приближаются к внутреннему запорному механизму, он раскрывается рефлекторно. Прежде чем все содержимое направится в сторону наружного сфинктера, происходит процесс его тестирования. В пространстве между запорными механизмами расположено большое количество чувствительных клеток, которые анализируют информацию о поступающем содержимом: является оно газообразным или твердым по своей природе. Затем полученная информация отправляется клетками в головной мозг. Он, в свою очередь, приступает к формированию потребности типа «хочу в туалет» или «хочу пукнуть».

Головной мозг начинает совещаться со своим сознанием: он ориентируется на то, что происходит в данный момент вокруг нас, собирая и анализируя информацию наших органов зрения, слуха и уже имеющийся опыт. Буквально за несколько секунд головной мозг составляет полную картину и отправляет данные наружному запирательному «устройству»: «Я глянул, мы тут у тети Берты в гостиной. Пукнуть еще возможно, но только если тихонечко. А вот идти в туалет по большой нужде, пожалуй, не стоит... Не сейчас».

Наружный запорный механизм принимает полученную информацию и сжимается еще плотнее, чем до этого. Внутренний сфинктер с уважением относится к решению,

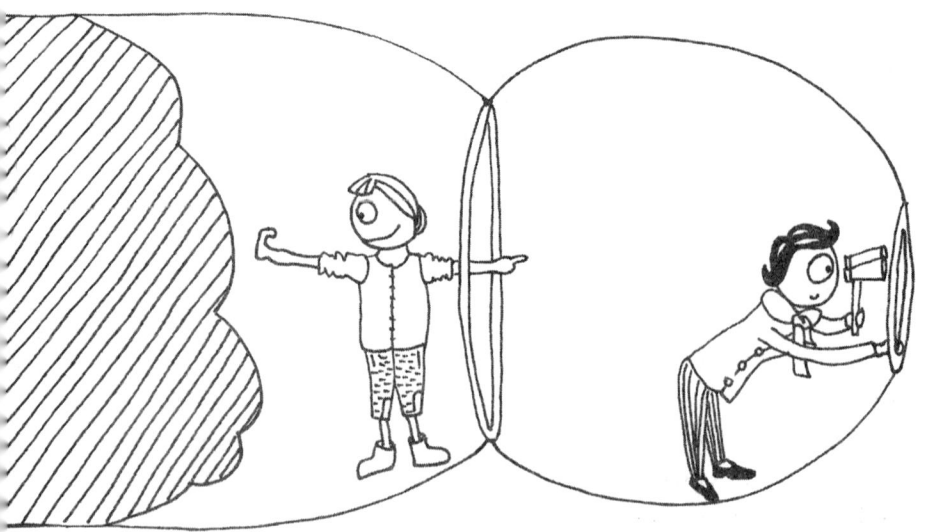

принятому «коллегой», — и тестовый образец отправляется в очередь на выведение. Когда-нибудь отходы пищеварения будут выведены. Но не здесь и не сейчас. Спустя какое-то время внутренний запорный механизм еще раз отправляет пробный образец на оценку. В это время мы уже сидим дома, удобно расположившись на диване. Вот теперь можно!

Наш внутренний запорный механизм — упрямый товарищ! Его основной постулат: **«То, что должно выйти наружу, будет выведено наружу»**. И это значит именно то, что значит, и обсуждению не подлежит. Наружный запорный механизм находится в непрерывном контакте с внешним миром и постоянно оценивает: «Будет ли удобно воспользоваться чужим туалетом, или лучше не стоит? Настолько ли мы близки, чтобы можно было позволить себе пукнуть в присутствии друг друга? Если я сейчас не схожу в туалет, то смогу это сделать только ближе к вечеру, а значит, мне придется испытывать неудобство в течение всего дня!»

Может быть, мыслительная деятельность запорных механизмов и не настолько выдающаяся, чтобы претендовать на получение Нобелевской премии, однако процессы, о которых идет речь, очень сложные и являются важнейшими составляющими жизненного уклада человека в социуме. Насколько нам важно комфортное состояние нашего организма и на какие компромиссы мы идем, чтобы нормально вписываться в окружающую нас среду и обстоятельства реальности? Один, чтобы пукнуть, чертыхаясь, выходит из гостиной, где находятся члены его семьи. Другой на семейной вечеринке по поводу дня рождения бабушки позволяет себе пукнуть настолько громко и показательно, что устраивает из этого целое шоу.

В повседневной жизни, наверное, лучше постараться найти компромисс между двумя описанными крайностями.

Если мы удерживаем себя от похода в туалет, подавляя позыв за позывом, то мы угнетаем работу внутреннего запорного механизма и в результате можем его даже повредить. Внутренний сфинктер находится в постоянном подчинении у наружного запорного механизма. И чем больше внешний сфинктер командует внутренним, тем более напряженными становятся их рабочие отношения, тем выше риск развития проблем и появления запоров.

Даже если вы не подавляете дефекацию, запоры могут развиваться, например, у женщин после родов. Связано это с разрывом нервных волокон, посредством которых между собой сообщаются наружный и внутренний запорные механизмы. А теперь хорошая новость: **поврежденные нервные волокна могут срастаться между собой**. Неважно, происходит разрыв волокон в процессе родов или по какой-то другой причине, всегда есть возможность пройти биовосстановительную терапию, в результате которой запорная мускулатура обоих сфинктеров, существовавшая долгое время по отдельности, снова научится совместной слаженной работе. Подобное лечение проводится в некоторых гастроэнтерологических отделениях. Специальный прибор фиксирует импульсные взаимосвязи наружного и внутреннего сфинктеров. При каждом контакте загорается зеленый свет или подается звуковой сигнал. Приблизительно как на интеллектуальном шоу по телевизору: если один из участников верно ответил на вопрос, зажигается свет и раздается музыкальное сопровождение. Только все происходит не в телевизионной студии, а в кабинете у вра-

Сознательное подавление естественных процессов, протекающих в организме, не должно быть частым. Не допустите, чтобы это вошло в привычку.

ча, где вы лежите с сенсорными электродами, введенными в полость кишечника. Со временем импульс, координирующий совместную работу наружного и внутреннего запорных механизмов, регистрируется все чаще, достигается согласованность их совместной деятельности, они начинают действовать синхронно, и человек избавляется от запоров.

Мышцы запорных механизмов, сознание, электроды и интеллектуальное шоу в попе... Мой сосед по квартире даже не ожидал, что все настолько заумно. Студентки экономического факультета, которые вместе с соседом отмечали день рождения на нашей кухне, тем более. Но вечер выдался забавным, и я поняла, что тема кишечника на самом деле интересна большому количеству людей, просто почему-то об этом не принято говорить вслух.

> Синхронная работа импульсов наружного и внутреннего сфинктеров обеспечивает легкость дефекации.

Возникло много новых интересных вопросов: а это правда, что мы все неправильно сидим на унитазе? Как сделать так, чтобы отрыжка была незаметной? Почему мы извлекаем энергию из стейков, яблок или жареного картофеля, в то время как для заправки автомобиля требуется одна определенная марка топлива? Зачем нам слепая кишка и почему кал всегда одинакового цвета?

Мои соседи уже по выражению моего лица понимали, когда я входила в кухню, что сейчас будет новый анекдот на тему кишечника.

Кишечник — это наш второй мозг, ответственный за интуицию. Недаром в русском языке сохранилось выражение «кишками чувствую», или «нутром чую». Поэтому относиться к нему нужно бережно, и не следует подавлять дефекацию.

Правильно сидеть на унитазе — почему это важно?

Время от времени полезно пересматривать свои привычки и задаваться вопросами: «Действительно ли путь до остановки, которым я иду, является кратчайшим? Правда ли я выгляжу красивее и современнее, когда зачесываю волосы на лысину?» Или даже таким: «А правильно ли я сижу на унитазе?»

На последний вопрос крайне сложно получить внятный однозначный ответ. Но, поэкспериментировав над собой, можно привнести какую-то новизну в устоявшийся процесс. Такого же мнения придерживался и израильский врач Дов Зикиров. В рамках своего эксперимента он наблюдал за опытной группой из 28 человек, которые ежедневно посещали туалетную комнату, принимая при этом одну из трех поз: расслабившись на унитазе нормального размера; так же, но сидя на унитазе очень маленького размера; буквально скрючившись или присев на корточки, как на природе под кустом. При этом время дефекации фиксировалось с помощью секундомера, после чего заполнялись опросники. Результаты были следующие. Акт дефекации типа «на природе» занимал в среднем 50 секунд; испытуемые после опорожнения в такой позе описывали свое состояние как «ощущение полного опорожнения». Когда они сидели в привычной позе, процесс длился в среднем 130 секунд, и субъективные ощущения были хуже.

Дело в том, что наш запирательный аппарат устроен таким образом, что, когда мы находимся в положении сидя, он не может раскрыться полностью. Существует **мышца**, которая охватывает прямую кишку петлей, как лассо, когда мы находимся в положении сидя или стоя. В результате этого воздействия формируется изгиб. Такой механизм является дополнительным к имеющимся запирательным мышечным устройствам. Можно провести аналогию с перегибом шланга для поливки. Если быстро расправить образовавшийся перегиб, через какие-то секунды вода снова начинает бить ключом.

Вернемся к блокирующему перегибу на прямой кишке. Итак, каловые массы продвигаются к изгибу. Как при движении по автотрассе, на повороте происходит торможение. Запирательные сфинктеры, когда мы находимся в положении стоя или сидя, прилагают меньше усилий для сдерживания движения каловых масс внутри организма. Как только мышца меняет положение и перестает воздействовать на кишечник, устраняется перегиб. Путь свободен, и ничто не мешает «нажать на газ».

Современное положение сидя вошло в привычку в конце XVIII века с появлением унитазов в помещениях. Но объяснение типа «пещерный человек всегда…» является несколько сомнительным аргументом для медиков. Кто сказал, что в положении на корточках мышцы расслабляются таким образом, что обеспечивается беспрепятственное движение по кишечнику? И вот японские ученые для изучения этого вопроса давали группе испытуемых вместе с пищей субстраты, содержащие маркированные светящимися метками вещества, и вели за ними наблюдение с помощью рентгенологического оборудования при их дефекации в различных позах.

> Положение на корточках — это эволюционно сложившееся, естественное положение нашего тела при дефекации.

Вывод № 1. Действительно, в положении на корточках выводной канал кишечника принимает прямую траекторию и происходит беспрепятственное, быстрое опорожнение полости прямой кишки.

Вывод № 2. Все же есть еще альтруисты, дружелюбно согласившиеся поглощать меченые субстраты и разрешившие вести за собой наблюдение во время такого деликатного дела, как дефекация, ради научного эксперимента!

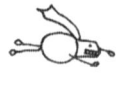 **Важно знать и помнить, что положение на корточках при дефекации наиболее физиологичное и способствует легкому и быстрому опорожнению кишечника.**

Геморрой, патологии кишечника, дивертикулы и запоры — явления, распространенные преимущественно в странах, где опорожнение кишечника происходит по типу «сидя на стуле». Причиной этого, особенно у молодых людей, является не слабая мускулатура, а как раз **повышенное давление на кишечник**. Некоторые люди в течение дня держат в большом напряжении мышечную стенку, что крайне обременительно для нашего кишечника. Зачастую они даже не замечают этого. Развитие геморроидальных узлов, выдающихся из полости прямой кишки, является одним из механизмов компенсирования повышенного внутреннего давления в брюшной полости. Дивертикулы же представляют собой выпячивания кишечной стенки в полость кишечника, по форме напоминающие лампочку.

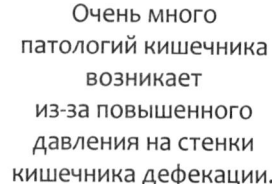

Очень много патологий кишечника возникает из-за повышенного давления на стенки кишечника дефекации.

Однако неверный способ опорожнения, безусловно, не единственная причина развития геморроидальных узлов и дивертикулов. Стоит отметить, что 1,2 миллиарда людей, привыкших справлять нужду сидя на корточках, не страдают геморроем или дивертикулезом[1] кишечника. Более развитая часть человечества, ежедневно тужась, рано или поздно сталкивается с проблемами, за решением которых

---

[1]Это заболевание, при котором в стенке кишки образуются небольшие, размером до одного-двух сантиметров, мешковидные выпячивания слизистого и подслизистого слоев кишечника через дефект в мышечной оболочке кишки (дивертикулы). — *Прим. ред.*

отправляется к специалисту. Неужели такова расплата за комфортное сидение на троне-унитазе вместо справления нужды непривычным способом — сидя на корточках? Но если бы только это!

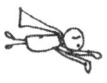 **Медики едины во мнении, что частое напряжение брюшной стенки и тужение в туалете являются одними из причин развития варикоза. Кроме того, повышается риск развития инсультов, и даже есть случаи потери сознания во время дефекации.**

Однажды от приятеля, который отдыхал во Франции, я получила смс: «Французы сошли с ума! Кто-то своровал унитазы аж на трех стоянках!» Сначала я рассмеялась, так как подумала, что он не серьезно. А потом вспомнила свой первый визит во Францию и как я впервые увидев туалет без сиденья, размышляла про себя, глядя с тоской на дырку в полу: «Простите, пожалуйста, почему я должна приседать, когда логичнее было бы поставить обычный унитаз».

В большей части азиатских государств, стран Африки и Южной Америки люди справляют нужду именно в позе тяжелоатлета, поднимающего штангу, или горнолыжника на очередном повороте. Мы же, напротив, проводим время, блаженствуя на унитазе, параллельно почитывая газету, складывая оригами из туалетной бумаги, выискиваем плохо вымытые углы нашей уборной или просто терпеливо смотрим на противоположную стену.

В случае затруднения дефекации рекомендуется создать удобный для запирательных сфинктеров угол — принять положение сидя на корточках.

Когда я зачитывала этот текст своим домашним, я наблюдала растерянные взгляды, в которых видела: «И что теперь, отказаться от фаянсовых унитазов, проделать дыру

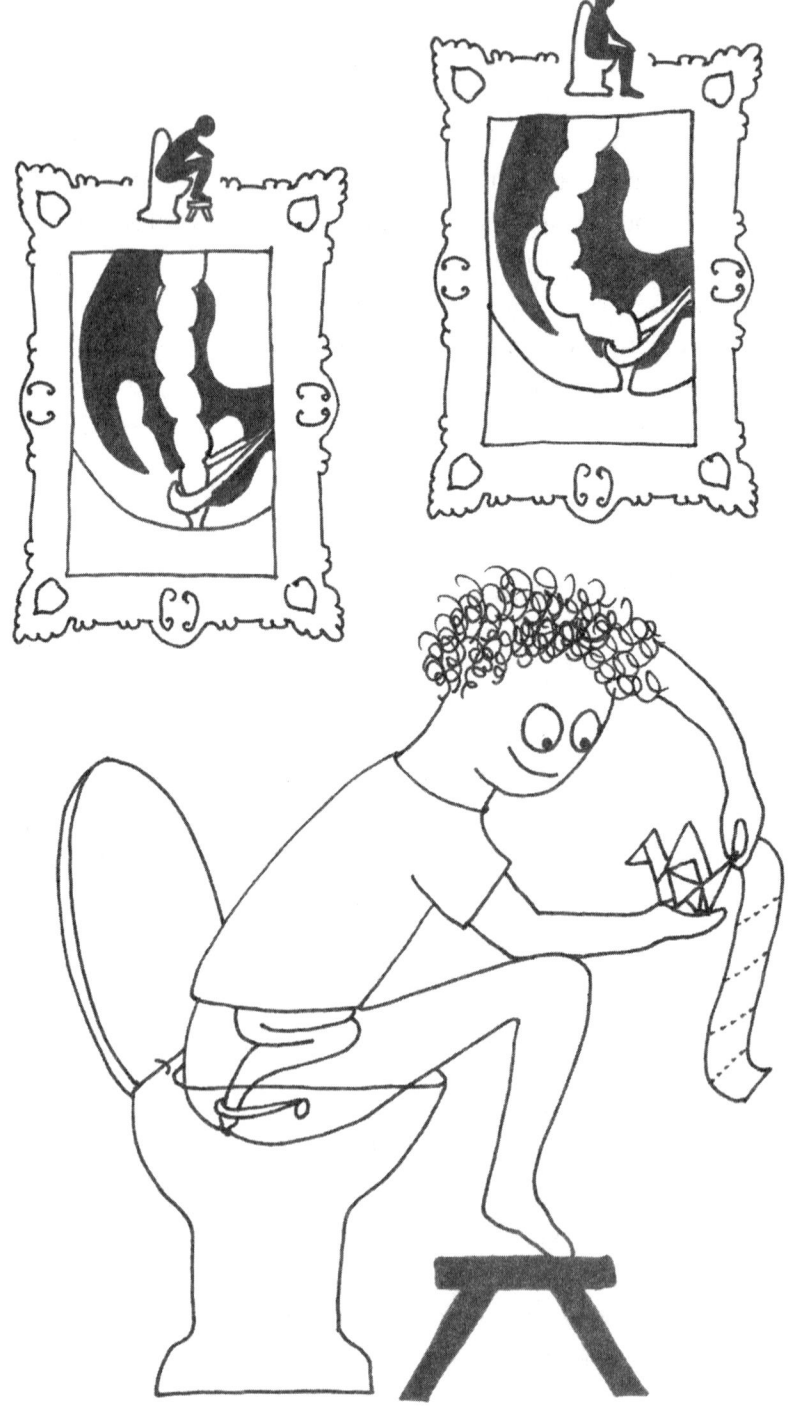

в полу и справлять туда нужду?» Конечно, нет! Хотя было бы забавно, если бы мы вставали на ободок унитаза и, присев, делали все свои дела. Но можно обойтись и без этого: изменить положение мышцы можно и сидя на унитазе обычным способом. Следующая рекомендация особенно полезна, если справление нужды осуществляется с переменным успехом. Вот что нужно сделать: **верхнюю часть туловища слегка наклоняем вперед, под ноги ставим невысокую подставку — и вуаля!** — правильный угол найден. Теперь можно со спокойной душой читать газету, играть туалетной бумагой или разглядывать окружающие предметы!

На входе в кишечную трубку

Можно подумать, что конечная (терминальная) часть кишечника представляет собой что-то загадочное, особенно потому, что мы с ней практически не контактируем. Но и на входе в кишечную трубку, в ротовой полости, кроется **немало секретов**, хотя мы ежедневно проводим ревизию этого отдела, например при чистке зубов.

Секретное место № 1 расположено непосредственно в области языка и представлено четырьмя точками, две из которых располагаются на внутренней поверхности щек напротив верхнего зубного ряда, практически прямо по центру внутренней щечной поверхности. На ощупь в этих местах можно найти небольшие возвышения. Многие думают, что это следы после того, как случайно прикусили щеку во время еды, но это далеко не так. У каждого человека в данном месте расположены эти возвышения. Другие два располагаются под языком по правую и левую стороны от уздечки языка. Указанные четыре точки являются местом секреции (выделения) слюны.

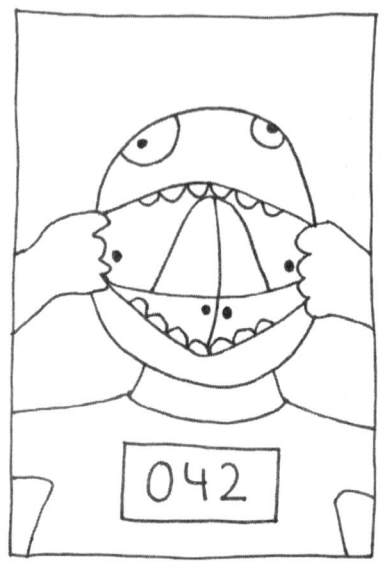 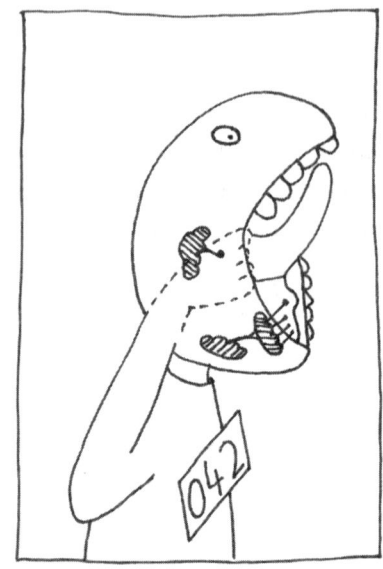

● = выводные протоки
    слюнных желез

🐚 = слюнные железы

В пищеварении слюнным железам отведена очень важная роль. Ведь оно начинается именно в ротовой полости.

Щечные слюнные железы секретируют слюну, только если на то имеется основание. Например, во время приема пищи. Из выводных каналов подъязычных слюнных желез слюна секретируется в ротовую полость непрерывно в течение дня. Нырнув в отверстия подъязычных желез и плывя против потока слюнной жидкости, можно доплыть до самой главной слюнной железы, которая тоже представляет собой парный орган и секретирует самый большой объем слюны — 0,7–1 л в сутки. На пути от горла к нижней челюсти расположены два округлых возвышения — по одному с каждой стороны. Это и есть самые главные слюнные железы.

По причине того, что выводные отверстия подъязычных слюнных желез расположены непосредственно позади резцов, именно на них преимущественно встречается зубной камень, так как слюнная железа содержит соединения кальция. Одними из задач секретируемой слюны являются защита и восстановление зубной эмали, подверженной всевозможным атакам, но иногда такая опека со стороны наших слюнных желез становится избыточной. Мельчайшие молекулы, взаимодействуя друг с другом, образуют каменистые образования. Проблемой же является не сам факт образования камня, а то, что на поверхности зуба образуются **неровности**. Бактерии, вызывающие пародонтоз и кариес, прикрепляются к сформировавшейся неровности значительно прочнее и быстрее, чем к гладкой поверхности эмали. Установлено, что характер слюноотделения, количественное и качественное изменения слюны в значительной степени определяют устойчивость или восприимчивость зубов к кариесу.

Именно слюна обеспечивает защиту эмали зуба и постоянство ее состава.

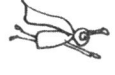 **По данным некоторых исследований в области биомедицины, в ближайшем будущем у людей, проходящих обследование на биохимию, могут брать на анализ не кровь, а слюну.**

Почему в нашей слюне присутствуют соединения кальция? По своей химической природе слюна является отфильтрованной кровью. Подобно решету слюнная железа просеивает через себя кровяной поток, отфильтровывая красные кровяные клетки и возвращая их обратно в кровеносное русло, поскольку для функционирования ротовой полости они вовсе не нужны. Кальций, гормоны и антитела иммунной системы, напротив, отфильтровываются в слюнную жидкость. Химический состав слюны каждого человека индивидуален. По нему даже можно определить гормональный статус или выявить патологии иммунной системы. Помимо всего прочего, слюнные железы самостоятельно синтезируют некоторые компоненты слюны, например кальций или вещества, обладающие обезболивающим действием. Да, в нашей слюне содержится обезболивающее вещество, куда мощнее, чем морфий. Оно называется *опиорфин* и было открыто в 2006 году. Естественно, данное вещество синтезируется в малом количестве, ведь вводить человека в состояние наркотического опьянения не является задачей нашей слюны. Но даже такое маленькое количество защищает слизистую ротовой полости, обладающую повышенной чувствительностью.

> Нигде больше в нашем теле не содержится такого большого количества нервных окончаний, как в слизистой ротовой полости.

Даже мельчайшие зернышки ягод клубники, каждая песчинка, попавшая в наш рот с листом салата, потенциально способны вызывать неприятные ощущения. Любая ранка, которая осталась бы незамеченной на локте, способна причинять сильную боль, если она сформировалась на слизистой ротовой полости. Но, как правило, человек не испытывает от всего этого ощутимого дискомфорта, и именно благодаря присутствию опиорфина в составе нашей слюны! При жевании стимулируется секреция дополнительного количества слюны, что, в свою очередь, обусловливает уменьшение боли в горле после приема пищи, если мы простужены, и мелкие повреждения слизистой в ротовой полости доставляют нам меньше неприятных ощущений. Для того чтобы стимулировать секрецию слюны и, соответственно, собственных анальгетиков, необязательно постоянно есть, достаточно просто жевать жевательную резинку. Кстати, совсем недавно было проведено несколько исследований, в ходе которых было выявлено, что **опиорфин обладает антидепрессивным эффектом.** Быть может, данный факт лежит в основе булимии («нервный жор»), если прием пищи ведет к повышенному синтезу слюны, а вместе с ней — и антидепрессанта? В ближайшие годы ученые планируют провести исследования, посвященные вопросам болевого синдрома и депрессивных расстройств, по результатам которых мы сможем получить ответ и на этот вопрос.

Однако увлекаться жевательными резинками все же не стоит, поскольку при продолжительном жевании выделяется желудочный сок, который начинает разъедать стенки желудка, если пища в него не поступает.

Слюна не просто делает слизистую ротовой полости менее чувствительной к боли, но также защищает от различных болезнетворных бактерий. Данную функцию осуществляет, например, *муцин.* Это слизеподобное вещество, благодаря которому становится возможным такое детское развлечение, как надувание пузырей из собственных слюней. Муцин обволакивает наши зубы и десны защитной пленкой. Он выделяется из выводящих слюну протоков подобно тому, как паутина выходит из желез, расположенных на лапках паука. В эту защитную сеть попадают бактерии, проникающие в нашу ротовую полость. Пока микроорганизмы удерживаются муциновой сеткой, другие компоненты слюны, отвечающие за уничтожение болезнетворных агентов, благополучно их нейтрализуют.

Как и в случае с анальгетиками, содержащимися в слюне, концентрация веществ, убивающих болезнетворные бактерии, не так уж высока. Дезинфекция нашего организма не входит в задачи слюны. Но нам в любом случае необходим постоянный состав микроорганизмов в ротовой полости. Безобидные бактерии ротовой полости не вымываются полностью слюной, поскольку они выполняют одну из полезных функций — они занимают места, которые бы в противном случае были захвачены опасными болезнетворными бактериями.

Во время сна наш организм не секретирует слюну. Прекрасная новость для тех, кто по ночам любит пускать слюни на подушку. Если бы и в ночное время наши слюнные железы выделяли дневной объем слюны (1–1,5 л), это «хобби» привело бы к печальным последствиям. Именно из-за отсутствия секреции слюны в ночное время у многих людей по утрам отмечаются неприятный запах изо рта или боли в горле. Во время ночного сна, практически при полном отсутствии секреции слюны, бактерии ротовой полости чувствуют себя достаточно вольготно и, учитывая отсутствие муциновой сетки, свободно расселяются по слизистой ротовой полости и глотки.

Роль слюны заключается в том числе в поддержании здоровой внутренней среды полости рта.

Теперь понятно, почему чистка зубов перед сном и в утренние часы — очень разумное решение данной проблемы. **Тщательная чистка зубов вечером минимизирует численность популяции бактерий ротовой полости**, и ночная вечеринка бактерий начинается с минимальным количеством ее участников. А утром мы так же успешно избавляемся от последствий ночного гульбища бактерий. К счастью, по утрам вместе с нами просыпаются и наши слюнные железы и сразу включаются в работу. Самое позднее — при первом приеме пищи или чистке зубов. Во время завтрака или чистки зубов слюнные железы получают сигнал к пробуждению и моментально реагируют, поставляя первую порцию слюны. Слюна нейтрализует бактерии ротовой полости или проглатывается вместе с ними и поступает в полость желудка, где под воздействием соляной кислоты происходит их окончательное уничтожение.

Тот, у кого в течение дня отмечается неприятный запах изо рта, возможно, не совсем тщательно соблюдает утренний и вечерний туалет ротовой полости. Микроорганизмы могут ловко скрываться в муциновой паутине и быть труднодоступными для антибактериальных компонентов слюны. В этом случае помогут щетки для чистки языка или продолжительное жевание жевательной резинки. В результате жевания выделяется большое количество слюны, которая вымывает муциновую сеть вместе с бактериями, и на ее месте образуется новое защитное покрытие. Если данные меры не помогают, то, скорее всего, причина неприятного запаха изо рта кроется в чем-то другом. Но к этому мы еще вернемся после того, как поговорим о втором секретном месте в нашей ротовой полости.

Для предотвращения заболеваний полости рта стоматологи рекомендуют чистить зубы до завтрака и после него.

Это удивительное место. Иногда нам кажется, что мы кого-то очень хорошо знаем, но в какой-то момент вроде бы давно знакомый человек показывает совсем другое лицо и раскрывается совсем по-иному. Например, ухоженная, дорого одетая секретарша одной крупной компании по вечерам решает в Интернете вопросы по разведению диких хорьков. Или гитарист, играющий тяжелый металл, по вечерам в магазине для рукоделия покупает моток шерсти, потому что его хобби — вязание, которое прекрасно расслабляет пальцы. То же самое происходит с нашим собственным языком. Когда его рассматриваешь перед зеркалом, не сразу видишь всю его подноготную. И возникает вопрос:

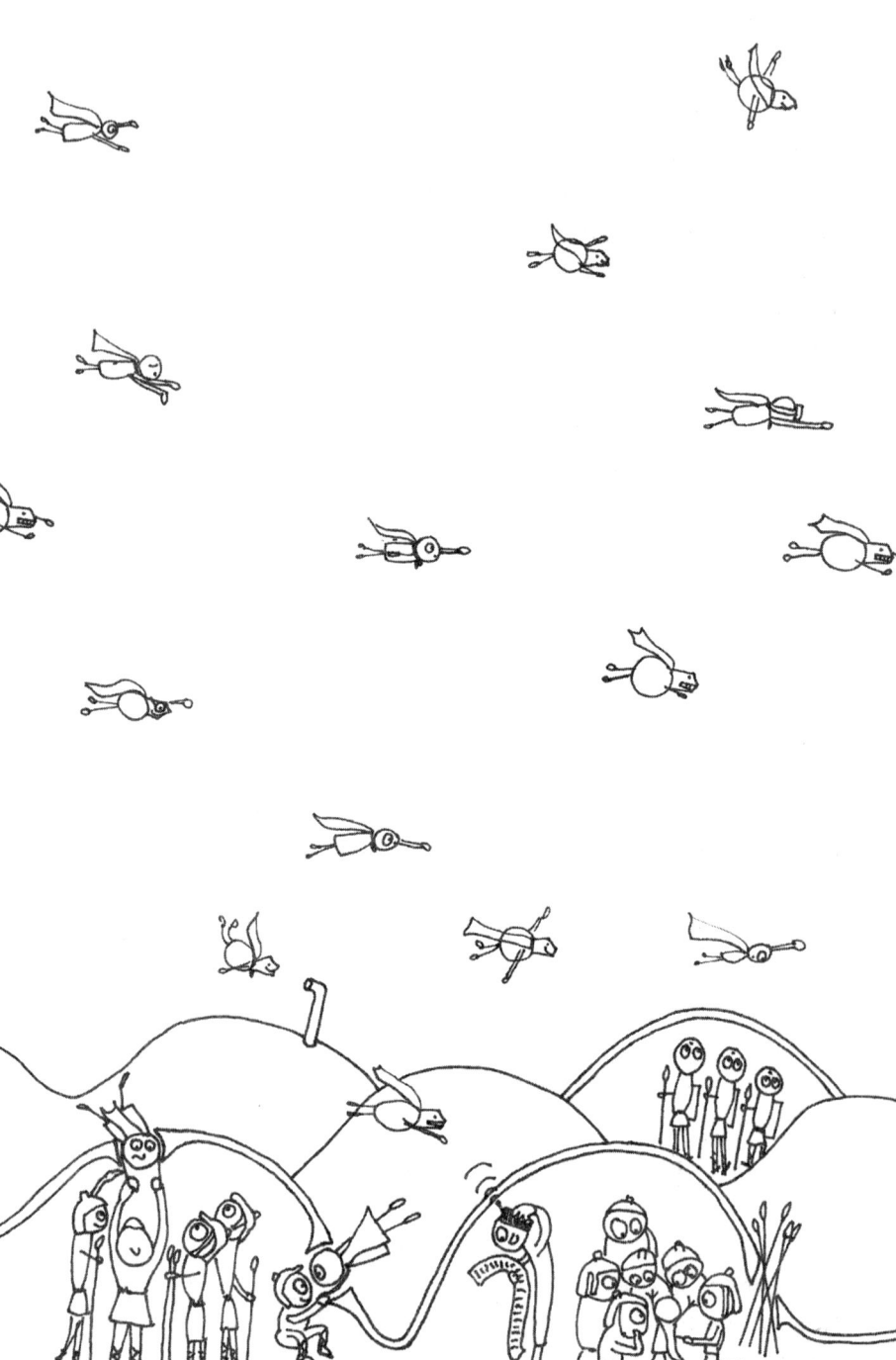

«А что же там, внутри? Из чего он состоит?» В зеркале мы не видим, где заканчивается язык, то есть его корень.

На корне языка простирается совсем другой ландшафт, в виде кучно расположенных розовых куполов. Те, у кого нет выраженного рвотного рефлекса, могут попробовать аккуратно исследовать пальцем собственный язык по направлению к глотке. И как только палец приближается к самому его окончанию, можно на ощупь определить явные возвышения. Задачей этих возвышений (или сосочков) является тестирование всего, что мы глотаем.

Сосочки языка захватывают и анализируют мельчайшие компоненты нашей пищи, напитков или вдыхаемого воздуха.

Совсем рядом ожидает целая армия иммунных клеток, которые тренируются при каждом контакте с агентами из внешнего мира. К веществам, изъятым, скажем, из куска яблока, наши иммунные клетки абсолютно равнодушны. Но при контакте с возбудителями воспалительного процесса в горле иммунные тела мгновенно активизируются и захватывают их! Однако, кто кого исследует во время путешествия пальца по поверхности языка, до конца непонятно, так как разведка — это задача самой любопытной из всех тканей организма, иммунной.

Поскольку ротовая полость человека является начальным отделом пищеварительного тракта, в ней происходит и первоначальная адсорбция вредных веществ и микроорганизмов. Эту функцию опять же выполняет язык, на поверхности которого скапливается огромное количество нежелательных веществ, принимающих со временем форму налета.

Налет необходимо периодически счищать с поверхности языка, что избавит вас от неприятного запаха изо рта и предотвратит возникновение инфекций.

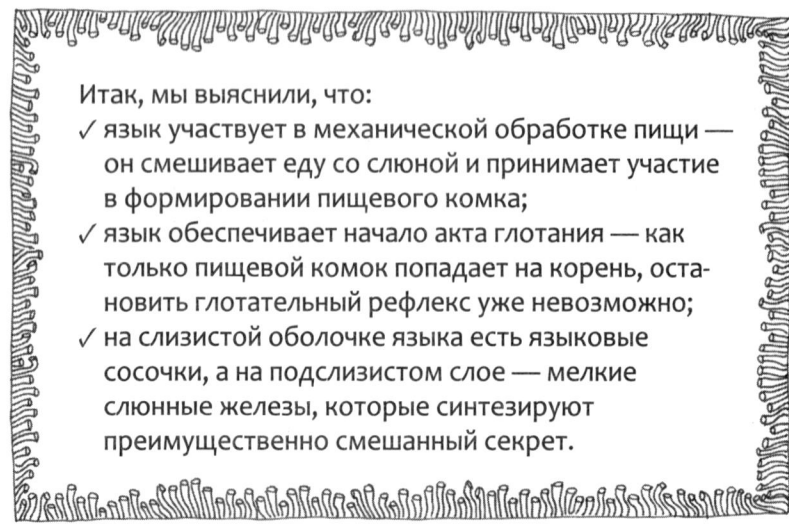

Итак, мы выяснили, что:
✓ язык участвует в механической обработке пищи — он смешивает еду со слюной и принимает участие в формировании пищевого комка;
✓ язык обеспечивает начало акта глотания — как только пищевой комок попадает на корень, остановить глотательный рефлекс уже невозможно;
✓ на слизистой оболочке языка есть языковые сосочки, а на подслизистом слое — мелкие слюнные железы, которые синтезируют преимущественно смешанный секрет.

Кроме того, благодаря наличию механических и вкусовых рецепторов язык является органом осязания и вкуса. Слизистая оболочка языка характеризуется высокой проницаемостью, что дает возможность быстро всасывать некоторые питательные вещества, включая лекарственные препараты.

Иммунной тканью в нашем организме сформировано несколько основных разведывательных постов: по окружности просвета глотки, в области зева, корня языка и носоглотки. Это скопление иммунной ткани называют кольцом Пирогова—Вальдейера. Если кто-то считает, что ему в детстве удалили миндалины и их больше нет, он глубоко заблуждается. Ведь миндалинами называют все структуры лимфоидного глоточного кольца. Иммунная ткань в области корня языка, свода глотки и знакомые с детства миндалины выполняют единую задачу — проводят оценку агентов из внешнего мира, их обезвреживание и тренировку иммунной системы.

Миндалины, которые нам нередко удаляют, **часто выполняют свою работу не совсем грамотно**: зачастую внешне они имеют не выпуклую куполообразную конфигурацию, а для увеличения площади поверхности формируют на своей верхушке глубокую борозду, в которой оседают и накапливаются болезнетворные агенты, что часто приводит к воспалению миндалин. Это, так сказать, побочный эффект излишнего реагирования миндалин на внешние раздражители. Поэтому тем, **кто страдает неприятным запахом изо рта, есть смысл проверить состояние тех самых миндалин**, если они, конечно, не были удалены в детстве. Иногда там можно обнаружить мелкие белые камешки, которые имеют очень зловонный запах. Зачастую люди даже не догадываются о причине своей проблемы и усердно пытаются избавиться от запаха изо рта и неприятного привкуса с помощью зубных паст, полосканий, чистки языка. Периодически зловонные камешки выкатываются наружу, и на какое-то время запах исчезает. Но не нужно ждать этих моментов, ведь есть специальные приемы, с помощью которых можно избавиться от камешков и запаха изо рта хотя бы на время.

> Причиной неприятного запаха изо рта не всегда являются проблемы с зубами. Проверьте состояние миндалин и желудка.

Как проще всего определить, являются ли причиной неприятного запаха именно миндалины? Проведите пальцем или ватным диском по их поверхности. Если запах присутствует, начинаем разыскивать камешки. В кабинете лор-врача можно провести процедуру быстро и максимально комфортно. Любители посмотреть ролики в Интернете и не отличающиеся особой брезгливостью могут ознакомиться там с техникой выдавливания и особо экстремальными экземплярами подобных камней. Но это зрелище не для слабонервных.

Существуют домашние средства профилактики формирования камешков в области миндалин. Кто-то ежедневно полощет рот раствором морской соли, кто-то жует сырую капусту или отказывается от употребления молочных продуктов. Ни один из этих методов не имеет под собой научного основания и не тестировался в ходе клинических экспериментов. Намного лучше изучен вопрос о хирургическом удалении миндалин. Ответ таков: **если удалять, то в возрасте старше семи лет.** К семи годам мы знакомы с большинством существующих в природе патогенных микроорганизмов, а если не мы сами, то наша иммунная система точно: появление на свет, поцелуи мамы, первые контакты с животными в саду или лесу, частые простудные заболевания в детском возрасте, контакты с большим количеством новых людей в детском саду или школе. Этого вполне достаточно для образования того или иного очага инфекции. С этого момента наша иммунная система уже вполне компетентна в вопросах защиты нашего организма на всю оставшуюся жизнь. **До семилетнего возраста миндалины являются самым важным образовательным центром нашей иммунной системы.**

Обучение иммунной системы важно не только в целях противодействия простудным заболеваниям. Иммунитет играет также важную роль, если речь заходит о патологиях сердца или даже избыточном весе. В случае удаления миндалин до наступления семилетнего возраста было отмечено, что в будущем у таких детей значительно возрастает риск развития ожирения. Почему такое происходит? Врачи до сих пор не знают ответа на этот вопрос. Взаимосвязь состояния иммунитета и веса все чаще становится объектом научных исследований. Отмечено, что у детей с недобором веса после удаления миндалин происходит нормализация прибавки согласно возрасту. В остальных случаях после операции родителям рекомендуют внимательно отнестись к рациону ребенка и его пищевому поведению.

Для удаления миндалин до достижения семилетнего возраста должны быть веские основания. Например, если миндалины имеют очень большие размеры и затрудняют дыхание во время сна, то в таких случаях, безусловно, риск нажить ожирение уходит на задний план. Стремление иммунной ткани защищать нас любыми способами достойно уважения, но в подобных случаях данное обстоятельство является больше источником вреда, чем пользы. Часто докторам удается иссечь только мешающую часть миндалины, не удаляя ее полностью. В ситуациях с длительно

> Хронический очаг инфекции — вот главный аргумент в пользу удаления миндалин.

протекающим воспалением миндалин все обстоит по-другому: постоянное напряжение иммунной ткани негативно сказывается на ее общем состоянии и функционировании. Не имеет значения, 7 или 17 лет пациенту. **Гиперчувствительная иммунная система всегда выигрывает, если миндалины удаляются полностью**.

К удалению миндалин часто прибегают люди, страдающие псориазом. У пациентов с диагнозом «псориаз» гиперактивная иммунная система. Псориаз представляет собой воспалительное заболевание кожи, которое сопровождается зудом (зачастую начинается с головы), а также жалобами на боли в суставах. Кроме того, у больных псориазом по сравнению с остальными чаще возникают боли в горле. Одной из причин развития данного состояния может быть скопление бактерий на поверхности миндалин и чрезмерное раздражение иммунной ткани с прогрессированием ее гиперактивности. Уже более 30 лет фиксируются клинические случаи, когда удаление миндалин приводило к значительному улучшению состояния таких больных или даже полному излечению. В 2012 году ученые из США и Исландии подробно занялись изучением данного вопроса. 29

испытуемых с диагнозом «псориаз», который протекал на фоне частых болей в горле, были поделены на две группы: у первой были удалены миндалины, а у второй — нет. У 13 из 15 испытуемых в группе, где были удалены миндалины, отмечалось значительное улучшение состояния, и эффект сохранялся длительное время. Во второй группе положительной динамики зарегистрировано не было.

При ревматических патологиях удаление миндалин также может стать решением проблемы, если есть подозрение, что именно в этом кроется причина развития болезни.

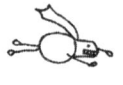 **С исчезновением миндалин — части иммунной системы — приходится перестраиваться и всей этой системе в целом. На первых порах это может вызвать частые простуды и вирусные инфекции.**

После удаления миндалин действие холода на ротовую полость сказывается чрезвычайно отрицательно. Даже употребление холодных напитков или заглатывание холодного воздуха приводит к тому, что слизистая оболочка горла может воспалиться.

Одним из последствий удаления миндалин является ощущение пересушивания задней стенки горла, что также малоприятно, особенно людям, чья работа связана с голосом (преподаватели, певцы, комментаторы).

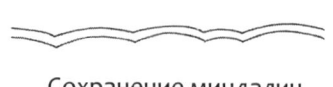
Сохранение миндалин или их удаление в детстве серьезных последствий не имеет.
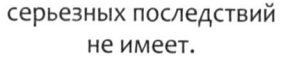

Тот, кому пришлось рано распрощаться с миндалинами, не должен сильно беспокоиться о том, что его иммунная система пропустила важные уроки. К счастью, для этого существуют скопления иммунной ткани в области корня языка и свода глотки. Те, у кого миндалины еще сохранены, не должны пугаться, что на их поверхности будут скапливаться зловонные бактерии, ведь в большинстве случаев борозды на поверхности миндалин не настолько глубокие, чтобы в дальнейшем привести к появлению проблем. Остальные структуры глоточного кольца практически никогда не накапливают на своей поверхности бактерии. Они имеют несколько иное строение и снабжены железами, которые регулярно выделяют вещества, очищающие их поверхность.

В нашей ротовой полости ежесекундно происходит следующее: слюнные железы выделяют муцин, который обволакивает наши зубы и снижает чувствительность слизистой оболочки. Глоточное кольцо стоит на страже и охраняет организм от проникновения чужеродных агентов и активизирует иммунитет на борьбу с ними. Казалось бы, нам достаточно уже и этих познаний, но ротовая полость является только входными воротами в пока еще неизвестный нам мир, который после знакомства с ним станет понятным и родным.

Строение желудочно-кишечного тракта

Существуют вещи, познавая которые глубже, начинаешь в них разочаровываться. Домашние шоколадные вафли из рекламы пекутся не домработницей-крестьянкой, а поставляются на полки магазинов с конвейера кондитерской фабрики. А ежедневное посещение школы вовсе не такое забавное мероприятие, каким представлялось в первый учебный день. Закулисье нашей жизни всегда намного прозаичнее, чем кажется на первый взгляд. Многое издалека выглядит гораздо привлекательнее, чем вблизи.

Но только не в случае с кишечником. Если не вдаваться в детали, то **наша кишечная трубка имеет весьма**

странное строение. Ротовая полость переходит в пищевод (2 см в диаметре), который проваливается в желудок где-то сбоку от самого себя. Правая сторона желудка значительно короче левой, поэтому желудок изогнут и имеет форму полумесяца или мешка с косо наложенными швами. Тонкий кишечник (7 м в длину!) беспорядочно располагается в брюшной полости, устремляясь то вправо, то влево, а затем переходит в толстый кишечник. Тут же расположено, казалось бы, совсем бесполезное образование, именуемое отростком слепой кишки, которое ничего больше не умеет, кроме как воспаляться. Рельеф толстой кишки представлен крупными выпирающими складками, будто кишечник подражает жемчужному ожерелью. Итак, при первом рассмотрении кишечная трубка абсолютно непривлекательна, неправильно сложена и неинтересна.

В нашем теле не имеется органа, который бы выглядел привлекательно при изучении его под микроскопом. Однако чем больше узнаешь о кишечнике, тем более симпатичным он начинает казаться. Изучим детально наиболее интересные и неизведанные места желудочно-кишечного тракта.

Юркий пищевод

Сразу бросается в глаза, что у пищевода плохо с меткостью. Вместо того чтобы выбрать наиболее короткую дорогу и войти в желудок прямо по центру, пищевод находит обходной путь с его правой стороны. Гениальный ход. У хирургов это называется *анастомозом*, то есть естественным соединением двух полых органов. На самом деле в этой задумке обойти желудок немного со стороны есть смысл: при каждом нашем шаге удваивается давление на органы брюшной полости, поскольку при ходьбе мы невольно напрягаем брюшную стенку. При смехе и кашле давление повышается уже в 4 раза. Так как давление на желудок оказывается снизу, со стороны брюшной полости, прямое впадение пищевода в желудок доставляло бы нам массу неудобств. За счет того, что место входа смещено вбок, удается частично компенсировать давление. В противном случае после приема пищи каждый наш шаг сопровождался бы отрыжкой, а смех — даже приступами рвоты! К счастью, нам это не знакомо благодаря этому самому изгибу и хорошо развитым запорным механизмам.

Вы только представьте, насколько тщательно устроено взаимодействие между органами и как все до мельчайших деталей продумано природой при создании организма человека!

Побочный эффект от бокового входа в желудок — это наличие газового пузыря. На рентгеновских изображениях его можно увидеть в верхней части желудка в виде небольшого светлого пятна. Воздух имеет тенденцию подниматься вверх и не может найти выход, который расположен сбоку. Именно поэтому у многих людей механизм отрыжки запускается после заглатывания небольшого количества воздуха. Когда мы заглатываем воздух, приоткрывается вход в пищевод и струя воздуха моментально прорывается из желудка на волю.

> Высвобождение воздуха происходит значительно быстрее в положении лежа, особенно на левом боку.

Если человек с давящим ощущением в желудке длительное время лежит на правом боку, ему необходимо медленно перевернуться на левый — и он сразу почувствует облегчение.

Юркий пищевод на самом деле выглядит куда симпатичнее, чем при первом знакомстве. Если присмотреться, то некоторые мышечные волокна спиралеобразно обнимают его

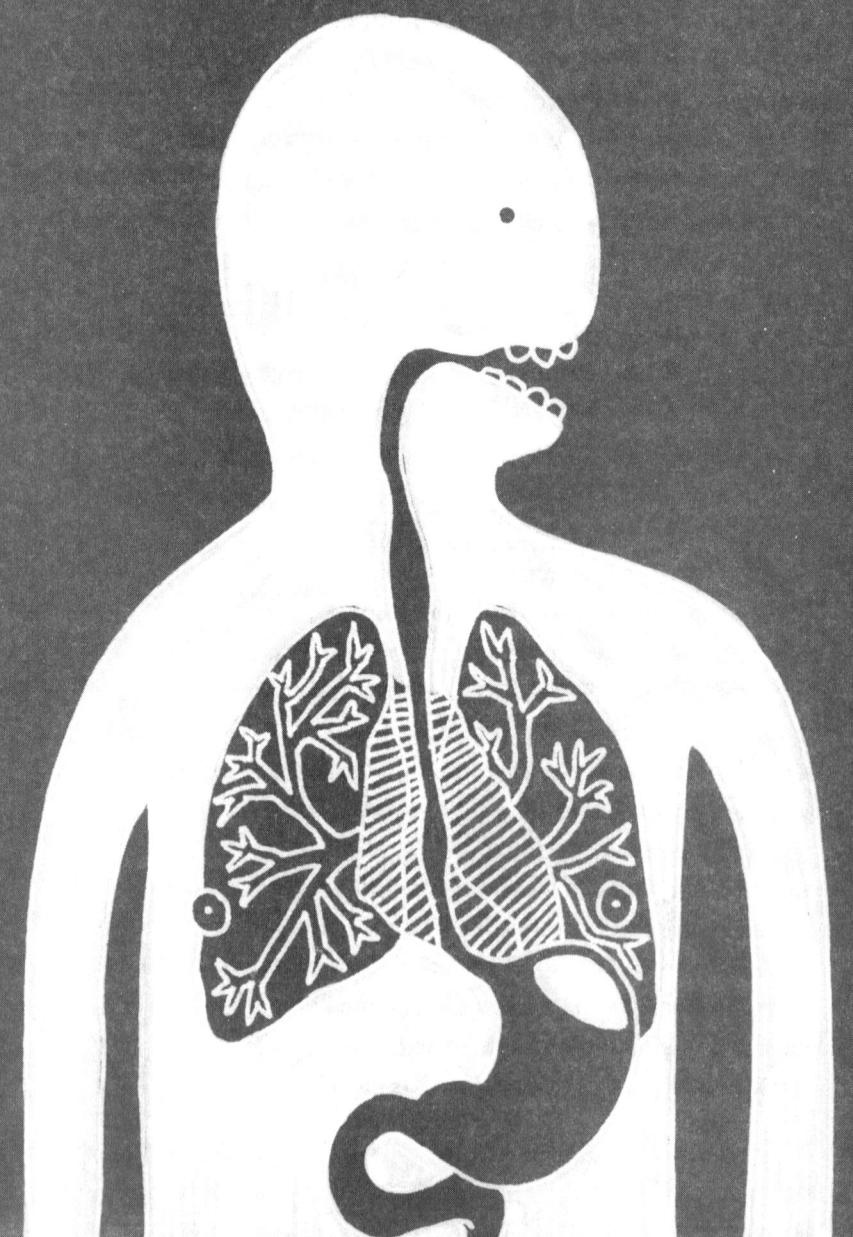

по всей длине. Именно благодаря этому пищевод способен к совершению проворных движений. Если пищевод растягивать, то он будет удлиняться подобно проводу телефонной трубки, он не склонен к разрыву. Наш пищевод крепится к позвоночнику при помощи волокон. Если сесть, держа спину прямо, выпрямить голову и смотреть вперед, то наш пищевод вытянется в длину. За счет этого уменьшается диаметр его просвета и крепче сжимаются запорные механизмы на входе в пищевод и на выходе из него.

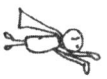 **Строение пищевода способствует быстрому продвижению пищи из ротовой полости в органы пищеварительного тракта.**

Кособокий желудок

Наш желудок расположен намного выше, чем мы думаем. Он начинается непосредственно под левым соском, а нижняя его граница расположена под правым ребром. Все, что у нас болит ниже этого уровня, — это не желудок. И то, что некоторые относят к поджелудочным болям, на самом деле является болью в кишечнике. Желудок находится в топографической близости с сердцем и легкими. Именно поэтому, когда мы переедаем, нам становится тяжело глубоко дышать.

Существует патология, которая часто не признается врачами общей практики, — *синдром Ремхельда*.

В желудке скапливается слишком большое количество воздуха, который давит на сердце и нервы вегетативной нервной системы. В каждом случае человек реагирует индивидуально. Кто-то испытывает головокружение и тошноту. У некоторых синдром проявляется даже паническими атаками и одышкой. Кто-то испытывает сильные боли за грудиной, характерные для инфаркта. Зачастую в данных ситуациях врачи видят только психогенный фактор. Вполне уместной в данном случае была бы рекомендация попробовать отрыгнуть или выпустить газы и понаблюдать после этого за своим состоянием. Если причина действительно в этом, необходимо в течение длительного времени соблюдать диету, заключающуюся в отказе от продуктов, вызывающих метеоризм, — с целью нормализации микрофлоры желудка и кишечника. Также эффективным в данном случае может стать ограничение потребления алкоголя. Спиртные напитки способствуют размножению фантастического количества газообразующих бактерий, питающихся молекулами этанола. Когда в кишечнике много газообразующих бактерий, бурная вечеринка наутро может обернуться концертом с барабанной дробью. Вот вам и дезинфекция…

Теперь о том, почему у желудка такая странная форма. Так как одна сторона (малой кривизны) значительно короче другой (большой кривизны), желудок имеет изогнутую форму. За счет этого внутренняя поверхность имеет складчатый рельеф. Можно сказать, что желудок — это Квазимодо среди всех органов пищеварения. Однако неказистый внешний вид желудка тоже имеет свое объяснение. Если мы выпиваем стакан воды, то она спускается из пищевода в желудок, попадает на его малую кривизну и проходит по

Желудок представляет собой мешкообразное расширение пищеварительной трубы и является полым органом. В наполненном состоянии его объем может увеличиваться до 4 литров.

короткому пути в полость двенадцатиперстной кишки. Еда же распределяется по большой кривизне желудка. Таким образом происходит разделение того, что может транспортироваться дальше, а что подлежит предварительной обработке. Наш желудок не просто косой, он **разделен на две экспертные зоны**. Одна специализируется на жидкости, а другая — на твердом содержимом. Два желудка в одном, образно выражаясь.

Извивающийся тонкий кишечник

Наш тонкий кишечник уложен свободными петлями, и его длина составляет 3–7 метров. Когда мы прыгаем с трамплина, вместе с нами взлетает и наш кишечник. Когда мы находимся в кресле взлетающего самолета, наш кишечник стремится в направлении спинки кресла внутри нашего тела. Если мы танцуем, кишечник движется вместе с нами в ритме мелодии, а когда мы корчимся от боли в животе, кишечник сжимается вместе с нами, повторяя мимику нашего лица.

Лишь немногие люди видели собственный тонкий кишечник изнутри, ведь эндоскопическому обследованию преимущественно подвергается полость толстого кишечника. Тот, у кого все-таки была необходимость глотать трубку с маленькой камерой с целью исследования тонкого кишечника, наверняка был поражен увиденным. Вместо темного шланга на мониторе была видна совсем иная картина — блестящая влажная поверхность. Мало кто знает, что **каловые массы присутствуют только в последнем метре толстого кишечника.** На всей своей протяженности тонкий кишечник является очень чистым органом (не имеет абсолютно никакого запаха) и с большим энтузиазмом переваривает то, что мы с таким удовольствием поглощаем.

На первый взгляд кишечник, в отличие от других органов, не имеет какого-то упорядоченного строения. У сердца есть четыре камеры, печень имеет дольчатое строение, вены снабжены клапанами, головной мозг поделен на зоны — тонкий же кишечник беспорядочно раскинулся в пределах брюшной полости. Упорядоченность строения можно обнаружить, лишь разглядывая его стенку под микроскопом. Вот тогда мы понимаем, что имеем дело с органом, кредо которого — любовь к каждой своей детали.

Наш кишечник располагает гигантскими площадями, на которых осуществляется расщепление и всасывание. Поверхность тонкого кишечника уложена в многочисленные складки. В первую очередь это видимые складки, и за счет упорядоченного складчатого строения длина кишечника значительно уменьшается.

Если бы тонкий кишечник имел гладкую поверхность, то его длина увеличилась бы и составляла целых 18 метров.

Тонкий кишечник состоит из трех отделов: двенадцатиперстной кишки, тощей и подвздошной. Тонкий кишечник — настоящий перфекционист и на достигнутом не останавливается. **На каждом миллиметре слизистой расположено около 30 мельчайших ворсинок**, которые практически не видны человеческому глазу и воспринимаются как бархатистая поверхность. При многократном увеличении под микроскопом мелкие ворсинки предстают перед нами огромными валами, состоящими из гигантских клеток (собственно, бархат так и выглядит). При дальнейшем увеличении можно разглядеть, что каждая из этих клеток имеет ворсинчатое строение. Образно говоря, ворсинка на ворсинке. Эти ворсинки по внешнему виду напоминают молекулу глюкозы, которая, в свою очередь,

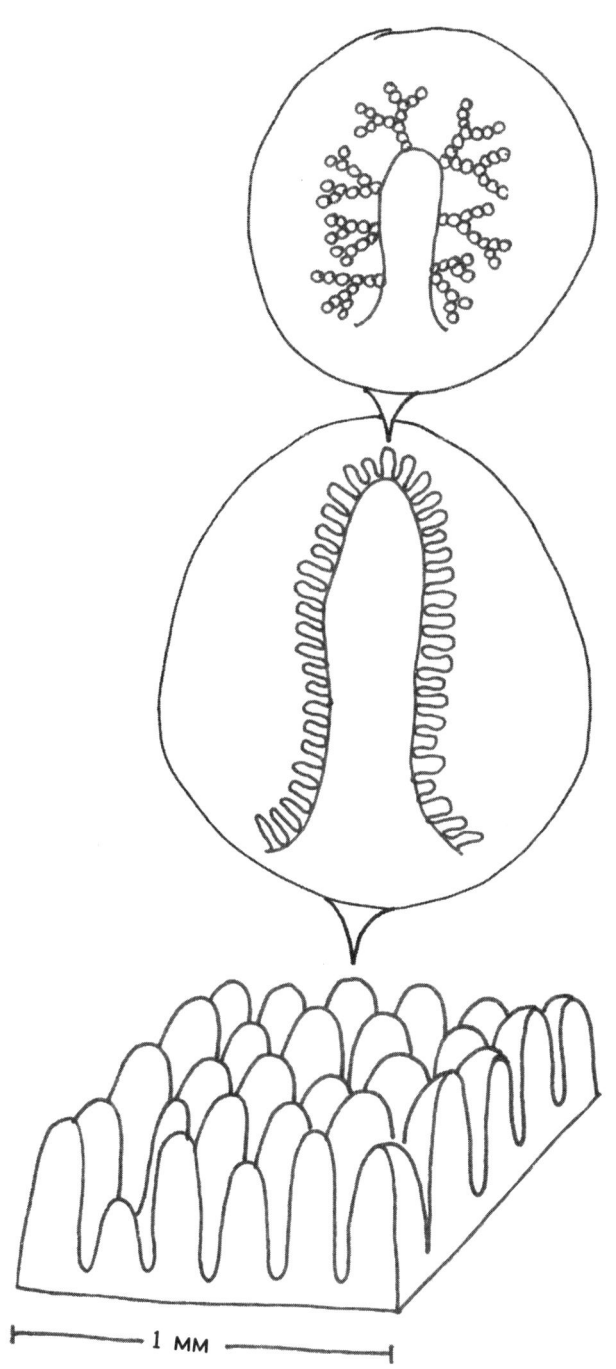

1 мм

очень похожа на разветвление оленьих рогов. Это так называемый *гликокаликс*. Если расправить все складки, ворсинки и ворсинки на ворсинках, наш **тонкий кишечник имел бы длину 7 километров.**

Зачем нашему тонкому кишечнику нужны такие гигантские размеры? Переваривание пищи осуществляется на площадях, в сотни раз превышающих площадь нашего кожного покрова. На первый взгляд такая площадь не соотносится с маленькой порцией картофеля фри или одним яблоком, правда? Вот мы и подошли к сути дела. Для синтеза различных компонентов нашего организма необходим мельчайший строительный материал, который наш организм получает в результате расщепления поступающих питательных веществ.

Этот процесс начинается еще в ротовой полости. Яблоко кажется нам настолько сочным только потому, что под нашими зубами лопаются миллионы его клеток, как воздушные шарики, из которых прыскает сок. Чем свежее яблоко, тем больше живых клеток оно содержит, тем сильнее оно хрустит при откусывании, тем оно сочнее.

Наряду со свежими овощами и фруктами мы также потребляем термически обработанные белки. Стейки и яичницу мы предпочитаем сырым яйцам или недожаренному мясу с кровью. И в основе этого лежат механизмы, которые человек знает и понимает на интуитивном уровне. В желудке с сырым яйцом происходит приблизительно то же самое, что и на раскаленной сковородке: белок становится белым, желток бледнеет, и оба приобретают более плотную консистенцию. В случае если через какое-то время произойдет рвота, мы сможем наблюдать в рвотных массах кусочки яичницы, которую из сырого яйца приготовил наш желудок с помощью соляной кислоты. На воздействие кислоты в полости желудка белок реагирует так же, как на высокую температуру, — происходит разрушение его структуры: белок из прозрачного превращается в белые хлопья. В такой форме желудку и тонкому кишечнику проще разложить белковую молекулу на составляющие ее кирпичики. В процессе термической обработки пищи мы экономим энергию нашего организма, идущую на осуществление *денатурации* (свертывания) белка. Если белки поступают в организм в сыром виде, обязанности сковородки и плиты на себя принимает наш желудок.

Есть сырыми те же яйца все же не рекомендуется, но и подвергать их излишней термообработке также не стоит — полное разрушение структуры белка снижает их усваиваемость. **Идеальный вариант — яйцо всмятку или глазунья.**

Конечное расщепление поступающих питательных веществ происходит в полости тонкого кишечника. В самом начале отрезка тонкого кишечника расположено небольшое углубление, называемое *фатеровым сосочком (или большим дуоденальным сосочком)*. Оно похоже на выводное отверстие слюнной железы, однако чуть больше по диаметру. Как только мы начинаем жевать, печень и поджелудочная железа приступают к синтезированию пищеварительных ферментов, которые выводятся в полость тонкого кишечника через фатеров сосочек.

Стиральные порошки нейтрализуют пятна любой природы (белковой, липидной или углеводной). Образно говоря, в водной среде порошки «переваривают» пятна на ткани, и продукты распада отправляются в сточные воды. Приблизительно то же самое происходит в нашем тонком кишечнике. Сравнительно большие компоненты белков, жиров и углеводов размельчаются до элементарных и через стенку

Пищеварительные соки по своей сути напоминают порошки и средства для мытья посуды: они содержат ферменты белковой природы и растворители жира.

тонкого кишечника транспортируются в кровеносное русло. Кусок яблочного пирога больше таковым не является, а представляет собой питательную субстанцию из миллиардов молекул, которые в дальнейшем станут субстратом для синтеза энергии. Для всасывания каждой из них необходимы определенные площади, и не просто площади, а площади всасывания длиной в 7 километров!

В каждой ворсинке находится кровеносный сосуд, в который и поступают готовые к транспортировке молекулы. Сосуды тонкого кишечника впадают в печень, которая осуществляет контроль доставленного с кровеносным руслом содержимого на наличие токсинов и других вредных веществ. Все, что вредно, нейтрализуется до того, как попадет в большой круг кровообращения. Если мы потребляем слишком много пищи, то избыточные питательные вещества помещаются в **депо**. От печени кровь, насыщенная питательными веществами, отправляется к сердцу. И уже оттуда, богатая всем необходимым, доставляется к многочисленным клеткам нашего организма. Молекула сахара, например, отправляется к клетке правого соска. Там при участии кислорода она сжигается. В результате выделяется энергия для поддержания жизненных функций клетки. Продуктами распада в данном процессе являются тепло и небольшое количество воды. То же самое происходит в остальных клетках. Именно за счет этого процесса поддерживается относительно постоянная температура нашего тела — 36–37 °C.

Основной принцип энергетического обмена природы и человека предельно прост: чтобы выросло яблоко, природа тратит энергию. Человек измельчает яблоко и расщепляет его до молекулярного уровня, в результате чего образуется энергия. Все органы, начало которым дала кишечная трубка, заготавливают и доставляют топливо нашим клеткам. Даже легкие при каждом вдохе поставляют молекулы — так называемое газообразное питание. **Существенная часть массы тела образуется из вдыхаемых атомов**, а не только из поглощенных чизбургеров. Ведь растения свою массу формируют с помощью воздуха, а не только за счет компонентов почвы. Остается только надеяться, что на страницах очередного женского журнала данные сведения не будут трактоваться как призыв придерживаться новой диеты.

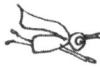 **Самый длинный отдел пищеварительного тракта — это тонкий кишечник. Он располагается между желудком и толстой кишкой. Функции тонкой кишки многообразны, но особенно важна роль этого органа в процессе химической обработки пищевой кашицы и всасывания продуктов переваривания, которые затем распространяются по всему организму с помощью кровеносных и лимфатических сосудов.**

Все наши органы мы наполняем большим количеством элементов, содержащих энергию, что обеспечивается благодаря работе тонкого кишечника. Это и является смыслом потребления пищи. Но последний кусок, как правило, бывает лишним.

Ведь большой объем пищи не поступает сразу в кишечник, где запускается процесс, результатом которого становится извлечение энергии, а зависает на стадии предварительной обработки. Чувство голода уходит, поскольку стенки желудка растягиваются, но мы остаемся такими же вялыми, как и до приема пищи, и, кроме того, нам необходима дополнительная энергия на размельчение поступившей еды. Соответственно, усиливается приток крови к органам пищеварения. Многие ученые сходятся во мнении, что именно отток крови от головного мозга к органам пищеварения вызывает ощущение усталости и сонливости.

Поэтому, чтобы чувствовать себя бодрым и легким, нужно следить за своим питанием и не перегружать желудок излишней пищей.

Один из моих наставников говорил, что, если вся кровь будет сконцентрирована в брюшной полости, нам это грозит смертью или обмороком. Но в действительности причина слабости и усталости после приема пищи может заключаться в следующем: при насыщении организм выбрасывает определенные сигнальные вещества, которые могут воздействовать на зоны мозга, формирующие ощущение усталости. Усталость, возможно, и мешает нашему мозгу в рабочем процессе, однако тонкий кишечник видит в этом для себя преимущества. Наиболее эффективно он может работать только тогда, когда мы находимся в расслабленном состоянии, а низкое содержание гормонов стресса в крови также стимулирует пищеварение.

Вот почему так полезен отдых после приема пищи, по этому поводу даже есть поговорка, которую вы наверняка помните: «После вкусного обеда по закону Архимеда полагается поспать».

Бесполезная слепая кишка
и пышный толстый кишечник

Нахождение в горизонтальном положении в кабинете врача с одним термометром во рту, а другим — в анальном отверстии — типичная ситуация при диагностике аппендицита несколько лет назад. Принцип диагностики тогда заключался в следующем: если температура в заднем проходе была значительно выше, чем в ротовой полости, это трактовалось как ключевой симптом. На сегодняшний день для постановки диагноза не сравнивают два показателя температуры.

Как узнать, что у вас аппендицит

Симптомов аппендицита на сегодняшний день описано достаточно много. Например, при надавливании в области локализации аппендикса возникает ощущение боли, но, если надавить на противоположную область слева (см. рисунок на с. 58), боли, как ни парадоксально, утихают. Стоит только слева убрать палец, как справа снова возникает очень резкое ощущение боли. Причина этого в том, что органы брюшной полости омываются некоторым количеством жидкости. При давлении на левую сторону объем жидкости справа увеличивается, что приглушает боль в воспаленном регионе. Следующий **признак воспаления слепой кишки** — боли при поднимании правой ноги против сопротивления (врач в ходе проведения теста удерживает ногу больного). Другими симптомами также являются отсутствие аппетита или тошнота.

Слепая кишка считается ненужным и бесполезным органом. Однако

Основными симптомами аппендицита являются повышение температуры и правосторонние боли ниже уровня пупка (в большинстве случаев слепая кишка локализуется именно в этой области).

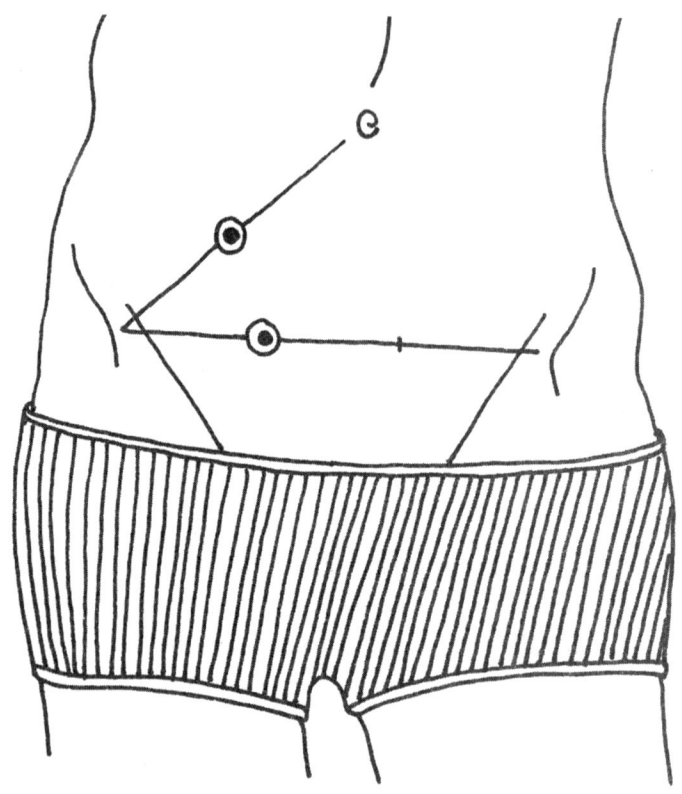

ни один врач при сильных *абдоминальных*[1] болях не сочтет эти симптомы показанием к ее удалению.

Слепая кишка — это важная составляющая системы толстого кишечника человека. То, что удаляют, называется **аппендиксом**, или червеобразным отростком слепой кишки. Внешне он напоминает вовсе не червяка, а, скорее, надутый шарик, из которого клоуны ловко делают всяких зверушек. Неудивительно, что отросток не воспринимается серьезно, как самостоятельная структура, а ассоциируется с более крупным отделом кишечника, к которому он прилежит. Латинское слово appendix переводится как «прида-

---

[1] Боли в области живота. — *Прим. ред.*

ток». То есть, другими словами, аппендикс — это придаток слепой кишки.

Придаток слепой кишки не только слишком мал, чтобы заниматься перевариванием потребляемой пищи, он еще и расположен сбоку, так что в него не поступают компоненты пищевого комка. Помимо всего прочего, тонкая кишка впадает в толстый кишечник чуть выше уровня отростка, и он остается в стороне от места соединения. Аппендикс может лишь снизу вверх наблюдать за тем, что происходит в полости кишечника.

Если кто-то уже знает про сторонних наблюдателей в области корня языка, наверняка он вспомнит и то, насколько важно их присутствие в нашем организме. Поэтому, несмотря на то что отросток находится далеко от своих коллег — миндалин, располагающихся при входе в пищевод, он также является производным лимфоидной ткани и представляет собой вполне работоспособную часть иммунной системы.

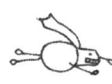
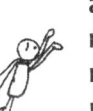

Аппендикс у человека до недавнего времени считался бесполезным органом. Казалось, он создает только проблемы, когда воспаляется и приводит своего обладателя на операционный стол. Однако аппендикс несет важную биологическую функцию, которая сформировалась в ходе длительной эволюции. Он работает вместе с иммунной системой организма и служит убежищем для полезных бактерий, живущих в нашем кишечнике.

Наш толстый кишечник отвечает за процессы, которые находятся вне компетенции тонкого кишечника. Поэтому внешний вид его поверхности далек от ассоциации с бархатом. Было бы бессмыслицей формировать на его поверхности всасывающие ворсинки. Вместо этого толстый кишечник задуман как родной дом для **бактерий**, которые занимаются обработкой остатков еды, не расщепленных в тонком кишечнике. Эти бактерии находятся под пристальным наблюдением нашей иммунной системы.

Место расположения червеобразного отростка в организме человека действительно оптимально. Достаточно далеко, чтобы не занимать себя отходами пищеварительного производства, но достаточно близко к полости кишечника для того, чтобы отслеживать присутствие патогенных бактерий.

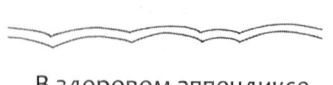

В здоровом аппендиксе находится множество полезных бактерий.

В то время как в стенках толстого кишечника разбит гигантский лагерь для иммунных клеток, червеобразный отросток состоит исключительно из лимфоидной ткани. Как только мимо пробегает вредный микроорганизм, он мгновенно попадает в окружение иммунной ткани аппендикса. Это также означает, что вокруг аппендикса может развиться воспаление. Если при воспалении червеобразный отросток сильно отекает, то ему становится трудно очищать себя от обезвреженных микробов. Отсюда множество операций по иссечению червеобразного отростка.

Но это не единственное, о чем хочется рассказать. Необходимо знать, что в здоровом червеобразном отростке находится собрание избранных представителей сообщества **полезных бактерий-помощников**. Наиболее подробно этот вопрос изучался в ходе исследований американскими учеными Рэндалом Боллингером и Вильямом Паркером в 2007 году. По данным их исследований, было установлено следующее: во время поноса многие представители кишечной микрофлоры выносятся наружу, и патогенным бактериям становится легче занять освободившиеся места на стенках кишечника. Было бы крайне глупо со стороны организма пустить данный процесс на самотек. Поэтому именно в этой ситуации, по данным команды ученых, в игру вступает червеобразный отросток со своей группой необходимых бактерий-помощников, которые устремляются в полость толстого кишечника и стремятся занять все освободившиеся места.

Наша страна не относится к регионам, где много всевозможных возбудителей, при контакте с которыми часто развиваются поносы. Да, иногда мы можем подцепить кишечный грипп, но есть регионы, в которых в связи с климатическими условиями риск развития кишечных инфекций выше. К таким странам относятся, например, Испания или Индия.

Проще говоря, мы пользуемся нашим червеобразным отростком реже и меньше нуждаемся в нем. Потому не стоит особо беспокоиться, если у кого-то он уже удален или операция только предстоит. Иммунные клетки полости толстой кишки, безусловно, образуют не такой плотный слой, но их количество в любом случае больше, чем в червеобразном отростке, и они вполне способны принимать на себя его функции. Тот, кто пережил расстройство стула, может подстраховать себя и восстановить состав микрофлоры кишечника путем приема препаратов, содержащих полезные бактерии. Нормальное соотношение микробов в кишечнике нарушается даже при легких его расстройствах.

При диарее нужно помнить, что холодные продукты хуже усваиваются, поэтому все блюда следует употреблять теплыми. Через неделю можете переходить к обычному питанию. Единственное, что желательно исключить еще на 7–10 дней из рациона, — острые и очень жирные продукты.

Скорее всего, вам уже понятно, для чего нам требуется слепая кишка с аппендиксом. А что же с толстым кишечником? Основная пища уже переварена, ворсинок в толстом кишечнике нет. Для чего микрофлоре отходы пищеварения? Толстый кишечник не уложен

Для восстановления микрофлоры кишечника после диареи в течение одной-двух недель нужно ежедневно есть йогурты, содержащие живые бактерии.

петлями, в брюшной полости он расположен в виде рамки для фото (буквой «П») и локализуется перед тонким кишечником, на переднем плане. Кстати, название «толстый» в данном случае вовсе не является оскорблением. Просто для выполнения некоторых своих обязанностей ему требуется больше пространства.

Тот, кто бережно распоряжается ресурсами, успешно переживает даже самые тяжелые времена. Это и является жизненным кредо нашего толстого кишечника. Он, не торопясь, тщательно «дожевывает» непереваренные в тонком кишечнике остатки еды. В тонком кишечнике расщеплению и всасыванию подвергается $1/2$ или $1/3$ часть всей поступающей пищи. Это обстоятельство ничуть не смущает толстый кишечник. Он с радостью принимает непереваренные остатки и включается в работу, один цикл которой — от поступления еды до окончательного расщепления — длится около 16 часов. В процессе этого в организм поступают **вещества, которые иначе были бы просто утеряны**: необходимые минеральные вещества, например кальций, всасываются только в толстом кишечнике.

Путем слаженной работы толстого кишечника и микрофлоры мы получаем ударную дозу богатых энергией жирных кислот, витамина К, витамина B_{12}, тиамина (витамина B_1), рибофлавина (витамина B_2).

Многие из этих компонентов жизненно необходимы для нормальной функции свертывания крови, крепких нервов или даже защищают от мигрени. На последнем метре кишечника проводится балансировка водно-солевого состава: не стоит пробовать, но наш кал всегда одинаково соленый. За счет всасывания максимального количества жидкости каловые массы плотно упаковываются, благодаря чему экономится целый литр жидкости. Если этот процесс сбивается, мы должны дополнительно потреблять в сутки еще около литра жидкости. Как видите, достаточное количество жидкости необходимо не только для поддержания красоты и здоровья нашей кожи.

Как и в тонком кишечнике, все, что было расщеплено, подлежит всасыванию и с током крови транспортируется в печень, где содержимое

проходит контроль на безопасность и, в случае успеха, отправляется в большой круг кровообращения. Кровеносные сосуды терминальных (последних) сантиметров толстого кишечника не проходят через печень, а напрямую впадают в большой круг кровообращения. Это связано с тем, что на данном участке, как правило, процессы всасывания уже не происходят и риск проникновения вредных веществ в кровоток минимален. Исключение представляют *ректальные свечи*. Они именно поэтому содержат меньшую концентрацию действующего вещества, чем в микстурах или таблетках, но терапевтический эффект достигается куда **быстрее**, чем при приеме таблеток. *Пероральные препараты*[1] содержат более сильное вещество в более высокой концентрации именно потому, что бо́льшая его часть захватывается и обезвреживается печенью. И действующее вещество к месту назначения доставляется гораздо позже… Непрактично, не правда ли? Ведь эти так называемые вредные вещества мы принимаем лишь с целью помочь нашему организму в сложных ситуациях. Тот, кто не хочет нагружать печень жаропонижающими и прочими препаратами, может упростить лечение путем применения ректальных свечей. Особенно целесообразна такая замена при лечении детей и пожилых людей.

---

[1] К таким препаратам относят лекарства, поступающие в организм через рот путем проглатывания. — *Прим. ред.*

> Лекарства убивают не только плохие микроорганизмы, но и хорошие.

Таким образом, микроорганизмы кишечника защищают организм человека от проникновения в него тех бактерий, которые могут вызвать различные заболевания. Поэтому популяцию наших добрых и полезных бактерий нужно всячески беречь, холить и лелеять. Вспомните об этом тогда, когда у вас появится желание выпить антибиотик только потому, что вам кажется это удобным, а не потому, что это действительно необходимо.

Что мы едим на самом деле

Самый главный этап пищеварения осуществляется в полости тонкой кишки, где имеется достаточное количество площадей для максимального расщепления пищевого субстрата. Здесь решаются важные вопросы: переносим ли мы лактозу, является ли здоровой наша пища и не съели ли мы что-то, на что у нас развивается аллергия. Наши пищеварительные ферменты на данном завершающем этапе работают подобно мельчайшим ножницам: кромсают компоненты пищи до тех пор, пока она не будет измельчена до размеров, доступных для всасывания клетками кишечника. Природа очень хитро все придумала: все питательные вещества по сути своей состоят из молекул глюкозы, аминокислот, жиров. Все питательные вещества, поступающие в наш организм, потребляются из живой материи (с точки зрения биологии яблоня ничем не отличается от коровы).

Молекулы глюкозы могут быть объединены в цепи. В такой конфигурации на вкус они несладкие и представляют собой те самые углеводы, которые мы подразумеваем, когда говорим о таких продуктах, как хлеб, макароны или рис. После употребления тоста в результате работы *пищеварительных энзимов*[1] углеводные цепи расщепляются до конечного продукта, молекулы глюкозы. В результате расщепления того же бутерброда в организме образуется количество молекул глюкозы, равное приблизительно паре чайных ложек сахарного песка. Единственное отличие: чистый сахар не нуждается в обработке с привлечением пищеварительных ферментов и, поступая в тонкий кишечник, моментально всасывается в кровь. **Слишком большое количество чистого сахара достаточно быстро и на продолжительное время делает нашу кровь сладкой.**

Глюкоза в составе белого хлеба обрабатывается пищеварительными ферментами тоже относительно быстро. В случаях с зерновым хлебом этот процесс занимает больше времени. Причина в том, что в зерновом хлебе молекулы глюкозы представлены более длинными цепями с бо́льшим количеством ответвлений, и отщепление молекулы за молекулой растягивается надолго. Потому зерновой хлеб не является сахарной бомбой, а представляет собой сложно устроенное депо молекул глюкозы. На внезапное поступление большого количества молекул глюкозы в кровь организм вынужден реагировать моментально, что приводит в дисбаланс всю систему. Реакцией на повышение уровня сахара является выброс гормонов, прежде всего инсулина. Последствием этой внештатной ситуации является

При употреблении сложных углеводов (круп, бобовых, клетчатки, фруктов, ягод, овощей, зелени) или крахмалистой пищи уровень глюкозы повышается медленно, в то время как чистый сахар или сладкая калорийная пища вызывают резкий скачок уровня сахара в крови.

---

[1] Ферменты, которые являются специфическими белками, ускоряющими различные реакции в организме человека. — *Прим. ред.*

то, что после такой еды мы снова быстро начинаем испытывать усталость и ощущение голода. И напротив, если глюкоза в процессе переработки медленно поставляется в кровь, молекулы глюкозы выступают в роли долгоиграющего топлива и важных элементов строительного материала, например для формирования того же *гликокаликса*, который участвует в формировании ворсинок слизистой тонкого кишечника.

Между прочим, **наш мозг** — это своего рода губка для сахара в крови. То, как функционируют ваши нервные клетки, зависит от уровня сахара: в крови его не должно быть ни слишком много, ни слишком мало. Пожалуй, нет ничего более критичного для мозга, чем сахар, а точнее, глюкоза, которая вместе с кровью циркулирует по всему телу.

Мнение, что для нормального функционирования мозга и нервных клеток нужна глюкоза, не миф.

Но наш организм все равно очень любит чистый сахар, поскольку его обработка не так трудоемка, он быстрее всасывается (как и в случае с термически обработанными протеинами). Вдобавок к этому чистая глюкоза максимально быстро превращается в энергию. А быстрое поступление энергии, в свою очередь, мгновенно активизирует центры поощрения в головном мозге, и в качестве благодарности за сахарную трапезу мы испытываем положительные эмоции. Однако одновременно это и **ловушка**: человеческому организму за всю историю никогда не приходилось сталкиваться с поступлением такого большого количества сахара, как сегодня. На полках супермаркетов 80 % рафинированных продуктов питания содержат чистый сахар. В процессе эволюции сложилось так, что организм запасает всю глюкозу, не пропуская ни молекулы, и может запасать до тех пор, пока не случится *гипергликe-*

мическая кома[1] или пока человек не свалится на диван от болей в животе.

Несмотря на то что мы прекрасно знаем о вреде всевозможных снеков, наш организм руководствуется исключительно инстинктами и с удовольствием запасает все, что может,

Уровень глюкозы в первую очередь зависит от принимаемой пищи.

на черный день. Это весьма практично, и обижаться на него бессмысленно. Запас *глюкозы* осуществляется двумя путями. Из молекул сахара организм синтезирует новые углеводные цепочки, которые запасаются в печени в виде так называемого *гликогена*. Или глюкоза трансформируется в **жир** и откладывается в жировой ткани. Кстати, глюкоза — единственное вещество, которое с минимальными энергозатратами синтезируется в жиры.

При кратковременных нагрузках в расход идут резервы гликогена, например после пробежки, в периоды непродолжительного напряжения. Мы можем долго злиться, но жир с боков не уходит так быстро, как нам того хотелось бы. Так уж устроен человеческий организм — он бдит и охраняет жировые запасы. Поэтому физиологи и фитнес-тренеры рекомендуют с целью снижения веса заниматься спортом минимум час.

Только после часа интенсивных физических нагрузок начинается сжигание жира из депо подкожной жировой клетчатки.

Из всех питательных веществ жиры (липиды) представляют собой самую ценную и эффективную субстанцию. Межатомные связи при разрыве жировых молекул выделяют огромное количество энергии. При расщеплении 1 г жира по сравнению с углеводами или белками выделяется в два раза больше энергии. Организм использует липиды для форми-

---

[1]Сравнительно медленно развивающееся состояние, связанное с повышением уровня глюкозы в крови при сахарном диабете.

рования оболочек нервных волокон по типу изоляции для проводов. Благодаря наличию таких оболочек мы можем быстро генерировать мысли. Некоторые важные гормоны имеют жировую природу, и, в конце концов, жировые молекулы входят в состав мембран наших клеток. Потому жир так охраняется и не пускается в расход при первой же необходимости. В случае наступления голода, что в процессе эволюции наш организм переживал не раз, каждый грамм жира увеличивает шанс на выживание и продление жизни.

Для нашего тонкого кишечника жир также имеет особое значение. Липиды не могут быть отправлены непосредственно в кровоток, как другие питательные компоненты, по причине того, что жир не растворяется в воде. Капля жира в просвете тонкого сосуда моментально привела бы к его закупорке, а в крупных сосудах молекулы липидов плавали бы, как масло на поверхности воды при варке спагетти. Извлечение жиров из тонкого кишечника происходит иным способом — через *лимфатическую систему*. Лимфатические сосуды занимают почетное место в составе тонкого кишечника. Они вместе с кровеносными сосудами — это как Бэтмен и Робин. Каждый кровеносный сосуд сопровождается лимфатическим братом, даже самый мельчайший сосудик, снабжающий тонкий кишечник! Кровеносные сосуды крупнее в диаметре, красного оттенка и транспортируют питательные вещества в ткани организма. Лимфатические сосуды тоньше, прозрачные и белесоватого оттенка. Они забирают излишки жидкости из тканей, транспортируют иммунные клетки и в целом следят за порядком.

Лимфатические сосудики выглядят слабыми, поскольку их стенка не содержит мышечных волокон — в отличие от кровеносных сосудов. Зачастую они работают только благодаря силе земного притяжения. Поэтому, просыпаясь по утрам, мы можем замечать мешки под глазами. В положении лежа воздействие земного притяжения минимально, поэтому мелкие лимфососуды нашего лица способны выводить излишки накопившейся за ночь жидкости, только когда мы встаем.

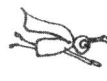 **Наши икры после длительной ходьбы не наполняются жидкостью, поскольку лимфатические сосуды сдавливаются мышцами при каждом шаге и проталкивают имеющуюся в сосудах жидкость по направлению вверх.**

Во всем нашем организме лимфа считается слабым звеном, но только не для тонкого кишечника. Тут она в почете! Мелкие лимфатические сосуды сливаются в более крупный проток, куда поступают переваренные жиры, больше не представляющие угрозы закупорки.

Этот крупный проток носит название *грудного протока*, или *Ductus thoracicus*. Рассказ о нем можно начать так: «Жил-был такой проток, который нам объяснил, почему хороший жир так важен, а плохой жир является плохим». Вскоре после приема пищи животного происхождения в проток поступает огромное количество жировых капелек, и жидкость в сосуде из прозрачной становится похожей на молоко. Потому этот проток также носит название «млечный грудной проток». Он есть как у мужчин, так и у женщин.

Когда жиры собираются в протоке, его содержимое от брюшной полости через диафрагму и короткий отрезок вены поступает напрямую к сердцу. Высококачественное оливковое масло или дешевый растительный жир для фритюрницы в конечном счете поступают непосредственно к сердцу. В отличие от всей остальной пищи, которая поступает в наш организм, **масла или растительные жиры не проходят фильтрацию в печени.**

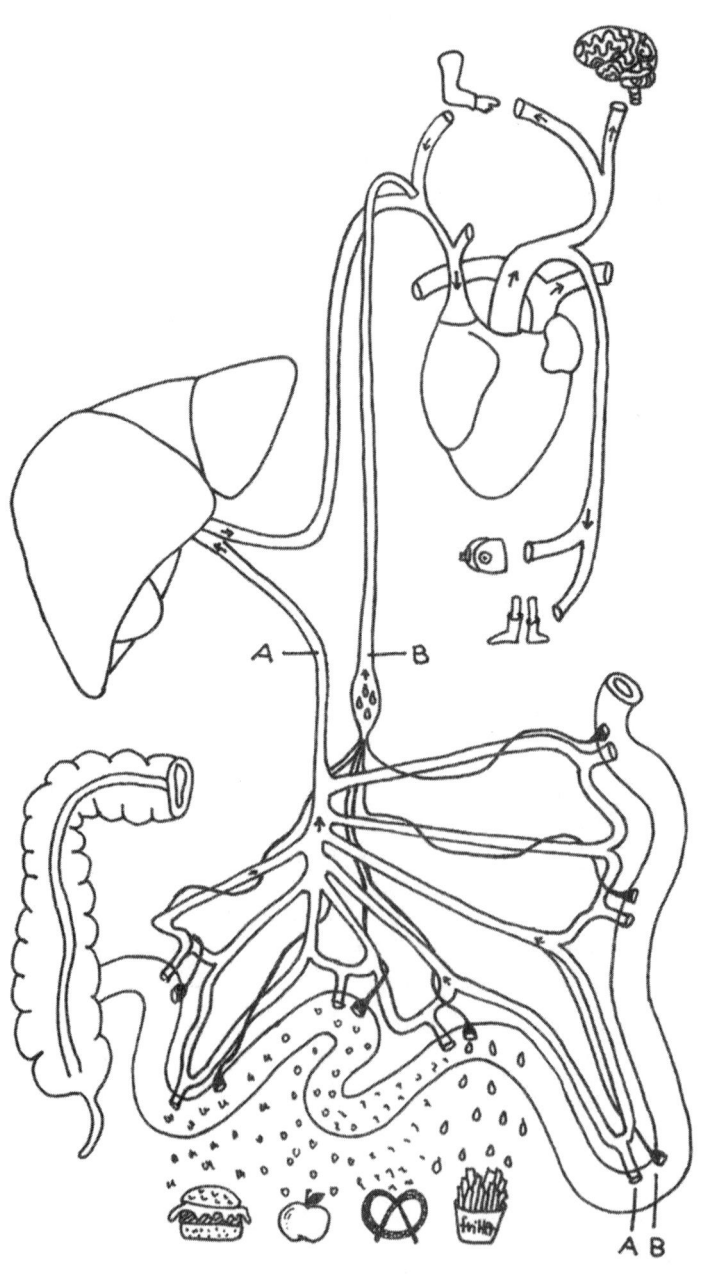

A — кровеносные сосуды и их пути через печень к сердцу

B — лимфатические сосуды, впадающие непосредственно в сердце

Нейтрализация вредных веществ из липидной смеси может быть осуществлена только тогда, когда молекулы жира случайно попадают в кровеносное русло печени. Поскольку через печень, безусловно, проходит большой объем крови, вероятность наступления этого момента относительно высока, однако, пока этого не случилось, наши **сердце и сосуды беззащитны** перед воздействием дешевых растительных жиров.

Насколько плохой жир может пагубно сказываться на состоянии нашего организма, настолько полезными свойствами обладает жир хороший. Кто не поскупится потратить больше, заплатив за качественное масло холодного отжима типа *Extra virgine*, тот инвестирует в действительно чудодейственный бальзам для сердца и сосудов.

В результате множества исследований было выявлено, что оливковое масло в самом деле обладает хорошими профилактическими свойствами, защищает от атеросклероза,

> Информация для тех, кто борется с лишним весом: оливковое масло способно блокировать фермент, который отвечает за превращение углеводов в молекулы жира.

улучшает мембраны клеток, эффективно в рамках профилактики *болезни Альцгеймера*[1] и *макулодистрофии сетчатки*[2]. Положительный эффект от использования оливкового масла наблюдался при ревматоидном артрите, а также в целях профилактики некоторых видов онкологических заболеваний.

---

[1] Заболевание центральной нервной системы, характеризующееся постепенной потерей умственных способностей (память, речь, логическое мышление). — *Прим. ред.*

[2] Заболевание, связанное с возрастными склеротическими изменениями центральной области сетчатки и, как следствие, нарушением центрального зрения. — *Прим. ред.*

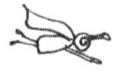 **Оливковое масло является полезным продуктом не только для нашего организма, но и для бактерий, обитающих в нашем кишечнике.**

Стоимость оливкового масла тем выше, чем оно менее жирное и более освежающее на вкус. Оно должно быть зеленого цвета и при употреблении оставлять ощущение легкого першения (из-за содержащихся в нем дубильных веществ). Если для вас это описание слишком абстрактное, то просто попробуйте содержимое различных бутылок, отмеченных знаком качества, и вы почувствуете разницу.

Подвергать масло термической обработке в процессе приготовления пищи — не самая хорошая идея, поскольку под воздействием температуры разрушаются многие полезные вещества, которые в нем содержатся. Раскаленная сковородка — это хорошее решение для стейка или яйца, но не для жирных кислот растительного происхождения, которые под воздействием температуры претерпевают химическую модификацию. Кстати, **для жарки лучше использовать твердые масла, такие как сливочное или кокосовое.** Они содержат большое количество не самых полезных насыщенных жирных кислот, зато обладают устойчивостью к воздействию температуры.

Качественные растительные масла не только не стабильны под воздействием температуры, но и способны связывать **свободные радикалы**[1]. Свободные радикалы являются одной из причин различных нарушений в нашем организме, поскольку они не очень-то любят свободу и по своей природе постоянно желают с кем-нибудь объединиться: прицепляются к стенкам сосудов, коже лица, нервным клеткам.

---

[1] Активные соединения, разрушающие клетки человеческого организма. — *Прим. ред.*

В результате такого взаимодействия разрушаются стенки кровеносных сосудов, запускаются механизмы старения кожи и развиваются патологии нервной системы. Растительное масло обладает уникальной способностью обезвреживать свободные радикалы, связывая их. Но масло также способно связывать свободные радикалы из воздуха. Поэтому сразу после использования обязательно нужно плотно закрыть крышку и убрать масло в холодильник!

Оливковое масло благотворно влияет на костную ткань, предотвращая потерю кальция, что делает продукт особенно ценным для детей.

Регулярное употребление оливкового масла — отличная профилактика сердечно-сосудистых заболеваний: оно укрепляет сосуды и делает их более эластичными.

Но одно из самых удивительных полезных свойств оливкового масла, доказанное многочисленными исследованиями, заключается в том, что оно снижает риск развития злокачественных опухолей, в частности рака груди. Олеиновая кислота, витамины и антиоксиданты, входящие в состав масла, подавляют развитие раковых клеток, вернее, они выводят токсины, которые, среди прочих факторов, влияют на мутацию клеток.

Осторожнее всего с оливковым маслом нужно быть людям, страдающим воспалением желчного пузыря — *холециститом*: из-за сильного желчегонного эффекта масло может обострить заболевание.

В животных жирах — мясе, молоке или яйцах — содержится больше арахидоновой кислоты, чем в растительных. *Арахидоновая кислота* является субстратом для синтеза медиаторов[1] воспаления. В маслах типа рапсового, льняного, конопляного, напротив, большое количество противовоспалительного компонента (альфа-линоленовой кислоты), и в оливковом масле содержится вещество под названием

---

[1] Биологически активные вещества. — *Прим. ред.*

«олеокантал», обладающее подобными свойствами. Данное вещество обладает таким же эффектом, как ибупрофен или аспирин, но только содержится в низких дозах. При острой головной боли, конечно, компоненты в такой низкой концентрации не окажут терапевтического эффекта, однако регулярное их употребление может быть эффективной профилактикой в борьбе с возникающими головными болями, болями менструального характера и развитием воспалительных процессов. Попробуйте поставить эксперимент и потреблять значительно больше растительных жиров, если периодически вы страдаете от тех или иных видов болей. Вы заметите следующий эффект: боли будут появляться значительно реже.

Однако **оливковое масло не является панацеей от всевозможных проблем, связанных с кожей или волосами.**

Дерматологами доказано, что чистое оливковое масло раздражает кожу, и волосы становятся значительно жирнее, поэтому после нанесения на них масла требуется его полностью смыть, а значит, любые маски из оливкового масла для лица и кожи абсолютно бесполезны.

С употреблением в пищу жиров можно тоже здорово переборщить. Избыточное потребление растительных или животных жиров сводит на нет все их полезные свойства. Приблизительно как если зараз наложить целую банку крема на лицо. Физиологами и диетологами рекомендовано потреблять в сутки 25—30 % липидов от общего объема пищи. Это приблизительно 55—60 г в сутки. Спортивные высокие люди могут позволить себе несколько больше, невысокие люди, ведущие малоактивный образ жизни, должны придерживаться нижней границы и потреблять меньше жиров. Один бигмак практически на 50 % покрывает суточную норму потребления жиров. Но тут стоит задуматься, какой это жир? Сэндвич «Курица терияки» из «Сабвэя», например, содержит только 2 грамма жира. Где взять оставшиеся до нормы 53 грамма, каждый решает сам для себя.

Помимо углеводов и жиров, важным компонентом нашего рациона являются **белки (протеины)**, состоящие из аминокислот. Странное сравнение, но нейтральный на вкус тофу или солено-острое мясо одинаково состоят из мельчайших аминокислот. Как и в случае с углеводами, мельчайшие аминокислоты собираются в протеиновые цепочки, за счет чего белковая пища обретает разнообразный вкус, и химические белковые молекулы носят совершенно разные названия. В тонком кишечнике протеиновые молекулы разбираются на аминокислоты нашими пищеварительными ферментами, и в стенку тонкого кишечника попадают уже отдельные кирпичики. Таких кирпичиков порядка 20 разновидностей. А вариантов их комбинаций в протеиновые цепи — бесконечное количество! Человеческий организм использует аминокислоты, например, как помощь для построения ДНК-молекул, нашего генетического материала, и новых клеток, строительство которых осуществляется ежедневно. Такие же процессы происходят и в других живых организмах — растениях и животных. Поэтому все, что дает нам в пищу природа, содержит протеины.

> Человек потребляет белок с продуктами не только животного происхождения, но и растительного!

Белок животного происхождения, поступающий в организм человека, содержится в мясных продуктах, рыбе, молоке, куриных яйцах.

Белок растительного происхождения поступает в человеческий организм при употреблении бобовых культур, сои, фасоли, гречневой крупы, риса, пшена.

Овощи, фрукты содержат незначительное количество белка.

Скорость усвоения этого важнейшего элемента питания организма напрямую зависит от его типа.

Белок мясных продуктов усваивается довольно долго, но самое длительное переваривание происходит у злакового, крупяного, бобового белка.

Не есть мясо и при этом обеспечивать необходимое количество белка в организме **гораздо сложнее**, чем может показаться на первый взгляд. Растения образуют протеины другим, отличным от животных способом. И зачастую их аминокислотный состав беден, за счет чего их назвали *неполноценными*. И когда наш организм из растительных аминокислот пытается построить собственную протеиновую молекулу, ему приходится очень долго выбирать нужную ему аминокислоту. Если процесс поиска затягивается, полуготовая молекула протеина разрушается и аминокислоты выводятся с мочой или каким-нибудь иным способом. В бобовых отсутствует аминокислота *метионин*, в рисе и пшенице, кукурузе — целых две: *лизин* и *триптофан*. Но это еще не окончательный триумф мясоедов над вегетарианцами. Вегетарианцы (веганы) просто должны более тщательно комбинировать продукты в своем рационе.

В бобах не содержится метионин, но присутствует большое количество лизина. Пшеничная тортилья с пастой из бобов и каким-нибудь соусом все равно является источником всех необходимых аминокислот для синтеза собственных протеинов в организме. Тот, кто ест яйца и сыр, может выровнять аминокислотный баланс своего рациона. Во многих странах в течение веков люди интуитивно научились комбинировать продукты, чтобы обеспечить полноценное поступление аминокислот в организм: рис с бобами, макароны с сыром, тост с арахисовым маслом.

Раньше считалось, что разнообразные продукты должны присутствовать в рамках одного приема пищи. Но сегодня известно, что организм должен получать все необходимые вещества в течение суток.

Для поддержания здоровья и слаженной работы всех систем организм должен получать полный набор жиров, белков, углеводов, витаминов и микроэлементов.

Иногда необходимость комбинировать может вдохновлять на новые кулинарные шедевры. Особенно когда четко не знаешь, что приготовить. Некоторые растения содержат полный набор аминокислот в достаточном количестве: соя, киноа, амарант, водоросль спирулина, гречиха. Сою с этой точки зрения абсолютно справедливо считают полноценной заменой мяса. Но это подходящий выход из положения далеко не для каждого: все большее количество людей страдает аллергией на продукты, в состав которых входит соя.

Аллергии и непереносимости

Согласно одной из теорий развития аллергии, причиной являются сбои в процессах пищеварения на уровне тонкого кишечника. Если нашему организму не удается расщепить протеин на аминокислоты полностью, то остаются некоторые нерасщепленные обрывки протеиновых цепей. Обычно эти обрывки просто не всасываются в кровь. Но абсолютно неожиданно в игру вступают непредвиденные обстоятельства — и обрывки протеиновых молекул могут быть захвачены каплями жира, с которыми и поступают в лимфатические сосуды. Данное явление настораживает наши иммунные клетки. Заметив частичку арахиса

Важно подчеркнуть, что с возрастом повышается устойчивость организма к большинству пищевых продуктов-аллергенов. Однако это практически не касается таких аллергенов, как рыба, морепродукты и орехи.

Почему практически нет людей, у которых бы отмечалась аллергия, скажем, на грудинку? Этому есть очень внятное объяснение. Мы сами состоим из мяса, и, как правило, непереносимости к себе подобному продукту у человека не развивается.

в лимфатической жидкости, иммунные клетки моментально реагируют и захватывают нежданного гостя.

Если ситуация повторяется еще раз, иммунные клетки уже более подготовлены и захватывают чужака еще более агрессивно. В дальнейшем доходит до того, что иммунные клетки готовы к атаке, даже если арахис еще только пережевывается в ротовой полости. Следствием данного явления часто становятся нарастающие проявления аллергических реакций: отеки лица, языка. Данной теорией можно обосновать развитие пищевых аллергий, возникающих на продукты, содержащие жиры и одновременно протеины. Например, молоко, яйца и прежде всего арахис.

Целиакия (глютеновая непереносимость), или Кишечный инфантилизм

Аллергии, которые развиваются в результате процессов в тонком кишечнике, возникают не только на продукты, содержащие жиры. Крабовое мясо, пыльца или глютен не являются липидными бомбами по своей химической структуре. И люди, которые потребляют много жирной пищи, страдают аллергиями ничуть не чаще всех остальных.

Другой теорией развития аллергии является следующая: стенка тонкого кишечника в силу определенных факторов на какое-то время становится проницаемой, и потому обрывки пищевых молекул способны проникать в ткань стенки кишечника и затем в кровоток. Именно этой теорией ученые уже давно занимаются в контексте **аллергии на**

глютен, на протеиновые смеси различных злаковых, таких как пшеница.

Человек очень охотно потребляет злаковые. Любое растение размножается, а мы, по сути, поедаем его потомство. Дабы обезопасить будущие поколения, растения обрабатывают семена некоторым количеством яда. Но все не настолько драматично, как кажется на первый взгляд, — немного зерен отравленной пшеницы переживет и человек, и растение. Человек не умирает от отравления, а популяция растений не погибает. Но чем больше растение чувствует опасность вымирания, тем в большем количестве оно начинает синтезировать яд для защиты своих семян. Ведь у растения имеется строго ограниченный промежуток времени для распространения семян, которым еще требуется время, чтобы прорасти. И в данном процессе нельзя терять ни минуты. В организме насекомых глютен парализует важный пищеварительный фермент. Наглому кузнечику пожирание пшеницы доставляет массу неудобств, и, как бы далеко он ни заходил, это занятие ему рано или поздно придется прекратить. Пшеница же таким способом сохранит свои семена.

В человеческом организме *глютен* в непереваренном состоянии отправляется к клеткам стенки тонкой кишки и оседает в межклеточных пространствах. Иммунная система оперативно подмечает, что протеинам пшеницы тут вовсе не место, и моментально реагирует. У одного из 100 человек встречается генетическая непереносимость глютена, которая носит название *целиакия*, у подавляющего же большинства повышенная чувствительность к глютену.

При целиакии в ответ на потребление пшеницы развивается сильная **воспалительная реакция**, в результате которой разрушаются ворсинки слизистой тонкого кишечника, поражается нервная система. У страдающего целиакией наблюдаются сильные боли в живете, поносы, дети с таким заболеванием отстают в росте, зимой могут отмечаться повышенная слабость, утомляемость, бледность. В случае если заболевание сопровождается развитием вяло протекающих воспалений, оно может оставаться незамеченным в течение нескольких лет. Периодически больной жалуется на боли в животе, возможно наличие анемии, которая выявляется абсолютно случайно.

При повышенной чувствительности к глютену пшеницу можно употреблять, не рискуя при этом заработать серьезные поражения кишечника, но не стоит пренебрегать фактом наличия этой чувствительности. (Вспомним пример с кузнечиками.) Наличие повышенной чувствительности к глютену многие отмечают случайно: после отсутствия в рационе глютенов в течение 1–2 недель, вдруг улучшается общее состояние. Периодически у таких людей возникают внезапные проблемы с пищеварением, вздутие живота, головные боли или боли в суставах. Некоторые способны лучше концентрироваться на повседневных задачах и, будучи загружены делами, не обращают внимания на подобные проявления, в меньшей степени испытывают вялость и усталость. Такая проблема, как чувствительность к глютену, попала в поле зрения ученых сравнительно недавно. На сегодняшний день диагноз «повышенная чувствительность к глютену» можно охарактеризовать так: уменьшение симптомов при отказе от глютена, если наличие целиакии не находит подтверждения в ходе клинического обследования. Кишечные ворсинки в этом случае не разрушаются, воспаление не развивается, но иммунная система чувствует себя не очень комфортно, поскольку вынуждена напрягаться после каждой съеденной булочки.

Проницаемость кишечной стенки возрастает в какие-то короткие промежутки времени. Например, после приема антибиотиков, при злоупотреблении алкоголем или на фоне стресса. Тот, кто чувствителен к глютену, в такие моменты может заметить у себя признаки непереносимости. В таких случаях рекомендовано длительное воздержание от продуктов, содержащих глютен.

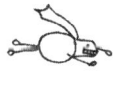 **Поскольку целиакия у детей и взрослых не имеет ярко выраженных клинических проявлений, постановка точного диагноза возможна только после комплексного обследования пациента, анализа полученных данных, проведения гистологических и эндоскопических исследований.**

Важным диагностическим критерием целиакии является обнаружение определенных молекул на поверхности красных кровяных клеток.

Помимо белков-индикаторов групп крови 0(I), A(II), B(III) и AB(IV) могут быть дополнительно обнаружены *DQ-признаки*.

Если у человека с чувствительностью к глютену НЕ обнаружены белковые группы DQ2 и DQ8, то с высокой долей вероятности диагноз «целиакия» не подтвердится.

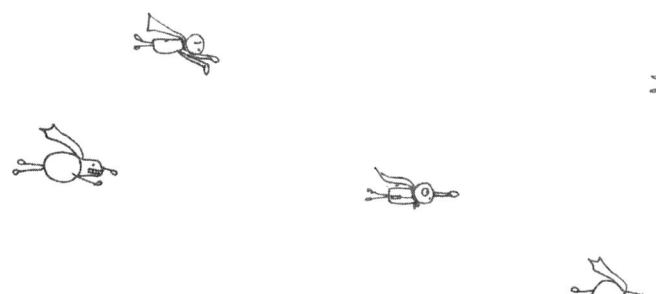

Лактозная и фруктозная непереносимости

При лактозной непереносимости речь идет не об аллергии. Хотя и в этом случае причиной развития патологического состояния является неполное расщепление молекул, попадающих с пищей в полость тонкого кишечника. *Лактоза* — это компонент молока. Молекула лактозы состоит из двух соединенных друг с другом молекул глюкозы. Фермент, ответственный за расщепление цепочки из двух звеньев до единичных молекул глюкозы, не поставляется в полость тонкой кишки из фатерова сосочка. Клетки тонкого кишечника синтезируют его самостоятельно на поверхности своих ворсинок. Лактоза расщепляется сразу, как только соприкасается с поверхностью стенки тонкого кишечника, и единичные молекулы глюкозы подвергаются процессу всасывания. В случае отсутствия данного фермента возникают такие же проблемы, как в случае непереносимости глютена или повышенной чувствительности к нему: боли в животе, диарея или вздутие. Отличие лишь в том, что частицы лактозы не проникают в стенку кишечника, они просто транспортируются дальше в полость толстой кишки, где становятся питательным субстратом для продуцирующих газ бактерий. Вздутие и другие проявления являются своеобразным приветом от довольной и сытой микрофлоры толстого кишечника. Состояние является не самым приятным, однако оно не настолько опасно, как целиакия.

Лактоза попадает в продукты двумя путями — естественным и искусственным. При естественном пути лактоза является компонентом природного продукта. А при искусственном пути ее добавляют в продукты питания при их производстве согласно рецептуре.

Степень непереносимости лактозы может варьироваться — от полной до частичной или практически незаметной. Степень непереносимости определяется дефицитом *лактазы*. Если у ребенка или взрослого небольшой дефицит, то он может вовсе не страдать непереносимостью лактозы и вполне спокойно употреблять цельное молоко.

Непереносимость лактозы не следует путать с аллергией на молоко. Это совершенно разные состояния организма. Если непереносимость лактозы для человека, выпившего молоко, закончится нарушением пищеварения или отравлением, которые не угрожают жизни, то аллергия может привести и к смертельному исходу.

У каждого человека **есть ген**, который контролирует процессы переваривания лактозы. В некоторых случаях проблемы возникают уже с рождения, если отсутствие такого гена является врожденным. В этом случае дети не могут пить материнское молоко, не страдая при этом от болей в животе. У 75 % людей этот ген с возрастом так или иначе выключается. Ведь по окончании периода лактации у нас больше нет необходимости пить грудное молоко или сосать смесь из бутылочки. За исключением стран Западной Европы, Австралии и США, в других странах достаточно часто встречается непереносимость молока среди взрослого населения. Однако и в наших широтах на полках супермаркетов увеличивается количество молочных продуктов с пометкой «не содержит лактозу», «без лактозы». Известно, что с возрастом увеличивается вероятность развития неспособности расщеплять *молочный сахар*, но зачастую даже в 70 лет люди не приходят к мысли, что вздутие и понос после привычного стакана молока являются проявлениями именно лактозной непереносимости.

Необходимость полного отказа от молока в таких случаях отсутствует. Стоит лишь понаблюдать за поведением

> При наличии аллергии на молоко нельзя употреблять даже минимальное количество продуктов, которые его содержат.

своего организма после употребления тех или иных продуктов, содержащих лактозу.

В большинстве случаев ферменты, расщепляющие лактозу, все-таки присутствуют в полости кишечника, но обладают очень низкой активностью. Скажем, работают всего на 10–15 %. Если уже замечено, что на фоне отказа от молока состояние значительно лучше, чем после его употребления, то имеет смысл поэкспериментировать, после какого количества выпитого молока появляются неприятные ощущения и через какое время. В большинстве случаев от кусочка сыра, кофе со сливками, а также небольшого количества крема в кондитерских изделиях серьезных неприятностей не возникает.

> Лактоза в качестве естественного компонента содержится во всех молочных продуктах.

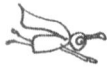 **Важно наблюдать за своим организмом после употребления того или иного продукта, содержащего лактозу, и в дальнейшем всегда учитывать возможную реакцию организма.**

Похожая картина наблюдается в случае с самой популярной непереносимостью, зафиксированной в Германии. Каждый третий не в ладу с фруктовым сахаром, с *фруктозой*. Непереносимость фруктозы чаще всего врожденная, и даже небольшое количество фруктозы в рационе способно стать причиной выраженных проблем с пищеварением. В большинстве же случаев плохое самочувствие появляется при избыточном потреблении фруктозы. Многие даже не догадываются о наличии у себя такой проблемы и отдают предпочтение фруктозе, считая ее полезнее глюкозы. Производители продуктов питания, в свою очередь, поддерживают это убеждение и способствуют тому, что на прилавках все больше появляется продуктов, в которых глюкоза заменена на фруктозу.

Употребление в пищу одного яблока в сутки не представляет абсолютно никакой проблемы для большинства людей. Хорошо, допустим, вы съели не яблоко, а картофель фри с кетчупом, сладкий фруктовый йогурт или выпили сок из банки консервированных фруктов. Некоторые томаты специально выращивают таким способом, что они содержат максимально большое количество фруктового сахара. Учитывая глобализацию и развитие авиасообщения, мы имеем невероятный ассортимент фруктов круглогодично. Ананасы из тропических стран в зимнее время лежат на прилавках рядом со свежей клубникой, инжиром из Марокко. И вполне возможно, что явления, которые мы называем непереносимостью, — это всего лишь **реакция нашего организма на необходимость перестройки на другую систему питания**, отличную от той, что складывалась эволюционно тысячелетиями.

Механизм формирования фруктозной недостаточности отличается от путей развития непереносимости лактозы и глютена. У людей с врожденной фруктозной недостаточностью понижено содержание фермента, перерабатывающего фруктовый сахар. Фруктоза накапливается в непереработанном виде в клетках, что вызывает различные нарушения в их работе. Если же непереносимость не является врожденной, а развивается с возрастом, то в этом случае вероятной причиной может быть нарушение всасывания фруктового сахара в кишечнике. Часто это связано с пониженным количеством транспортных каналов в стенке кишечника (дефицитом переносчика фруктозы GLUT5). В случае поступления даже небольшого количества фруктозы, например одной груши, переносчики фруктозы уже перегружены, и избыток фруктового сахара (как и в случае с лактозой) направляется в полость толстого кишечника.

Многие ученые сегодня спорят, действительно ли пониженное количество транспортных каналов фруктозы является истинной причиной развития болезненного состояния, так как в случае избыточного потребления фруктозы у здоровых людей большая ее часть тоже направляется в толстый кишечник, что, однако, не сопровождается никакими проявлениями. Причиной также может быть индивидуальный состав микрофлоры. Тот, кто ест грушу, отправляет избыточную фруктозу команде бактерий кишечника, которые и обуславливают развитие симптоматики. Чем больше объем потребляемой фруктозы, тем выраженнее симптоматика.

Фруктозная недостаточность доставляет нам некоторые неудобства, но при этом фруктовый сахар помогает многим питательным веществам попасть в кровоток. Аминокислота триптофан, например, охотно транспортируется в комплексе с фруктозой. **Таким образом, если в нашем кишечнике избыточное количество фруктозы, которая не всасывается, а выводится из кишечника, то вместе с избытками фруктозы мы теряем триптофан.** Триптофан является строительным материалом для серотонина, который, в свою очередь, выступает в роли медиатора нервной системы и также называется гормоном счастья. Недостаточный синтез серотонина может стать одним из факторов развития депрессивного состояния. Таким образом, **недостаточность поступления в организм фруктозы, если ее не брать под контроль, может быть причиной депрессии.** Данный факт не так давно стал учитываться во врачебной практике.

Получается, рацион с большим количеством фруктозы подавляет настроение.

Более 50 г фруктозы в сутки (это приблизительно 5 груш, 8 бананов и около 6 яблок) более чем у половины населения вызовет перегрузку переносчиков фруктозы. При увеличении количества потребляемой фруктозы можно столкнуться с такой симптоматикой, как понос, боли в животе, вздутия — и через какое-то время не заставит себя ждать депрессивное состояние. Сегодня в США среднесуточное потребление фруктозы составляет 80 г. Наши родители, употребляя мед с чаем и (умеренно) фрукты, получали среднесуточную дозу около 16–24 г.

Серотонин отвечает не только за хорошее настроение, он также **формирует чувство удовольствия от насыщения.**

Это интересное наблюдение для любителей перехватить салатик. В большинстве готовых заправок для салата в супермаркетах или ресторанах содержится фруктозно-глюкозный сироп. В исследованиях было выявлено, что даже у людей, не страдающих фруктозной непереносимостью, этот сироп подавляет синтез сигнального вещества, отвечающего за чувство сытости (*лептин*). Салат, заправленный самостоятельно с помощью масла или йогурта, дает более продолжительное чувство насыщения.

> Атаки голода и постоянные перекусы могут быть побочными эффектами фруктозной недостаточности, если сопровождаются болями в животе.

Поэтому по возможности стоит всегда иметь с собой небольшой легкий перекус в виде фруктов, орехов, семечек, сухофруктов, чтобы избавить себя от нежелательной симптоматики после вынужденного употребления готовых продуктов питания.

Как и представители всех других отраслей, производители продуктов питания находятся в постоянном поиске. Часто инновации ведут за собой позитивные изменения, а иногда являются источником бед. Так, соление стало важным открытием: с его помощью можно уберечь человека от отравления испорченным мясом. В течение столетия было обычной практикой консервировать мясо и мясные продукты путем применения большого количества нитритных солей. Это придавало продуктам блестяще-розовый оттенок. Именно поэтому ветчина, салями и печеночная колбаса при жарке не становятся коричнево-серыми, как необработанный кусок свежего стейка или свежеприготовленная котлета. В 1980 году из-за предположительно пагубного воздействия на организм применение нитритов в пищевой промышленности было ограничено. Колбасы стали содержать не более 100 мг нитритных солей на 1 кг веса продукции. Замечено, что с этого момента значительно снизилась частота постановки диагноза «рак желудка». Корректировка самого полезного новшества стала весьма целесообразной. Сегодня производители мясной продукции добавляют в изделия все больше *витамина С* и все меньше нитритов с целью увеличения срока годности продуктов. Аскорбиновая кислота (или витамин С) в составе продукта маркируется как Е300 и используется как антиоксидант, защищающий продукты питания от окисления, прогоркания и изменения цвета.

Такой современный подход мог бы оказаться полезным и в отношении продуктов на основе пшеницы и содержащих молоко или глюкозу. Эти продукты необходимы в нашем рационе, поскольку они содержат целый комплекс полезных веществ, но стоит задуматься о количестве потребляемых продуктов данной группы. Если наши предки, собиратели и охотники, употребляли до 500 различных видов кореньев, трав и растений, произрастающих в регионе обитания, то в нашем рационе присутствует около 17 видов полезной растительной пищи. Ничего удивительного, что наш кишечник реагирует на любую перестройку с некоторыми затруднениями.

Проблемы с пищеварением разделили наше общество на две группы: одни с пристрастием следят за своим здоровьем и чрезмерно внимательно подходят к вопросам питания, другие постоянно раздражаются, что не могут позвать друзей на ужин, не закупившись перед этим основательно в аптеке. И у тех, и у других своя правда. Многие становятся слишком предусмотрительными после того, как им ставится диагноз повышенной чувствительности к тому или иному соединению, и замечают, что значительно улучшили качество своей жизни, отказавшись от некоторых продуктов. Они буквально исключают из рациона фрукты, злаки или молочные продукты — будто те являются отравленными! Большая часть людей этой группы несколько перебарщивает, ведя себя подобным образом, поскольку у них нет генетических расстройств, которые лежат в основе развития пищевых непереносимостей. Как правило, в их организме хватает ферментов для небольшой порции сливочного соуса, маленького рогалика или фруктового десерта.

Нужно просто внимательно наблюдать за своим состоянием и приспосабливаться к возможностям своей пищеварительной системы.

Пшеничная каша на завтрак, хлеб за обедом, а также бутерброд вечером, фруктоза в каждом готовом продукте, потребление молока после периода лактации — это нормально, поскольку не доставляет неудобств нашему организму. Ни в коем случае **не нужно терпеть дискомфорт** или пренебрежительно относиться к регулярным болям в животе, периодическим поносам, сильным приступам слабости. Если врач поставил вам диагноз «целиакия» или «выраженная фруктозная непереносимость» и при соблюдении строгой диеты вы отметили улучшение состояния, то, безусловно, выбран правильный путь.

Лечение антибиотиками, сильный стресс или инфекционные процессы в желудочно-кишечном тракте наряду с банальным перееданием того или иного продукта являются типичными причинами избыточной реакции на какие-либо продукты в течение длительного времени. Как только состояние нормализуется, наш кишечник тоже постепенно восстановит свою работу.

Оптимальным решением является не пожизненный отказ, а периодический возврат к продуктам, на которые ранее отмечалась повышенная чувствительность, но только в том количестве, которое организм способен воспринимать без ущерба для себя.

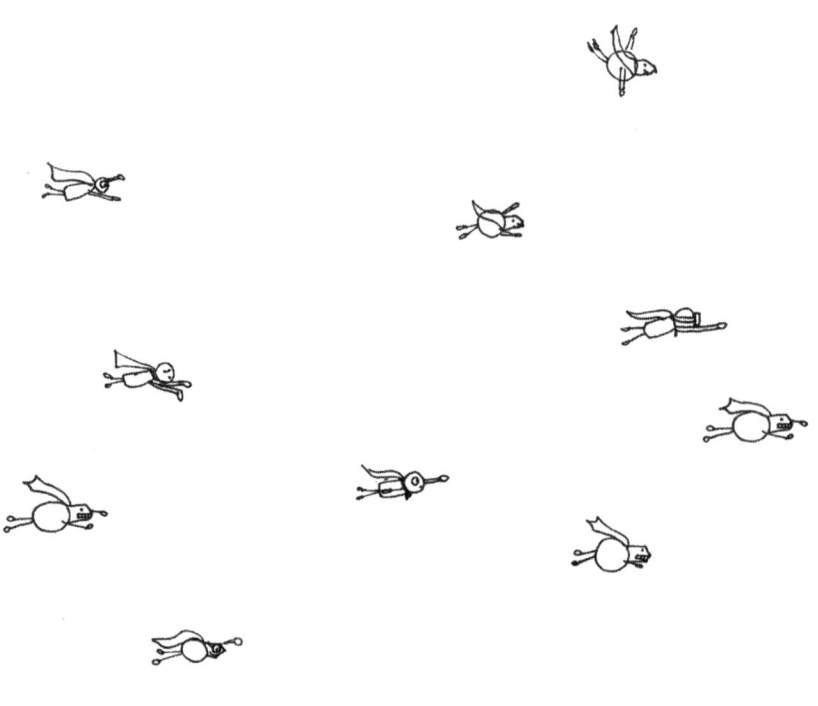

Небольшая лекция на тему «Кал»

Состав, цвет, консистенция

Уважаемый читатель, вот и настало время, когда стоит разобраться с собственным «хозяйством». Затяните штаны потуже, натяните очки повыше на нос, заварите чашку чая — и начинаем беседу о самых загадочных кучках.

СОСТАВ

*Многие думают, что кал состоит из того, что было съедено. Это **неверно**.*

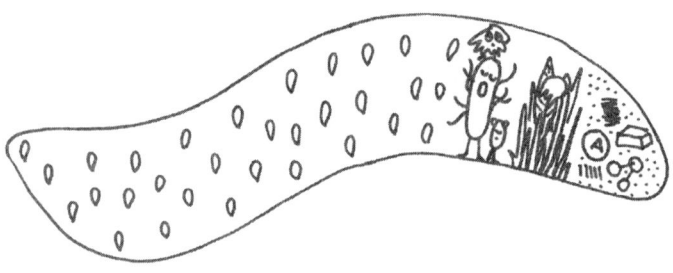

Каловые массы на ¾ состоят из воды. С калом мы теряем около 100 мл жидкости в сутки. При продвижении по пищеварительному тракту из пищевого комка обратно в организм всасывается суммарно еще около 8,9 л. То, что мы наблюдаем в унитазе, — результат максимальной оптимизации всех процессов. И даже оставшаяся жидкость в кале тоже результат оптимизации, ведь только при оптимальном содержании жидкости кал обретает консистенцию, при которой возможно наиболее эффективное выведение отходов обменных процессов.

⅓ твердой фракции кала — это бактерии, выработавшие свой ресурс.

Еще ⅓ приходится на неперевариваемые растительные волокна. Чем больше овощей и фруктов мы потребляем, тем больше объем выделяемой кучки (со среднесуточных 100–200 г она может увеличиться до 500 г).

Последняя ⅓ — сборная фракция компонентов метаболизма, от которых наш организм мечтает избавиться, в том числе остатки медикаментов, красителей или холестерина.

ЦВЕТ

Естественный цвет человеческого кала — коричневый или желто-коричневый, даже если ничто из того, что мы употребляли в пищу, не имело данных оттенков. То же самое и с мочой, которая всегда преимущественно желтого оттенка. Цвет мочи формируется следующим образом: наш организм ежедневно обновляет популяцию красных кровяных клеток (эритроцитов). Каждую секунду в кровеносное русло выходят 2,4 миллиона новых эритроцитов, и такое же количество старых эритроцитов подлежит утилизации. Красный пигмент в процессе распада трансформируется в зеленый, потом — в желтый. Так вот, с мочой выделяется часть этого самого, ставшего желтым, пигмента. Все этапы этого процесса мы можем наблюдать после ушиба, видя, как меняется цвет синяка на различных стадиях с момента его возникновения до заживления.*

Большая часть погибших эритроцитов утилизируется через печень и поступает в полость кишечника. Бактерии продолжают процесс раскрашивания, и желтый пигмент становится коричневым. Это, безусловно, очень важное обстоятельство находит свое применение в клинической практике: если кал имеет другой оттенок, то, значит, нужно заняться поиском причины данного изменения.

От СВЕТЛО-КОРИЧНЕВОГО ДО ЖЕЛТОГО: этот оттенок может указывать на наличие синдрома Жильбера–Мейленграхта. Энзим, разрушающий эритроциты, работает не в полную силу, а только на 30 %, поэтому пигмент поступает в кишечник в очень небольшом количестве. Синдром Жильбера–Мейленграхта встречается практически у 8 % населения. Это безобидное изменение, поскольку такое нарушение выработки фермента практически не сопровождается жалобами. Единственный неприятный побочный эффект — это непереносимость парацетамола.

Другая причина желтой окраски кала может быть связана с работой бактерий и кроется в их неспособности перекрашивать желтый в коричневый. Снижение способности бактерий синтезировать пигмент может наблюдаться на фоне приема антибиотиков или в результате диареи.

От СВЕТЛО-КОРИЧНЕВОГО ДО СЕРОГО: если проток, соединяющий полость кишечника с печенью, пережимается или перекручивается (преимущественно по причине патологии желчного пузыря), поступление пигмента (появляющегося в результате распада эритроцитов в печени) в полость кишечника нарушается.

Закупорка протоков — это серьезное изменение, поэтому при сером оттенке кала нужно немедленно обратиться к врачу!

ЧЕРНЫЙ ИЛИ КРАСНЫЙ: свернувшаяся кровь имеет черный оттенок, а свежая — ярко-алая. В данном случае причина лежит не в нарушении трансформации цвета пигмента. Причиной является наличие самих кровяных клеток в стуле. При геморрое, например, стул может иметь цвет свежей крови. Более темные оттенки красного могут указывать на различные серьезные нарушения, требующие немедленного обращения к врачу. Исключение — если накануне вы ели красную свеклу.

КОНСИСТЕНЦИЯ

Бристольская шкала классификации форм кала[1] была принята клиницистами в 1997 году. Итак, согласно этой классификации, существует семь типов стула. Такая типизация помогает в случаях с пациентами, которые не очень охотно беседуют о консистенции и других особенностях стула. В этом нет ничего зазорного, но иногда люди даже не догадываются, что у них имеются некоторые нарушения, поэтому внешний вид собственного кала не вызывает у них никаких подозрений.

Результатом здорового пищеварения с оптимальным содержанием жидкости в стуле является стул 3-го или 4-го типа (см. описание ниже).

Остальные формы указывают на отклонения, и имеет смысл выяснить у врача, является ли такая структура реакцией на некоторые продукты, запоры и другие изменения.

Оригинальная версия текста бристольской шкалы принадлежит английскому врачу Кэну Хитону.

Тип кала может указывать на время прохождения каловых масс по полости кишечника. При типе 1, вероятнее всего, присутствуют запоры и время продвижения каловых масс по кишечнику составляет около 100 часов. При типе 7 — около 7 часов (диарея). **Нормой**

---

[1] Это медицинская оценочная классификация формы и консистенции человеческого кала, которая имеет важное диагностическое значение. — Прим. ред.

БРИСТОЛЬСКАЯ ШКАЛА КЛАССИФИКАЦИИ ФОРМ КАЛА

Тип 1
Единичные твердые шарики, похожие на орехи, прямую кишку проходят с трудом.

Тип 2
По виду напоминает колбасу, комковатый кал (диаметр больше, чем у типа 3).

Тип 3
Колбасовидный кал с желобками и трещинами на поверхности (диаметр меньше, чем у типа 2).

Тип 4
По виду напоминает сосиску или змею, кал с мягкой и гладкой поверхностью.

Тип 5
Мягкие кляксы с четкими краями, легко проходящие через прямую кишку.

Тип 6
Пористый, рыхлый, мягкий кал в форме пушистых комочков с рваными краями.

Тип 7
Водянистый кал, без твердых компонентов; полностью жидкий.

*является **тип 4**, так как здесь соблюдена пропорция твердой и жидкой фаз стула. Счастливые обладатели типа 3 или 4 могут понаблюдать, как быстро кал скатывается в воду по поверхности унитаза. Для этого, конечно, не стоит склоняться над унитазом — это опасно, ведь в верхних отделах пищеварительного тракта может иметься еще не до конца переваренное содержимое. Если каловый комок содержит много газов, он не опускается быстро в сточную трубу, а держится какое то время на плаву. Это все происходит благодаря работе бактерий, и это хороший знак, если, конечно, мы не страдаем от вздутия.*

Это была небольшая лекция на тему «Кал», дорогой читатель. Теперь можно снова выдохнуть и ослабить ремень брюк, сдвинуть очки на привычное место. Дело прямой кишки завершает первую главу. Теперь обратимся к электроснабжению нашего организма — к нервной системе.

ЧТО ПОЛЕЗНО ДЛЯ МЕНЯ

✔ . . . .

✔ . . . .

✔ . . . .

✔ . . . .

✔ . . . .

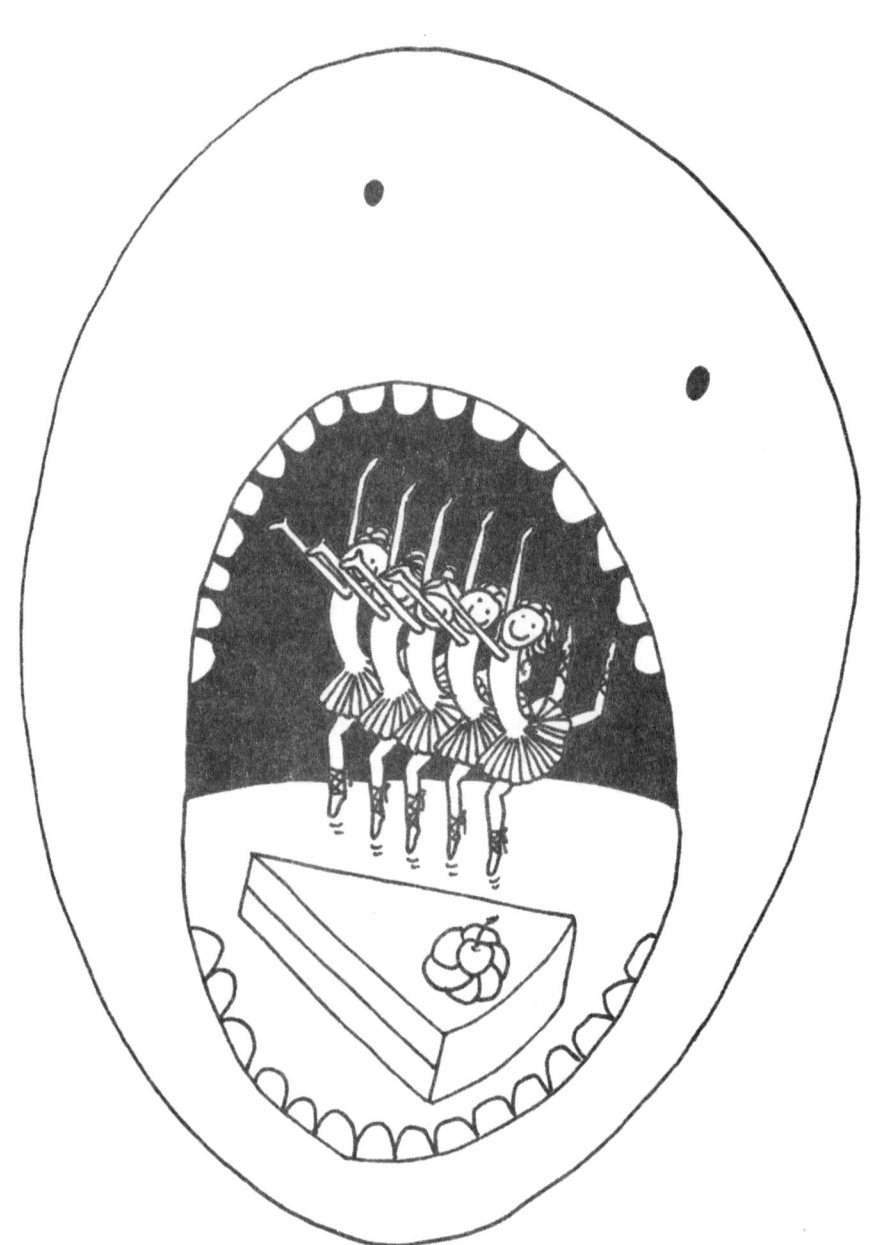

2

НЕРВНАЯ СИСТЕМА КИШЕЧНИКА

Бывают моменты, когда сознательное граничит с неосознанным. Мы обедаем в гостиной и при этом не замечаем, что в паре метров от нас, за стеной, в соседней квартире, сидит человек и тоже кушает. Иногда мы слышим поскрипывание пола и вспоминаем, что за стеной еще кто-то есть. Так же и в нашем теле существуют отделы, которые мы не слышим и которых мы не видим. Наши органы работают круглосуточно, но мы не ощущаем их рабочего процесса. Мы съедаем кусок торта: во рту мы ощущаем его вкус и еще совсем чуть-чуть — его присутствие в глотке в начале глотания. А потом буквально пару сантиметров и... еда отправляется в пищевод, и мы больше не ощущаем ее присутствия. С этого момента вся наша еда попадает во власть гладкой мускулатуры[1].

Работа гладкой мускулатуры регулируется неосознанно. Под микроскопом она выглядит иначе, чем мускулатура, работу которой мы контролируем, например бицепс. Бицепс плеча мы можем напрягать и расслаблять, как только

---

[1] Сократимая ткань, которая состоит из клеток и не имеет поперечной исчерченности. — *Прим. ред.*

мы того пожелаем. У мышц, которые поддаются контролю, мельчайшие волокна настолько структурированы, как будто начерчены по линейке.

Волокна гладкой мускулатуры представляют собой органично сплетенную сеть. За счет такого строения ее движения гармоничны и волнообразны.

Как вы думаете, почему большинство людей краснеют, когда им стыдно? Все дело в том, что стенка наших кровеносных сосудов сформирована гладкомышечной оболочкой.

Гладкая мускулатура растягивается при такой эмоции, как стыд, и сосудики лица расширяются. У многих людей в стрессовой ситуации гладкая мускулатура сокращается, сосуды сужаются, что является причиной повышения давления.

Стенка кишечника состоит из трех слоев гладкой мускулатуры, что обеспечивает ему невероятную подвижность в различных направлениях на любом участке. Дирижером этой мускулатуры является собственная *нервная система кишечника*. Она регулирует все процессы в пищеварительном канале и абсолютно автономна. В случае отключения связей с головным мозгом не происходит рассогласования в работе кишечного тракта — такой феномен можно наблюдать только в кишечнике. **Даже если ноги становятся бездвижными, легкие перестают работать, кишечник продолжает функционировать.** К сожалению, мы не можем сознательно контролировать подачу сигналов нервных волокон кишечника и, соответственно, такие явления, как отрыжка или выпускание газов. Кстати, та же отрыжка, может, и вызывает не самые приятные эмоции, но движения, которые в этот момент совершает кишечный тракт, изящны, как танец балерины. Все процессы в нашем организме происходят красиво и строго упорядоченно.

О движении пищи в организме

Предлагаю вам отправиться в увлекательное путешествие по пищеварительной системе организма вслед за куском тортика и посмотреть, что же происходит внутри и какие видоизменения претерпевает сладкий десерт.

Глаза

Световые блики, отражающиеся от поверхности торта, встречаются со зрительным нервом нашего глаза и активируют его. Это первое впечатление поступает в кору головного мозга, расположенную внутри головы, чуть ниже уровня высоко забранных в хвост волос. Здесь сигналы от зрительных нервных волокон головной мозг трансформирует в картинку — и вот только сейчас мы на самом деле видим кусок торта. Эта вкусная информация направляется дальше, на станцию слюноотделения и в ротовую полость, где уже выделяется слюна. Также наш желудок, ввиду перспективы получить что-то вкусненькое, уже начинает синтезировать соляную кислоту.

Нос

Если попробовать прощупать носовые ходы, то можно заметить, что чем выше, тем труднее пальцем пробраться глубже, и в каком-то месте это продвижение будет совсем невозможно. Именно там расположены обонятельные нервы, которые покрыты защитным слоем слизи. Все ароматические молекулы, которые попадают в наш нос, сначала растворяются в слизи и только потом передаются к обонятельному нерву.

Обонятельные нервы — это высококвалифицированные специалисты, каждый из которых мастер своего дела. Для каждого из многочисленных запахов имеется свой определенный рецептор. Иногда рецепторы могут несколько лет существовать без дела, прежде чем найдут себе занятие. И тогда ароматическая молекула ландыша фиксируется ожидающим ее рецептором, и он кричит головному мозгу: «Смотри, ландыш!» А потом, если ландыши больше не встречаются, рецептор может снова несколько лет находиться без дела.

Чтобы человек уловил запах торта, изначально сладкие молекулы должны рассеяться в окружающем воздухе и при вдохе попасть в дыхательные пути. Это могут быть ароматические вещества ванили, мельчайшие молекулы пластика от одноразовых вилок или испаряющийся запах алкоголя от ромового крема. Наш орган обоняния — это опытный химик и дегустатор. Чем ближе ко рту мы подносим вилку с кусочком торта, тем больше ароматических молекул устремляется в полость носа. И если в последний момент мы ощущаем запах алкоголя, рука может резко отдернуться, глаз — снова оценить содержимое тарелки и задать вопрос рту: «Как думаешь, что это? Алкоголь в начинке или испорченный продукт?» Проанализировав все еще раз и получив заключение: «Все в порядке!» — рот открывается, вилка движется вперед, и начинается увлекательное путешествие.

Обонятельные нервы стоят на страже нашего здоровья днем и ночью. Возможность различать запахи предупреждает нас о просроченной пище или испорченном воздухе.

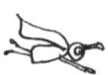

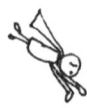

Рот

Именно во рту и начинается процесс пищеварения. Самой сильной мышцей нашего организма является мускулатура нижней челюсти, а самой подвижной поперечно-полосатой — язык. Вместе они способны не только превосходно измельчать пищу, но и ловко маневрировать. Надежным товарищем в этом союзе является *зубная эмаль* — самый прочный и твердый материал, синтезируемый человеческим организмом.

Наши челюсти в области корневых зубов могут выдерживать нагрузку до 80 кг. Вы только представьте себе, ведь это вес взрослого мужчины!

Если в пище встречаются очень плотные твердые частички, вся команда включается в процесс размельчения, прежде чем кусок пищи будет проглочен.

В ситуации с тортом больших усилий, однако, не требуется.

Во время жевания в игру включается тренер всей команды — язык. Если кусочек торта трусливо скрывается от игроков-жевателей, язык его находит и возвращает обратно на поле.

Язык впоследствии захватывает комочки торта размером до 20 мм и направляет их в сторону нёба, которое является кулисами перед выходом на сцену под названием «пищевод». Этот процесс напоминает работу выключателя: как только язык, сокращаясь, прижимается к твердому нёбу, запускается программа глотания, в результате которой пищевой комок попадает в глотку, а уже потом — в пищевод, и концерт начинается.

Итак, пищеварение начинается во рту, где пища подвергается процессу дробления на мелкие частицы. Это помогает смешиванию слюны с пищей и позволяет пищеварительным сокам быстрее ее обработать. Жевание, или пережевывание, является единственным сознательным процессом при приеме пищи, а все остальные процессы совершаются на подсознательном уровне и зависят от качества процесса жевания. Одновременно с жеванием происходит выделение пищеварительного сока и его тщательное смешивание с пищей.

Глотка

Мягкое нёбо и мышцы-сжиматели глотки выполняют две функции: перекрывают сообщение глотки с носовой полостью и перемещают пищевой комок в глотку. Это движение достаточно громкое, и при проглатывании мы слышим щелчок. Голосовые связки в процессе глотания не могут «говорить» и смыкаются. Надгортанник поднимается и перекрывает доступ в дыхательные пути. Дно полости рта опускается, мышцы-сжиматели глотки сокращаются и проталкивают кусок торта в полость пищевода.

Процесс глотания — **рефлекторно-мышечный акт**, при котором в результате сокращения одних и расслабления других мышц пищевой комок попадает из глотки в пищевод.

Пищевод

Для прохождения по пищеводу пищевому комку из торта требуется 5–10 секунд. Пищевод при глотании совершает **волнообразное движение**. Когда в его полость поступает комок пищи, пищевод расширяется и следом за комком снова смыкается, за счет чего движение может осуществляться только в одну сторону.

Этот процесс происходит автоматически, и, даже стоя на голове или лежа на диване, мы все равно можем глотать.

Наш торт и в этом случае будет продвигаться в направлении желудка, невзирая на силу земного притяжения. Движения пищевода при проталкивании пищевого комка называются пропульсивным перистальтическим движением. Верхняя треть пищевода окутана поперечно-полосатой мускулатурой, поэтому мы осознанно можем ощущать движение пищевого комка на первых сантиметрах его полости. Путь, который наше сознание уже не замечает, начинается на уровне маленькой ямки, ограничивающей сверху грудину. С этого уровня стенки пищевода составляет исключительно гладкая мускулатура.

Нижний отрезок пищевода сформирован кольцевой мускулатурой, которая стимулируется при глотательном движении и расслабляется примерно на 8 секунд. В результате раскрывается проход из пищевода в желудок, и пищевой комок беспрепятственно продвигается дальше, затем мышца смыкается снова, и наверх поступает команда «можно продолжать дышать».

Мышцы пищевода начинают свою работу только тогда, когда совершено глотательное движение. Если же положить пищевой комок непосредственно в пищевод, не глотая при этом, пищевод работать не станет. Ему нужен специальный сигнал. И этот сигнал — глоток!

Путь от рта к желудку — это первый акт представления. Он требует максимальной сосредоточенности и слаженной игры всех артистов. Периферическая нервная система, работающая осознанно, и автономная нервная система, работающая неосознанно, вместе слаженно регулируют процесс глотания. Совместная партия должна быть хорошо разучена. Первые тренировки начинаются еще в животе мамы, где малыш учится глотать до полулитра околоплодных вод ежедневно. Если что-то не получается, то это вовсе не критично. Ребенок в утробе матери целиком и полностью пла-

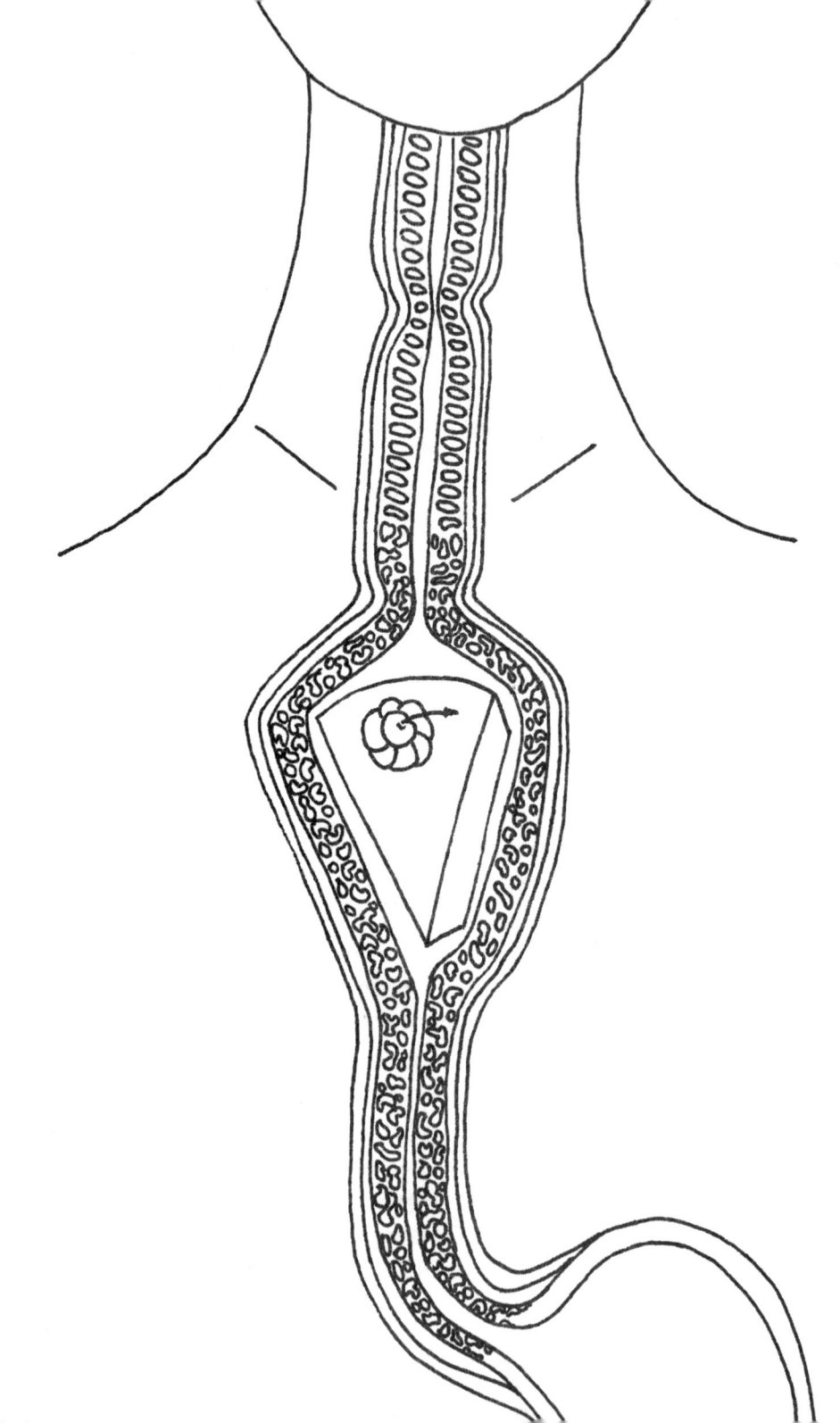

вает в жидкости, жидкостью заполнены и легкие, поэтому захлебнуться в общепринятом значении этого слова практически невозможно.

В нашей взрослой жизни каждый день мы совершаем 600–2000 глотательных движений. В акте глотания принимают участие 20 пар мышц, и в большинстве случаев все проходит гладко. Люди в старшем возрасте захлебываются и поперхиваются чаще. Координирующие мышцы уже не так хорошо справляются со своей работой, в результате мягкое нёбо уже не так точно «смотрит на часы», гортань может «проспать» и не подняться вовремя. Постучать по спине в таких случаях очень мило, но по большому счету пугать пожилые структуры глотки не имеет никакого смысла. Частота поперхиваний, которые так или иначе заканчиваются приступами сильного кашля, со временем увеличивается, поэтому лучше вовремя обратиться к врачу. Специалист поможет держать глотательную труппу в тонусе.

Желудок

Желудок — более подвижное вместилище, чем кажется на первый взгляд. Незадолго до поступления в него торта этот орган расслабляется и способен растягиваться все время, пока в него поступает пища. Он дает место всему, что требует места. Килограмм торта объемом с пакет молока оптимально впишется в растягивающийся гамак под названием «желудок».

Как только торт попал в желудок, его стенки начинают интенсивно сокращаться и расслабляться. Пищевой комок запускается в противополож-

Некоторые эмоции, например страх или стрессовое состояние, могут затруднять растяжение гладкой мускулатуры желудка. И тогда мы быстро насыщаемся, хотя съели совсем чуть-чуть.

ную стенку, ударяется об нее и возвращается обратно. Подобные движения в среде медиков носят название *ретропульсивной перистальтики*. Наверное, органы между собой называют это «посмотрим, как далеко полетит». Разбег, удар и отскакивание обратно сопровождаются типичными бурлящими звуками, которые можно услышать, прислонившись ухом к животу (в области треугольника, где сходятся вместе правая и левая реберные дуги). Как только желудок начинает активно раскачиваться, импульс движения передается всему кишечному тракту. И то, что на данный момент содержится в кишечнике, продвигается дальше, и высвобождается место для вновь прибывшего пищевого комка. Этим и объясняется желание посетить туалет после обильного приема пищи.

Попавший в желудок кусок торта будоражит все структуры пищеварительной системы. Желудок описанным способом раскачивает наш торт в течение 2 часов. При этом пищевой комок разбивается на мелкие частицы. Большинство измельченных кусочков после пребывания в желудке имеют размеры менее 0,2 мм. При таких размерах крошки уже не ударяются о стенки кишечника, а пассивно сползают дальше через маленькое отверстие в нижней части желудка. В этой области находится другой запирательный механизм — *привратник желудка*. Он сторожит область на выходе из желудка и на входе в *двенадцатиперстную кишку*.

А вот сейчас — внимание!

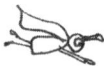 **Многие (практически все) считают желудок главным органом пищеварения. И ошибаются! Желудок действительно важный и необходимый орган пищеварительной системы организма, но все же основное переваривание пищи происходит не в нем, а в небольшой и менее известной двенадцатиперстной кишке.**

Простые углеводы, такие как кекс, рис или макароны, быстрее выходят за пределы желудка. В тонком кишечнике они перевариваются дальше, всасываются и повышают уровень сахара в крови, насыщая организм энергией. Протеины и жиры задерживаются дольше в *пилорической части*[1] желудка. Кусок стейка может «качаться на качелях» в полости желудка в течение 6 часов, прежде чем он окончательно попадет в тонкую кишку. Поэтому после основного обеда, состоящего из мяса или картофеля фри, нам часто хочется чего-нибудь сладкого на десерт — наш организм не может ждать так долго, пока поднимется уровень сахара в крови. **Десерт является быстрым и верным способом подачи глюкозы.**

Углеводы быстро насыщают организм энергией, но ощущение сытости не так продолжительно, как от расщепления белков или жиров.

Тонкий кишечник

Как только первая порция из желудка поступает в тонкий кишечник, начинается настоящее пищеварение. Месиво из торта в процессе своего путешествия по пищеварительному тракту практически полностью распределяется по стенкам тонкого кишечника. Тонкий кишечник мужественно поглощает весь торт. Он терзает кусок торта, долбит его во всех направлениях, ворсинки колышутся вокруг него, перемешивают массу дальше и продвигают вперед. Под микроскопом можно увидеть, как даже мельчайшие ворсинки участвуют в этом процессе. Они двигаются вверх-вниз, как тарелки ударного инструмента, и движение это непрерывно.

[1] Часть органа, которая расположена ниже всех остальных его отделов и переходит непосредственно в двенадцатиперстную кишку. — *Прим. ред.*

Неважно, чем занят кишечник, все его действия подчинены единственному правилу: продвижение дальше, продвижение вперед. Для этого эволюционно был сформирован *перистальтический рефлекс*. Один ученый, занимавшийся исследованием данного явления, поместил кусок кишечника в сосуд и подавал в него воздух — участок кишечника в сосуде выдувал воздух обратно. Поэтому врачами рекомендуется питание, богатое *балластными веществами*[1], для активизации пищеварения: непереваиваемые балластные вещества давят на стенку, а она, в свою очередь, совершает движения в противовес воздействующей силе, за счет чего осуществляется продвижение. Такая зарядка для кишечника способствует быстрому прохождению пищи, а его стенки остаются эластичными.

Если бы пюре, образовавшееся из куска торта, было более внимательным, оно могло бы услышать звуки, похожие на завывания ветра: «Вуупс!» В нашем тонком кишечнике имеется много специальных клеток-стимуляторов. Эти клетки способны формировать воздушные потоки, мышечная стенка кишечника движется в противоположном им направлении, и торт (вернее, то, что от него осталось) целенаправленно продвигается дальше.

Тонкий кишечник — это самый прилежный участок нашего пищеварительного тракта, очень добросовестно выполняющий свою работу. За исключением случаев, когда происходят сбои в процессе пищеварения: развивается рвота. Тонкий кишечник — очень прагматичное создание. Он не вступает в работу, если видит, что результат может

---

[1]Составная часть пищи (клетчатка), расщепляемая пищеварительным аппаратом в незначительном количестве и только отчасти подвергающаяся воздействию бактерий, располагающихся в толстой кишке. Являясь, по сути, непереваиваемыми, балластные вещества не могут проходить через стенку кишечника в кровеносные сосуды, как это происходит с другими пищевыми компонентами. — *Прим. ред.*

пагубно сказаться на нашем организме. Все, что представляет собой опасность, в непереваренном состоянии отправляется обратно, наружу. Но не в случае с нашим тортом. Итак, торт полностью переварен и исчезает в кровотоке. Можно отправляться к толстому кишечнику, но боюсь, что мы пропустим волшебные творческие процессы, которые мы слышим, но трактуем зачастую неверно. Было бы жаль упустить еще один вопрос, поэтому мы пока задержимся в тонком кишечнике.

В желудке и тонкой кишке повсюду разбросаны грубые остатки пищи: непережеванное зерно кукурузы, таблетка, не подвергшаяся распаду под воздействием кислоты желудка, выжившие бактерии, попавшие с пищей, случайно проглоченная жвачка. Наш кишечник любит чистоту. Он относится к тем, кто после масштабных приготовлений к вечеринке всегда одинаково аккуратно прибирается на кухне. Посетив через 2 часа после начала пищеварения тонкий кишечник, можно отметить, что все кристально чисто и нет никаких посторонних запахов.

После того как тонкий кишечник что-то переварил, он начинает уборку. В научной литературе это называется *мигрирующими моторными комплексами*. При этом желудок открывает свои ворота и выносит все, что там осталось, в тонкий кишечник. Тот перенимает сигнал к действию и мощной волной продвигает вперед то, что в него поступило. При рассмотрении

В животе урчит не потому, что мы голодны, а потому, что периоды между приемами пищи желудок и кишечник используют для проведения уборки.

вблизи (с помощью камеры) этот процесс очень умиляет и удивляет, поэтому даже скупые на эмоции ученые дали моторным комплексам прозвище — «маленькие уборщики».

Каждый хотя бы однажды слышал своего маленького уборщика в работе. Урчание в желудке, которое, собственно, идет не из желудка, а из тонкой кишки, является результатом их работы.

После того как желудок и тонкий кишечник очищены и пути свободны, маленькие уборщики могут залечь на дно. В случае с длительно раскачивающимся в желудке стейком уборщики очень долго ждут, когда наступит время убираться. Только после 6 часов работы желудка и около 5 часов пребывания стейка в кишечнике можно начинать уборку. Процесс уборки мы слышим не всегда. Иногда уборка сопровождается громкими звуками, а иногда проходит бесшумно. Это зависит от того, сколько в полость желудка и тонкого кишечника попало воздуха. Если в период уборки мы решили еще немного пожевать, уборка останавливается.

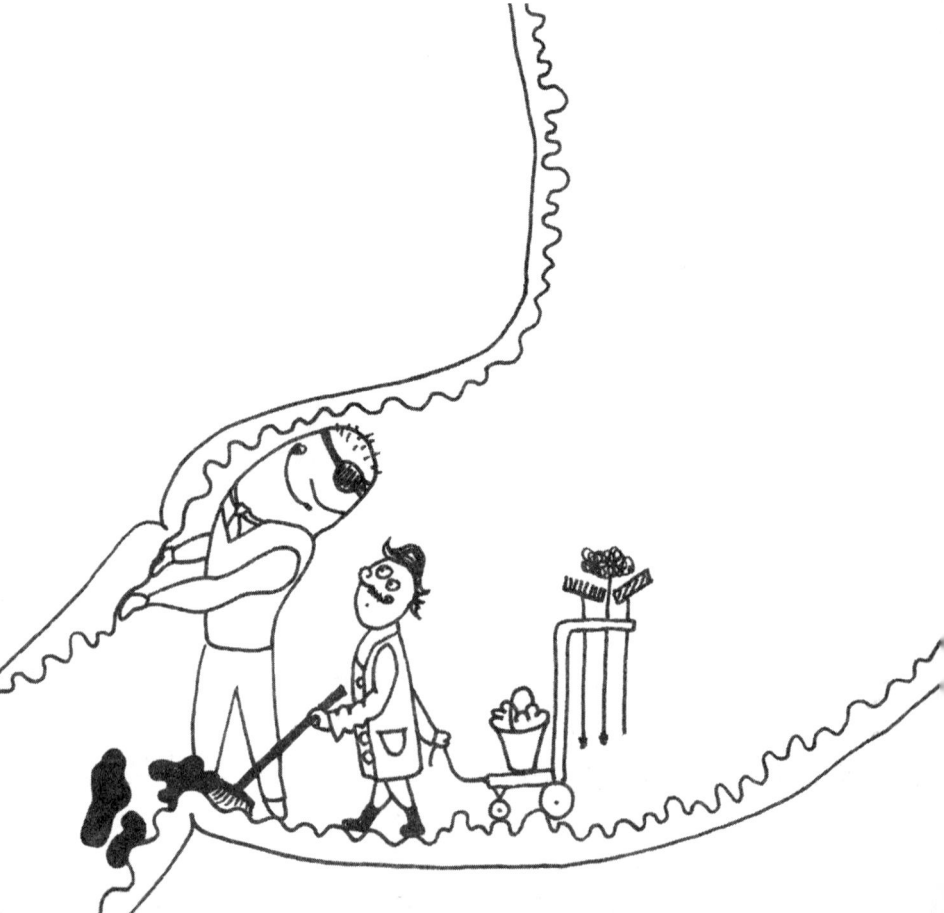

Переваривание должно проходить в спокойной обстановке, а не параллельно с работой метел и швабр.

Тот, кто постоянно что-то пожевывает, не оставляет своей пищеварительной системе времени прибраться. Это наблюдение легло в основу рекомендации диетологов и физиологов: **делать паузы между приемами пищи на 5 часов**. Пять ли это часов или меньше — в каждом случае индивидуально. Тот, кто тщательно пережевывает, доставляет меньше хлопот своим маленьким уборщикам и зачастую может услышать сигнал своего живота: что пришло время подкрепиться снова.

Более длительный промежуток между приемами пищи приходится на период ночного сна, но и он не должен превышать 10–11 часов. Общим правилом является следующее: между небольшими приемами пищи интервалы могут быть и короткими (2–3 часа), но принимать пищу ранее чем через 2 часа после предыдущей еды нецелесообразно. В среднем же перерывы между едой должны составлять 4–5 часов.

Принципиально важным моментом является то, что при нормальном процессе переваривания пищи движение пищевого комка по пищеварительному тракту идет в одном направлении: от рта до прямой кишки.

Толстый кишечник

В конце тонкого кишечника расположена так называемая *баугиниева заслонка*. Она разделяет полости тонкого и толстого кишечника, так как функционал этих двух отделов очень отличается. Толстый кишечник — уютный современник. Его кредо: «Дальше! Вперед!» Он перекатывает остатки пищи туда-сюда, постепенно продвигая их вперед. В его полости нет никаких чудных уборщиков. Толстый кишечник — это тихая родина *кишечной микрофлоры*. Все, что вметается в него в непереваренном виде, попадает в область компетенции кишечных бактерий.

Работа нашего толстого кишечника размеренна и несуетлива, потому что он заботится о многих участниках пищеварительного процесса: наш мозг не посылает постоянно сигналы «пойди в туалет», ведь бактериям требуется достаточно много времени, чтобы насытиться непереваренными остатками, и наш организм хочет компенсировать затраты жидкости, потраченной на пищеварительные процессы.

То, что попадает в полость толстой кишки, больше не похоже на кусок торта — этого и не должно быть. От торта осталась пара волокон из фруктовой начинки. Остальное — пищеварительные соки, которые в полости толстого кишечника должны всосаться в кровеносное русло. Если вы вдруг сильно испугались, головной мозг начинает пугать кишечник, посылая сигналы страха. Времени на всасывание не остается, нужно разбираться с источником страха, пищеварение в толстом кишечнике останавливается, и все заканчивается диареей. Вот почему у некоторых людей при сильном стрессе начинается диарея.

Несмотря на то что толстый кишечник (как и тонкий) представляет собой гладкую трубку, на изображениях он имеет контуры жемчужного ожерелья. Причина в том, что кишечник постоянно выделывает свои танцевальные па. Как и тонкий кишечник, в процессе перемешивания пищи он образует ямки, чтобы задержать пищевые комки, и замирает без движения, как уличный актер, изображающий пантомиму. В перерывах он расслабляется, потом вновь образует ямки, но уже на другом участке — и снова замирает, удерживая пищевые массы. Поэтому в учебной литературе принято рисовать его как жемчужное ожерелье.

3—4 раза в день толстый кишечник мотивированно и нацеленно продвигает плотно упакованные пищевые массы все дальше вперед. Если количество масс большое, в туалет получается сходить 3–4 раза в сутки. У большинства же людей объем содержимого толстого кишечника приводит только к одному походу в туалет в течение дня. Некоторые совершают акт дефекации вообще **3 раза в неделю, что тоже является вариантом нормы**.

Толстый кишечник женщины более уютный и спокойный, чем у мужчины. Почему, медики не знают. Но причина точно не в гормонах.

Кстати, наличие стула раз в три дня считается допустимым и не является поводом для беспокойства.

От кусочка тортика, отправленного в рот, до формирования каловых масс проходит в среднем один день. Быстрые кишечники справляются с процессом в течение 8 часов, более медлительным может понадобиться 3,5 суток. Возможно также, что у кого-то остатки обеда выйдут из «зоны отдыха» толстого кишечника через 12 часов, а у кого-то даже через 24 часа. Покуда кал имеет нормальную консистенцию и отсутствуют жалобы, любой из вариантов является нормой. Согласно же результатам исследований, проведенных в Голландии, существует версия, что редкие походы в туалет, а также склонность к небольшим периодическим запорам снижают риск развития заболеваний прямой кишки. Ученые считают, что для прямой кишки главным является принцип «спокойствие — сила».

Чем спокойнее человек, тем более слаженно и гармонично работает его кишечник.

Весь процесс пищеварения у взрослого человека занимает от 24 часов до 3 суток. Из этого времени большая часть приходится на пребывание пи-

В толстую кишку за сутки поступает в среднем 2–3 литра пищи, а выводится 150–250 г кала. Это ли не свидетельство той большой работы, которую проделывает наш толстый кишечник?

щевого комка в толстом кишечнике. По мере продвижения по нему пищевой комок принимает все большую плотность за счет деятельности кишечных микроорганизмов и всасывания воды. И в результате образуются каловые массы. За сутки выводится около 150–250 г кала.

Изжога и отрыжка кислым

Желудок тоже может ошибаться в своей работе. Его гладкая мускулатура тоже способна совершать двигательные ошибки, как и поперечно-полосатая мускулатура нижних конечностей. Если при этом выделяется соляная кислота, в местах, не предназначенных для контакта с ней, появляется ощущение жжения. При *отрыжке* соляной кислотой кислота вместе с пищеварительными ферментами прорывается в полость глотки. *Изжогой* же называют поступление соляной кислоты в полость пищевода только до начальных его отделов, без попадания при этом в глотку.

Продолжительность приступа изжоги — 2 часа и дольше. Чаще всего заброс кислого содержимого желудка в пищевод происходит через 20–30 минут после еды при наклонах или в положении лежа.

Изжога сопровождается ощущением жжения в грудной клетке по ходу пищевода.

Причина этих явлений такая же, как при спотыкании, — сбои в деятельности нервной системы. Нервы регулируют работу мускулатуры. Если зрительные нервы пропускают сигнал о ступеньке, то нервы, координирующие работу ноги, не получают нужную информацию, в результате мы спотыкаемся о ступеньку. Отсюда напутствие, знакомое с детства: «Смотри под ноги!» Если нервы, координирующие работу пищеварительной системы, тоже получают ложное информирование, кислое содержимое желудка не удерживается в его полости и продвигается в противоположном направлении.

Переход от желудка к пищеводу — идеальное место для того, чтобы споткнуться, несмотря на меры предосторожности: узкий пищевод, устойчивое положение диафрагмы и изгиб в месте впадения в желудок. Но иногда все-таки происходит сбой. Изжога и отрыжка кислым не являются расплатой за цивилизацию. Кочевые народы, которые ведут такой же образ жизни, как и их предки столетия назад, в такой же степени страдают отрыжкой кислотой и изжогой.

Самое главное — чтобы в области желудка и пищевода работа двух нервных систем (нервная система во главе с головным мозгом и собственная нервная система пищеварительного тракта) была хорошо слажена. Нервы с управлением в головном мозге регулируют работу запорного механизма на границе пищевода и желудка. Также головной мозг отвечает за синтез соляной кислоты. Собственные нервы пищеварительной системы отвечают за гармоничное волнообразное движение пищевода в направлении вперед и следят, чтобы путем проглатывания тысяч порций слюны в сутки пищевод оставался чистым.

Чтобы избавиться от изжоги или отрыжки кислотой, нужно восстановить **баланс и согласованность в работе двух нервных систем**.

Жевание жвачки и питье чая за счет частых сглатываний нормализуют работу нервной системы, в результате чего восстанавливается правильная моторика — в направлении к желудку, а не наоборот.

Техники расслабления подавляют формирование хаотичных сигналов в головном мозге, что приводит к смыканию циркулярной мускулатуры и снижению синтеза соляной кислоты.

Курение активирует зоны головного мозга, которые также возбуждаются во время приема пищи. Это приводит к секреции кислоты без достаточных оснований и к расслаблению циркулярной мускулатуры пищевода. Для курящих бросить курить — очень эффективное средство борьбы с изжогой и отрыжкой кислотой.

Гормональные сбои во время беременности также могут вызвать рассогласованность в работе двух нервных систем. Ведь до родов матка должна находиться в расслабленном состоянии. В подобное состояние приходят и запорные механизмы желудка, поскольку механизмы регуляции в обоих случаях одинаковы. Результат — расхлябанность запорного механизма, что в комплексе с давлением, исходящим снизу, ведет к противоположному движению кислотного содержимого желудка. Подобный механизм формирования изжоги также может встречаться у женщин, принимающих оральные контрацептивы, содержащие женские половые гормоны.

Сигаретный дым, гормоны... Наши нервы не существуют сами по себе, подобно кабелям проводки. Они органично вплетены в наши ткани и реагируют на все, что происходит вокруг, на вещества, которые синтезируют ткани. Поэтому **одна из рекомендаций** — ограничьте потребление продуктов, снижающих тонус замыкающей циркулярной мускулатуры: острых специй, алкоголя, кофе, газированных напитков, сахара, шоколада, томатов, лука, чеснока, цитрусовых, мятного чая.

Все эти вещества влияют на работу нервной системы, но не у всех потребление данных продуктов приводит к обратному движению кислотного содержимого желудка. Поклонники американских исследований рекомендуют прислушиваться к реакциям собственного организма.

Организм может реагировать избирательно. Поэтому отсутствует необходимость ограничивать себя сразу и во всем. Кроме того, не будет лишним перейти на дробное питание, то есть питаться часто, но маленьми порциями.

Интересный вывод был сделан **в результате изучения одного медикамента**, который так и не появился на полках ввиду большого количества побочных явлений. Это средство блокирует нервы на участках, которые синтезируют *глутамат*. Глутамат известен в народе как усилитель вкуса. Но это вещество также синтезируется нашими нервами. У нервных волокон языка глутамат вызывает усиление вкусового ощущения. В желудке он может создать путаницу и неразбериху, поскольку нервы не знают точно, синтезирован ли глутамат их коллегами или пришел из китайского ресторана. Идея эксперимента над собой сводится к следующему: отказаться от глутамата на продолжительное время. Достаточно просто носить с собой в супермаркеты очки и читать мелко написанный состав на упаковках. Зачастую производители преподносят информацию о составе продукта завуалированно. Например,

> Внимательно читайте этикетки — не покупайте продукты, которые содержат глутамат.

можно встретить формулировку «моноглутамат натрия». Если в результате такого отказа **отмечаются улучшения** — хорошо. Если нет, то какое-то время последите за своим питанием — это тоже полезно.

Тот, у кого отрыжка кислотой или изжога наблюдаются реже раза в неделю, может помочь себе самыми простыми способами. Например, принимая нейтрализующие кислоту пастилки, которые продаются в аптеках. Из домашних средств помогает картофельный сок. Но не стоит злоупотреблять антацидными средствами систематически. Соляная кислота желудка нейтрализует аллергены и бактерии, поступающие с пищей, и помогает в процессе переваривания белков. Многие из медикаментов, нейтрализующих соляную кислоту, кроме всего прочего, содержат алюминий. Это чужеродный для нашего организма элемент, с которым нужно держать ухо востро. Поэтому обязательно придерживайтесь дозировок, указанных на аннотации к препарату.

Препараты, нейтрализующие кислоту желудка, подлежат **отмене** самое позднее через четыре недели после начала приема. Если пренебрегать этим советом, желудок может показать свой характер. В ответ на наше своенравие и пренебрежение его интересами желудок начинает увеличивать объем секретируемой соляной кислоты. Кислотность желудка снова повышается. Нейтрализаторы кислоты не являются средством долговременной терапии изжоги и кислой отрыжки. Также они не являются панацеей, когда проблемы связаны с воспалением слизистой желудка.

Если, несмотря на прием средств, нейтрализующих кислоту, жалобы сохраняются, то от лечащего врача уже требуется творческое мышление. Должны быть проведены комплекс медицинских диагностических мероприятий и лабораторная диагностика крови пациента. Если результаты в норме, назначаются *ингибиторы протонной помпы*. Действие этих самых современных препаратов направлено на подавление синтеза кислоты клетками слизистой желудка. При этом иногда развивается состояние недостатка кислоты, но желудку и пищеводу просто необходимо время, чтобы оправиться от кислотных атак.

Если изжога появляется в ночное время, решением может стать **поднятие изголовья кровати на 30°**. Может быть, сооружение возвышения из подушек окажется для вас забавным вечерним развлечением. В продаже имеются регулируемые основания для кроватей. Положение верхней части тела под углом в 30° также очень благотворно скажется на вашей сердечно-сосудистой системе. Это много раз повторил нам наш профессор, и так как он профессор в области физиологии сердечно-сосудистой системы и редко повторяется, то оснований не верить ему нет. Каждый раз, когда упоминается его имя, я представляю его спящим на подушках, уложенных под углом в 30°.

Потеря сна и аппетита возникает уже при появлении опасной симптоматики: нарушении глотания, потере веса или выделении крови в каком-либо виде. В этом случае должно быть проведено комплексное обследование желудка.

Желчь, в отличие от соляной кислоты, не вызывает чувства жжения, но последствия ее появления более коварны. Такое состояние пищевода называется *«пищевод Барретта»* (предраковое заболевание).

К счастью, у людей, у которых наблюдается отрыгивание кислотным содержимым, желчь выделяется в небольшом количестве.

Желчь приводит в замешательство клетки пищевода. У них появляется неуверенность, действительно ли они находятся в составе пищевода, если им регулярно приходится контактировать с желчью. И тогда у них возникает вопрос, не являются

> При отрыжке кислым содержимым опасность представляет даже не сама кислота, а желчь, которая из тонкого кишечника выходит в полость желудка, а оттуда поступает в пищевод.

ли они случайно частью тонкого кишечника, но просто не замечали этого долгое время. Клетки пищевода всего лишь стремятся все делать правильно и в случае появления сомнений в своей принадлежности к определенному органу способны перерождаться в клетки желудочно-кишечной стенки. В процессе их мутации может закладываться ложная программа и появляется склонность к бесконтрольному росту. К счастью, такое встречается редко.

В большинстве же случаев отрыжка кислотой и изжога не представляют опасности, но вызывают неприятные ощущения. Как в случае со спотыканием, когда нам приходится встать и поправить платье. Испуг снимается потрясыванием головой. Против изжоги и отрыжки кислым содержимым тоже есть свои приемы — **пара глотков воды может нейтрализовать кислоту.** А также имеет смысл немного успокоиться и расслабиться.

Итак, чаще всего изжога бывает после обильной пищи и в горизонтальном положении. Иногда за изжогу можно принять другие проблемы, например боль в сердце. Изжога также может быть признаком болезни пищевода.

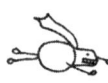

Кислое содержимое желудка попадает в пищевод по следующим причинам:
- переедание и нездоровые привычки, такие как еда на ходу, недостаточное пережевывание пищи;
- злоупотребление шоколадом, жирной, пряной, сладкой пищей, цитрусовыми, помидорами и мятой;
- излишний вес;
- курение;
- излишнее количество лука в пище;
- употребление алкоголя, газированных напитков, кофе;
- стрессы;
- побочный эффект некоторых лекарственных препаратов (например, ацетилсалициловой кислоты, ибупрофена или напроксена);

- слишком тугая одежда, давящая на брюшную полость (джинсы, ремни);
- наклоны вперед или поднимание тяжестей после еды;
- ослабление мышц, контролирующих открытие пищевода;
- грыжа пищеводного отверстия диафрагмы;
- беременность.

Рвота

У 100 человек, у которых в ближайшие минуты наступит рвота, будут следующие причины. Человек под № 14 сидит в поезде «американских горок» и кричит, высоко подняв руки, № 32 нахваливает вкусный яичный салат, № 77 судорожно разглядывает полоску теста на беременность, № 100 читает в аннотации к препарату: «Может вызывать тошноту и рвоту».

Рвота — это не отрыжка. Механизм рвоты приводится в действие по четкому плану. Это выдающееся достижение. Миллионы рецепторов тестируют содержимое нашего желудка, исследуют кровь и обрабатывают сигналы, поступающие от мозга. Любая информация аккумулируется сетью из нервных волокон и отправляется в головной мозг, который, в свою очередь, анализирует и взвешивает полученные данные. Если поступает слишком много тревожных сигналов, встает вопрос о принятии решения: дать добро на рвоту или отложить. Мозг отдает команду мышцам, которые приступают или не приступают к работе.

Наблюдая 100 человек на рентгеновском оборудовании во время рвоты, можно 100 раз зафиксировать одну и ту же картину. Обеспокоенный мозг активирует зону, в которой находится рвотный центр, и переводит рычаги организма на отметку «экстренный случай». Мы бледнеем, поскольку происходит отток крови в брюшную полость, снижается давление и урежается пульс. И в конце появляется верный сигнал наступающего состояния — слюноотделение. За секунды до наступления рвоты, после получения от мозга информации

> Рвота — это сложнорефлекторный акт, в котором участвуют мышцы брюшного пресса и диафрагма. Она проявляется как непроизвольное толчкообразное выбрасывание содержимого желудка наружу через рот.

об актуальном состоянии, слюна продуцируется в большом количестве с целью защиты наших зубов от кислотного содержимого нашего желудка.

Команда получена, и наши желудок и тонкий кишечник начинают совершать нервные толчки в обратном направлении, чтобы вытолкнуть содержимое. Именно в этот момент большинство людей **интуитивно начинают чувствовать**, что нужно срочно найти унитаз или раковину. На начальных этапах мы можем не почувствовать этих движений, поскольку они осуществляются неосознанно гладкой мускулатурой стенок.

Пустой желудок не является гарантом того, что рвоты не будет, ведь рвотные массы могут прийти из полости тонкого кишечника. Желудок открывает свои двери, чтобы принять содержимое тонкого кишечника, предназначенное для эвакуации обратно наружу. При таком замысле все работают сообща. Если тонкий кишечник внезапно начинает выталкивать содержимое в направлении желудка, в желудке раздражаются чувствительные нервные клетки, которые отправляют сигнал по нервным волокнам в рвотный центр головного мозга. Именно с этого момента запускается механизм рвоты.

Легкие делают более глубокий, чем обычно, вдох, и дыхательные пути перекрываются. Желудок и сфинктер на границе с пищеводом расслабляются. Диафрагма и брюшная стенка начинают поддавливать снизу (по принципу тюбика с зубной пастой). Желудок направляет свое содержимое в направлении пищевода. Толчок — и все наружу!

В биологическом смысле рвота является **защитной реакцией пищеварительной системы** на попадание в нее или образование в ней токсических или других вредных веществ. Рвота представляет собой сложный рефлекторный акт, который осуществляется с участием рвотного центра, координирующего все двигательные реакции при рвоте.

Природа рвоты
и методы ее устранения

Способность к рвоте у представителей животного мира изначально задумана природой. Нашими коллегами в этом отношении являются обезьяны, собаки, кошки, свиньи, рыбы и даже птицы. Не способны к акту рвоты мыши, крысы, морские свинки, кролики и лошади. Дело в том, что у них очень тонкий и узкий пищевод.

У животных, неспособных к рвоте, потребление пищи идет по другому принципу: они буквально копаются в еде. Они отгрызают мельчайшие кусочки, тщательно тестируют и продолжают есть, только если первые пробные образцы не представляют угрозы организму. Если же продукт не подходит, они испытывают лишь некоторую тошноту, у них формируется память на данный продукт, который они больше никогда не будут употреблять в пищу. Грызуны также менее болезненно переживают поступление ядов в организм, поскольку их печень синтезирует больше необходимых энзимов для их нейтрализации. Лошади не могут тестировать корм путем отгрызания маленьких кусочков. Если корм оказался некачественным, то любое отравление может стать угрозой для жизни.

> Не стоит бояться рвоты. Способность к этому явлению у человека скорее повод для радости, чем для беспокойства.

В перерывах между рвотными актами можно поразмышлять. Яичный салат у № 32 хорошо усвоился, прежде чем был выброшен желудком наружу. В рвотных массах можно заметить парочку кусочков яйца, бобовых, макаронных рожков. Облегчившись, № 32 думает: «Может, плохо пережевал?» Через секунду с новой волной выплескивается смесь более однородной консистенции. Если рвотная масса содержит идентифицируемые куски пищи, высока вероятность, что еда была не принята желудком, не успев попасть в тонкий кишечник. Чем однороднее, горче или желтее масса, тем больше вероятности, что пищу забраковал тонкий кишечник. Куски пищи, имеющие узнаваемую форму, свидетельствуют о недостаточном ее пережевывании, но все-таки о раннем возвращении из желудка — значит, пища еще не добралась до кишечника.

Кроме того, **характер рвоты** может также дать полезную информацию. Если рвота внезапная и обильная, скорее всего, причиной является вирус, попавший в желудочно-кишечный тракт. При отравлении испорченными продуктами или алкоголем рвота обильная, однако незадолго до первых толчков можно почувствовать некоторые знаки попавшей в организм инфекции, например позывы к тошноте. Осторожные анализаторы в нашем организме классифицируют степень опасности только при подсчете патогенных организмов и вычислении их концентрации. Насчитав какое-то определенное количество, они посылают сигнал: «Все, теперь уже слишком много! Нужно что-то предпринимать!»

До запуска рвотного механизма, возможно, еще что-то смогла бы предпринять иммунная система, но с момента включения мускулатуры желудочно-кишечного тракта процесс становится необратимым.

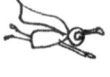 **Ощущение тошноты уже свидетельствует о том, что еда не пошла нам на пользу.**

В будущем № 32, возможно, будет уже более скептически относиться к яичному салату.

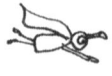 **Усиление любого варианта рвоты может привести к изменению водно-электролитного обмена, что, в свою очередь, вызывает нарушение сердечной де-**

126

ятельности, функции почек, расстройства сознания и т. д. Поэтому своевременное патогенетическое и симптоматическое лечение конкретного заболевания, явившегося причиной возникновения тошноты и рвоты, имеет важнейшее значение.

У того, кого рвет после аттракциона «американских горок», запускаются процессы, сходные с морской болезнью. В данном случае причина заключается не в ядах пищевого происхождения, однако дело заканчивается рвотой на ботинки, в ладошку или за углом. Наш головной мозг находится на страже состояния нашего организма дотошно и аккуратно, как родитель, заботящийся о маленьком ребенке. Механизм развития рвоты при морской болезни на сегодняшний день объясняется следующим: если информация от глаз не совпадает с той, что поступает от органа равновесия из внутреннего уха, головной мозг не может сообразить, что идет не так, и реагирует рвотой.

Если в поезде или автомобиле мы читаем книгу, глаз сообщает информацию: «Никакого движения не происходит», тогда как орган равновесия передает: «Движение присутствует». Подобный эффект достигается, когда во время движения мы наблюдаем мелькающие мимо нас стволы деревьев. Если мы одновременно двигаем головой, кажется, что стволы деревьев проскакивают мимо нас с большей скоростью, чем двигаемся мы сами. Подобная же противоречивая информация поступает в наш головной мозг в состоянии алкогольного отравления. В состоянии сильного алкогольного или наркотического опьянения возникает ощущение движения даже в состоянии покоя.

Тошноту также могут вызвать сильные эмоции, такие как душевные переживания, стресс или страх. Каждый день в нашем организме синтезируются *гормоны стресса*, обозначаемые как *CRF* (кортикотропин-рилизинг-фак-

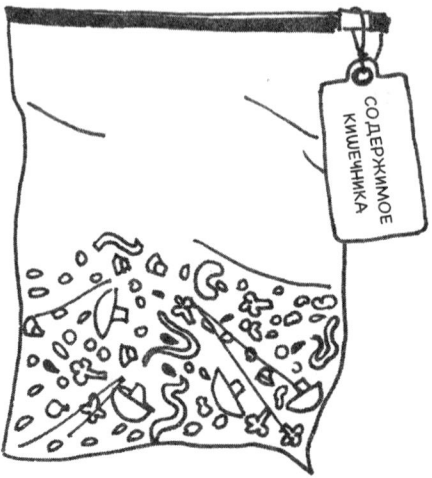

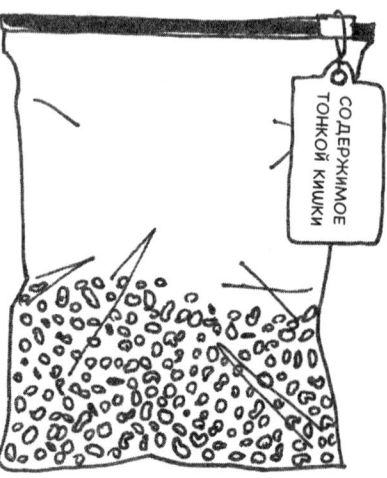

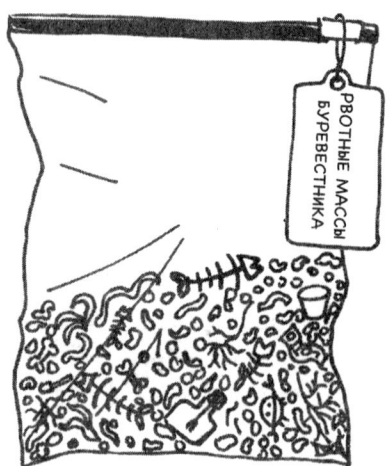

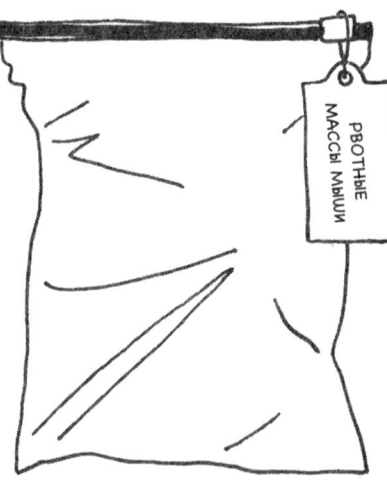

тор). Они являются своего рода амортизаторами, помогая нашему организму быть наготове в случае возникновения стрессовой ситуации. Вырабатываемые гормоны стресса заботятся о том, чтобы мы могли забрать резервы энергии на решение стрессовой ситуации, дабы не нагружать иммунную систему. Примером работы данного механизма может быть бронзовый оттенок кожи в условиях стресса на открытом солнце. Если ситуация нестандартная и стресс очень сильный, головной мозг посылает особые сигналы, и в кровь поступает повышенная доза гормонов стресса.

Гормоны стресса синтезируются не только в клетках головного мозга, но и в клетках желудочно-кишечного тракта. В этом случае их выброс означает: «Стресс и угроза!» Если клетки кишечного тракта фиксируют повышенное содержание гормонов стресса (неважно, откуда идет сигнал — от головного мозга или из кишечника), они понимают, что кто-то из двоих ощущает надвигающуюся опасность. Это веский повод, чтобы среагировать поносом, тошнотой или рвотой.

> Бояться рвотных позывов не стоит, так как после того, как приступы тошноты перейдут в рвоту, помимо облегчения общего состояния, из организма выведутся еще и токсины.

В случае если стресс испытывает головной мозг, пищевой комок отправляется наружу, чтобы сэкономить энергию на его переваривание и сохранить ресурсы на случай необходимости «держать оборону». При стрессе, испытываемом кишечником, пищевой комок выводится наружу, потому что он отравленный или условия для переваривания крайне неблагоприятные. В обоих случаях способность освободиться от непринятой пищи является преимуществом нашего организма. Потому что так или иначе пищевая масса оказывается в условиях, неблагоприятных для пищеварения. Люди, склонные к одному из таких проявлений на фоне стресса, обладают внимательным пищеварительным аппаратом, готовым всегда прийти на помощь.

Советы по снижению интенсивности рвотных атак:

1. При морской болезни, укачивании нужно смотреть вперед в направлении горизонта — сработает метод синхронизации информации, поступающей от глаз и органа равновесия.

2. Хорошо слушать музыку в наушниках, лечь на бок или попробовать техники расслабления (некоторым тоже помогает). Возможным объяснением облегчения может быть успокаивающий эффект данных действий. Чем в большей безопасности мы себя чувствуем, тем меньше мы способствуем бурной деятельности системы экстренного оповещения в головном мозге.

3. Ешьте имбирь. Имеются данные различных исследований, которые свидетельствуют об эффективности корня имбиря в борьбе с приступами тошноты. В нем содержатся вещества, которые блокируют рвотные центры головного мозга и рвоту, соответственно. Отдавать предпочтение нужно не леденцам с ароматом имбиря, а продуктам, содержащим его компоненты.

4. Лекарства от рвоты имеют различные механизмы воздействия: они могут блокировать рецепторы рвотных центров (действие, подобное имбирю), снижать чувствительность нервных клеток желудка и кишечника для подавления тревожных сигналов. Медикаменты, заглушающие сигналы бедствия, действуют так же, как средства от аллергии. И те, и другие подавляют синтез сигнального вещества, гистамина. Препараты от тошноты сильнее воздействуют на мозг. Современные противоаллергические средства постоянно модернизируются

и практически не связываются с центрами головного мозга. Подавление синтеза гистамина на уровне мозга приводит к вялости и усталости.

5. Точка Р6! Вам поможет акупунктура, которая признана официальной медициной. Метод рассмотрен в 40 исследованиях, посвященных рвоте и тошноте. В контрольных группах по сравнению с группами плацебо зафиксированы хорошие результаты. Мы не знаем, почему и как, но Р6 работает. Волшебная точка находится на 2–3 пальца ниже запястного сустава и точно по центру между двумя выпуклыми связками предплечья. Если

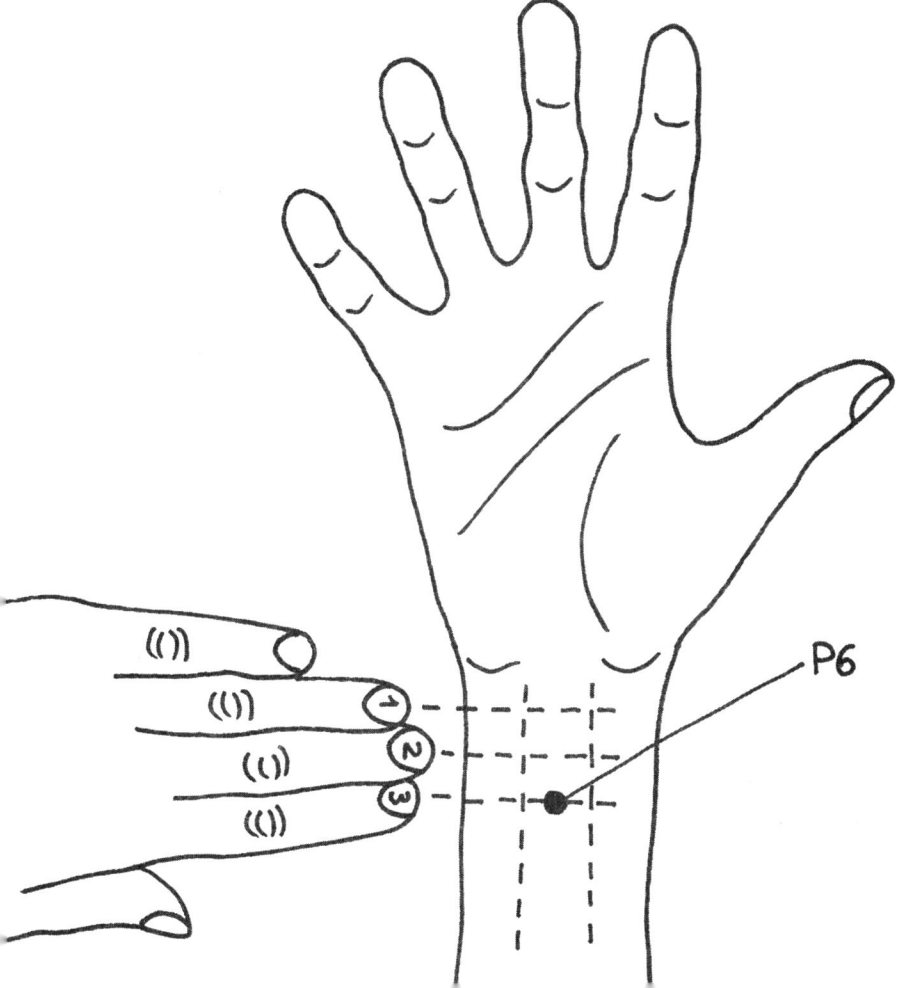

поблизости нет специалиста по акупунктуре, можно попробовать самостоятельно несильно надавить на точку и слегка ее помассировать — состояние улучшится. Механизм действия не изучен. Согласно традиционной китайской медицине, активируется точка энергетических потоков, которые по руке проходят через сердце, расслабляют диафрагму и направляются в сторону желудка или дальше, в полость таза.

Перечисленные способы не являются универсальными. Средства типа имбиря, медикаментов или точки Р6 преимущественно помогают при **психогенном характере рвоты**, когда нашему внутреннему буревестнику необходимо построить защищенное укромное гнездо. С помощью техники расслабления или гипноза (у настоящего психотерапевта, а не у гипнотизера) можно натренировать нервную систему и сформировать иммунитет к рвоте. Чем чаще и длительнее тренировки, тем неуязвимее мы становимся.

> Со временем небольшие передряги в офисе или грядущий экзамен больше не будут угрожать здоровью, если мы научимся не принимать все так близко к сердцу.

Рвота — это не наказание от желудка. Такая неприятная реакция на самом деле оборачивается пользой для организма и знаком, свидетельствующим о том, что головной мозг и кишечник до последнего оберегают нас и всегда готовы принести себя в жертву ради поддержания благоприятной внутренней среды и слаженной работы организма. Они защищают нас от случайно проглоченных ядов в пищевых продуктах, крайне ситуативны в отношении галлюцинаций со стороны органа равновесия и зрения во время путешествий, берегут наши энергетические ресурсы, чтобы решить проблемы при надвигающейся опасности. Тошнота и рвота — это ориентиры на будущее: что нам вредно, а что нам полезно. Задумайтесь над этим, и вы поймете, что это действительно так.

Если причина рвоты точно неизвестна, мы в любом случае предупреждены, и не стоит этим пренебрегать. Бывают ситуации, когда мы понимаем, что съели что-то не то, но рвота пока не наступила. В этом случае не стоит форсировать события и искусственно вызывать рвоту (два пальца в рот, или промывание желудка, или питье большого объема соленой воды).

Такая реакция определяется неспособностью сознания держать постоянно все в своих руках. Наше сознание, конечно, не совсем довольно потерей власти и права голоса в некоторых ситуациях. В его планах было выпить еще одну порцию текилы, а тут такое! Как бы сознание ни злилось в данных случаях, ему приходится сдаться. Если рвота случается из-за излишней предосторожности, сознанию разрешено сесть опять за игровой стол и достать свой антирвотный джокер.

Естественный рвотный позыв запрограммирован в процессе тысячелетней эволюции человека.

Запоры

Запор… Ждешь стула очень долго, но ничего не происходит.

При этом приходится очень сильно стараться, но увы, несмотря на все усилия, получается неоправданно мало. Или другая ситуация: стул случается, но редко. Можно говорить о запоре, если стул наблюдается реже чем 3 раза в неделю, четвертая часть походов в туалет сопровождается стулом очень твердой консистенции, часто небольшими точечными порциями, испражнения происходят с большими усилиями и в напряжении, результат достигается при помощи вспомогательных средств, отсутствует ощущение полного опорожнения при выходе из туалета.

При запорах нервы и мышцы работают не так согласованно и целенаправленно.

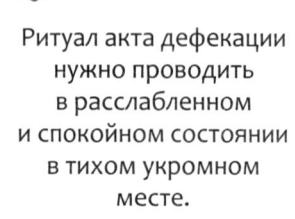

Ритуал акта дефекации нужно проводить в расслабленном и спокойном состоянии в тихом укромном месте.

В большинстве случаев пищеварение и последующее освобождение осуществляются своевременно, но в самом конце толстого кишечника начинаются какие-то разногласия: «Выброс прямо сейчас или все откладывается, не время?»

Важным параметром запора является не только частота стула, но и его консистенция.

Если одно из условий не выполняется, возможен сильный дискомфорт. Запоры могут появляться на различных уровнях и проявляться по-разному. Бывают кратковременные запоры в дороге, на фоне течения болезни или в период стрессовых нагрузок, а также упрямые затяжные запоры с тенденцией к проблемам в процессе пищеварения.

Почти каждый второй сталкивался с запорами в поездках, в дороге. Особенно в первый день после дороги не всегда получается нормально сходить в туалет.

В основе этого лежит несколько причин, основная из которых та, что кишечник очень зависим от наших привычек. Нервные клетки кишечника замечают всё: в какое время и что мы охотно едим, сколько мы двигаемся и какой объем жидкости потребляем в сутки. Они знают, день или ночь на дворе, а также знают, когда мы обычно посещаем туалетную комнату. Если все в порядке, они активируют кишечную мускулатуру на пищеварение.

Если мы отправляемся в поездку, то думаем о многих вещах одновременно: на месте ли ключи от квартиры, выключен ли утюг, не забыли ли книгу или плеер с собой в дорогу. Но мы не обращаем внимания на кишечник, который привык жить строго по расписанию и едет вместе с нами.

Целый день в дороге мы жуем бутерброды или кушаем еду, которую нам предлагают в самолете, вынужденно пробуя незнакомые нам специи и приправы. Во время обеда мы стоим в пробке или регистрируемся на рейс. Мы практически не пьем из страха, что в самый неподходящий момент нам захочется в туалет. Кроме того, воздух в самолете дополнительно обезвоживает наш организм. Помимо всего прочего, мы еще и попадаем в другой часовой пояс, где ночь становится днем, а день —

> Запор — первый признак неправильного питания.

ночью. **Регуляторные механизмы нашего организма замечают нестандартную ситуацию.** Они в растерянности и придерживают содержимое, пока ситуация не прояснится. Но даже если и в такие дни наш кишечник справился со своей задачей и готов выполнить работу, мы сознательно подавляем все его благие намерения, поскольку нам очень неудобно это делать в дороге.

Существует синдром под названием «не мой туалет». Тот, кто страдает этой проблемой, крайне неохотно пользуется чужими туалетами. Самое ужасное для таких людей — это общественный туалет. На его поиски мы отправляемся только в самой крайней нужде. Тратим время на сооружение кресла из туалетной бумаги. Но при сильно выраженном синдроме не помогает даже это — человек просто не может расслабиться, чтобы дать кишечнику выполнить свою работу. Таким образом, любое путешествие или командировка могут пройти на волне не самых приятных ощущений.

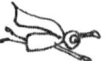 **Итак, главными причинами запора являются:**
- питание неестественными продуктами (консервы, полуфабрикаты);
- недостаточное поступление жидкости (менее 2,5 л в сутки);
- неправильное сочетание продуктов питания;
- несоблюдение естественных физиологических циклов питания;
- психоэмоциональные факторы (резкая смена обстановки и образа жизни — ограничение подвижности, заболевание, путешествие).

Люди с невыраженными или кратковременными запорами могут настроить свой кишечник на нормальную работу, учитывая следующие моменты.

1. Некоторые продукты питания нормализуют работу кишечника и дают ему толчок для осуществления своих функций — это балластные вещества. Они не перевариваются в тонком кишечнике и, попадая в полость толстого, стучат во все двери в поисках попутчиков для дальнейшего следования в сторону выхода. Потрясающим эффектом обладают чешуйки семян подорожника и такие фрукты, как сливы. Оба продукта содержат не только балластные вещества, но и действующее средство, которое притягивает жидкость в полость кишечника, что облегчает сам акт дефекации. Для наступления полного эффекта требуется 2–3 дня. Терапию можно начать за сутки до отъезда или в первый день на отдыхе, когда дорога уже позади и мы чувствуем себя уверенно. Перед поездкой можно приобрести в аптеке клетчатку в виде таблеток или порошков. 30 г балластных веществ весят не так много (хотя их название вызывает обратные ассоциации), но этого вполне достаточно на сутки. Для тех, кому интересна эта тема, замечу, что балластные вещества, не растворяющиеся в воде, сильно стимулиру-

ют перистальтику, и за счет этого возможно появление болей в животе. Водорастворимые балластные вещества делают пищевой комок скользящим и лучше переносятся организмом. Природа очень ловко придумала: кожура плодов растений содержит большое количество не растворимых в воде соединений, а мякоть, наоборот, прекрасно растворяется в воде.

Сами по себе балластные вещества могут быть малоэффективны, если в организм не поступает достаточное количество жидкости. Без воды это просто твердые комки. В водной среде они раздуваются в мячики. И теперь кишечнику есть чем заняться, пока мы скучаем в самолете, просматривая фильмы.

2. Большое потребление жидкости в борьбе с запором полезно тем, кто действительно мало ее пьет. Если потребляется нормальное количество воды, то при увеличении ее поступления улучшения состояния наблюдаться не будет. Если же мы пьем недостаточно, то кишечник максимально всасывает воду из пищевого комка, что делает наш стул более твердым по консистенции. Маленькие дети при повышенной температуре тела тратят такое большое количество жидкости, что это неминуемо ведет к запорам. При длительных перелетах организм тоже очень сильно обезвоживается. Совсем не обязательно сильно потеть, достаточно просто находиться длительное время в помещении с сухим воздухом, и организм начнет испытывать недостаток влаги. Заметить это можно по ощущению сухости в носу. В таких ситуациях рекомендуется потреблять больше жидкости, чтобы привести организм в равновесие.

3. **Никакого насилия над собой.** Если нужно в туалет — нужно туда идти. Особенно если кишечник у вас работает регулярно. Тот, кто по утрам привык ходить в туалет и во время путешествия испытывает нужду в то же са-

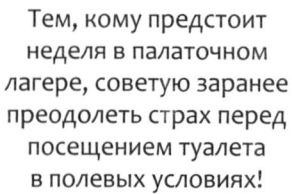

мое время, но подавляет позывы своего кишечника, нарушает свои важные договоренности с ним. Кишечник стремится завершить все свои дела согласно режиму и расписанию. Если каловые массы регулярно отправляются назад, в «зал ожидания», то мышцы и нервы вынуждены сосредотачиваться на этом процессе.

В результате злоупотребления можно нарушить привычный ход вещей и развернуть процесс на 180°. Поход в туалет будет сопряжен со все большими трудностями. Кроме того, из каловых масс, находящихся в «зале ожидания», кишечник продолжает всасывать воду, что придает более плотную консистенцию калу и затрудняет дальнейший процесс транспортировки.

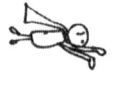 **Постоянное сдерживание позывов на дефекацию может уменьшить рефлекс прямой кишки на растяжение. В результате вам обеспечен запор.**

4. Пробиотики и пребиотики. Хорошие живые бактерии могут вдохнуть вторую жизнь в уставший кишечник. Получить консультацию на этот счет можно в аптеке или в соответствующей главе этой книги чуть дальше.

   Нужно помнить, что здоровье нашей пищеварительной системы поддерживается достаточным количеством хороших бактерий в кишечнике. Они помогают поглощать и переваривать пищу, улучшают иммунную систему, участвуют в производстве витаминов.

5. Дополнительные прогулки не всегда приводят к успеху. Как только мы внезапно начинаем меньше двигаться, наш кишечник начинает больше лениться. Это факт. Но если мы даем своему организму привычные двигатель-

ные нагрузки, еще одна прогулка не повлияет на работу кишечника. Из проведенных исследований известно, что только интенсивные занятия спортом способны положительно влиять на перистальтику кишечника[1]. Кто не хочет истязать себя в спортзале, тому бессмысленно принуждать себя к дополнительной прогулке с целью облегчить поход в туалет.

6. Кому интересны нетрадиционные методы, тот может попробовать способ «раскачивание на унитазе». Сидя на унитазе, верхнюю часть туловища нужно наклонить вперед до уровня бедер, а потом вернуть в исходное положение. После двух-трех подходов наблюдается эффект. В туалете нас никто не видит — это идеальное место для проведения подобных экспериментов.

Если мой список советов на каждый день и упражнение с раскачиванием не помогают, то подумайте вот о чем: при устойчивых запорах нервы кишечника растеряны или обижены и нуждаются в вашей поддержке. Но помните, что все возможные варианты можно пробовать только тем, кто точно знает причину своих запоров. Для тех, у кого причина проблемы не выявлена, все эти средства могут быть неэффективными.

При внезапном возникновении продолжительных запоров всегда следует обратиться к врачу. Вполне возможно, что причинами являются недиагностированный диабет или проблемы с щитовидной железой. Возможно, у вас врожденная особенность — медленное продвижение содержимого по кишечнику. Также обязательно нужно исключить наличие опухоли.

---

[1] Сокращения гладких мышц кишечника, благодаря которым осуществляется продвижение пищевого комка по кишечнику. — *Прим. ред.*

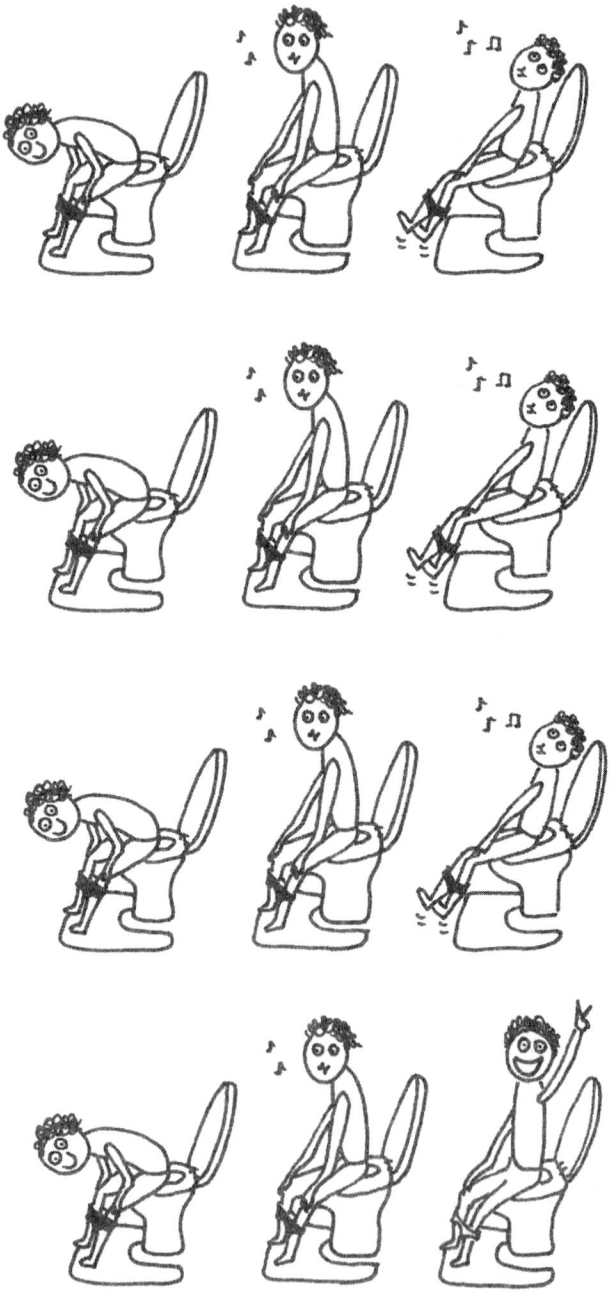

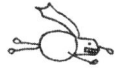 **Врачи утверждают, что сам по себе запор неопасен, если его не сопровождают какие-либо другие симптомы. Тем не менее запор — это одна из наиболее частых жалоб на пищеварение, и обычно он бывает связан с каким-нибудь заболеванием.**

Запор может быть побежден тремя способами:
✓ полным изменением питания;
✓ введением четкого режима (есть, спать, работать в одно и то же время);
✓ добавлением в рацион пищи, в изобилии содержащей клетчатку (лечение запора народными средствами).

О слабительных

Единственная цель приема слабительных — нормализация стула и полное опорожнение кишечника. Имеется несколько категорий слабительных, механизм действия которых различен. Следующая информация касается всех: горе-путешественников, лиц с врожденными особенностями кишечника, страдающих в палаточном лагере или людей с диагнозом «геморрой».

Лечение запоров обычными слабительными средствами оказывает лишь временную помощь. Если не установить причины запора, то добиться стойкого и полного излечения невозможно.

Осмос
Нормальный стул — достаточно оформленный и средней твердости. Чувство справедливости, присущее всем молекулам воды, называется *осмосом*. Если в жидкости отмечается повышенное содержание соли, сахара и т. п. по сравнению с соседней водной средой, обедненная вода стремится в жидкую среду, где наблюдается избыток растворенных

в ней компонентов. Богатый делится с бедным, у всех всего поровну, и две жидкие среды живут в дружбе и согласии. Этот принцип лежит в основе освежения увядших листьев салата. Положите увядшие листья салата на полчаса в воду, и через какое-то время они вновь станут хрустящими и сочными. Чистая вода в чашке устремляется в клетки листьев салата, поскольку они содержат большее количество солей и сахаров.

Слабительные, работающие по принципу осмоса, гарантируют эффект не только за счет жидкости, но и за счет массы.

Слабительные средства, механизм которых основан на явлении осмоса, таким же образом восстанавливают справедливость и равноправие в кишечнике. Они содержат соли, сахара и короткие углеводные цепи, которые транспортируются в полость кишечника. По пути они забирают воду, тем самым облегчая процесс выведения каловых масс. Если переборщить со слабительными, в полость кишечника поступает слишком много воды, результатом чего может стать понос.

При выборе слабительных, работающих по принципу осмоса, можно самостоятельно решить, принимать ли препараты, содержащие или сахара, или соли, или короткие молекулярные цепочки. Соли, например глауберова соль[1], слишком грубые для нашего организма. Нужно знать, что эффект от приема подобных слабительных наступает внезапно и при длительном приеме нарушает водно-солевой баланс нашего организма.

Одним из самых известных слабительных является *лактулоза*. Она обладает двойным эффектом. Помимо рекрутирования молекул воды, она также служит питательной

---

[1] Такая соль для очищения кишечника и лимфы используется уже давно, так как раствор глауберовой соли буквально всасывает в себя токсичную лимфу. — *Прим. ред.*

основой для полезных бактерий, которые тоже включаются в процесс: например, синтезируя размягчающие вещества или активируя перистальтику кишечника. Побочными эффектами от приема таких препаратов могут быть метеоризм, боль в животе и вздутия. Это результат обжорства газообразующих бактерий.

Лактулоза синтезируется из молочного сахара (лактозы), например при нагреве молока. Пастеризованное молоко нагревается до невысоких температур и потому содержит больше лактулозы, чем свежее молоко. Кипяченое молоко, в свою очередь, более богато лактулозой, чем пастеризованное. Есть также немолочные сахара, обладающие слабительным эффектом, например *сорбит*. Он содержится в некоторых видах фруктов: сливах, грушах, яблоках. Это одна из причин, почему у сливы имидж хорошего слабительного средства, а слишком большое количество яблочного сока может стать причиной поноса. Поскольку сорбит так же, как и лактулоза, не всасывается в кровь человека, он часто применяется как сахарозаменитель. В пищевой промышленности он имеет маркировку Е420, и потому на упаковке леденцов от кашля, не содержащих глюкозу, мы можем увидеть предупреждение: «Избыточное потребление леденцов может провоцировать развитие диареи». По результатам некоторых исследований, сорбит и лактулоза обладают одинаковым эффектом. Но сорбит не вызывает побочных реакций типа вздутий и метеоризма.

Короткие молекулярные цепи слабительных лучше переносятся организмом. Наименования действующего вещества таких препаратов совпадают с химическим наименованием молекулярных цепочек. Например, *полиэтиленгликоль (ПЭГ)*. ПЭГ не приводит к изменению водно-соляного баланса в организме подобно слабительным на основе солей и не вызывает вздутий подобно слабительным на основе сахаров. Длина молекулярной цепи также отражена в названии действующего вещества: ПЭГ 3350 — длина формируется таким количеством атомов, что ее молекулярный вес составляет 3350. Это лучше, чем ПЭГ 150 — слишком короткие цепочки, которые по неосторожности могут всосаться в кишечнике. Это не опасно, однако сбивает кишечник с толку, поскольку ПЭГ не входит в рацион человека.

Поэтому короткие цепи ПЭГ не входят в состав слабительных, но применяются в косметической индустрии, например в составе кремов. И их функция в составе крема сходна с той, что выполняет молекула ПЭГ в составе слабительного. Они делают кожу более гладкой. То, что они могут вызвать повреждения, маловероятно. Но дискуссия по данному вопросу остается открытой. Слабительные типа ПЭГ состоят из неперевариваемых молекулярных цепочек и в течение длительного времени могут приниматься без всяких опасений. Согласно последним исследованиям, они не вызывают эффекта привыкания или побочных эффектов отсроченного действия. Некоторые ученые даже склоняются к тому, что они улучшают защитный барьер кишечника.

Чем больше воды, сытых бактерий в кишечнике или молекулярных цепей, тем сильнее активизируется перистальтическая функция, так называемый принцип *перистальтического рефлекса*.

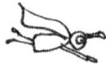 **Применение ПЭГ-слабительных противопоказано больным с почечной недостаточностью, так как всасывание натрия или магния может повысить их содержание в крови больных до угрожающего уровня. Так что если вы придерживаетесь малосолевой диеты по поводу какого-либо заболевания, то, прежде чем использовать солевые слабительные, посоветуйтесь с врачом. Глицериновые свечи действуют по такому же принципу, но их применение считается безопасным.**

Смазка для кала

Звучит странно, не так ли? Изобретатель вазелина, британско-американский химик Роберт Чезбро употреблял ложку вазелина ежедневно. Поедание вазелина должно было привести к такому же эффекту, как и прием других жиросодержащих смазок кала.

В дозировке, не перевариваемой организмом, жиры обволакивают транспортный путь, и тем самым облегчается продвижение каловых масс. Роберт Чезбро удивительным образом дожил до 96 лет. Удивительным, потому что организм того, кто ежедневно принимает жиросодержащие смазки кала, теряет массу необходимых жирорастворимых витаминов, которые выводятся вместе с калом. Развиваются дефицитные состояния, приводящие к различным нарушениям, — прежде всего если принимать препараты в очень высокой дозировке или длительное время. При передозировке вазелинового масла возможно непроизвольное отхождение жидкого кала из заднего прохода.

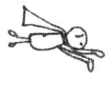 **У масляных слабительных есть серьезный недостаток. При длительном применении они могут выводить из организма значительное количество жирорастворимых витаминов: A, D, E и K.**

Вазелин не относится к официальным средствам — смазкам кала (поэтому его не стоит есть). Всем известная смазка в виде парафинового масла не обладает выраженным длительным эффектом. Оно применяется как **временное средство**, например при наличии микротрещинок или геморроидальных шишек в терминальном отделе кишечника. В таких случаях это превосходное средство, не вызывающее болей при дефекации и препятствующее разрывам.

С этой целью применяются также балластные вещества, продуцирующие гель. Препараты данной группы продаются в аптеке, отлично переносятся организмом и являются наиболее безопасными.

Гидратанты

Эффект препаратов этой группы основан на мощном **стимулировании кишечника**. Эти слабительные подходят для борьбы с запорами по причине скромных и медлительных нервов. Понять природу этого вида запоров можно с помощью проведения различных тестов. Один из них заключается в глотании небольшого медицинского шарика, путь которого регистрируется с помощью рентгенологического оборудования. Если через какое-то время шарики беспорядочно расположены в полости кишечной трубки, а не устремлены к заднему проходу, имеются показания к приему гидратантов.

Гидратанты связываются с рецепторами, которые блокируют всасывание воды из каловых масс, и дают сигнал

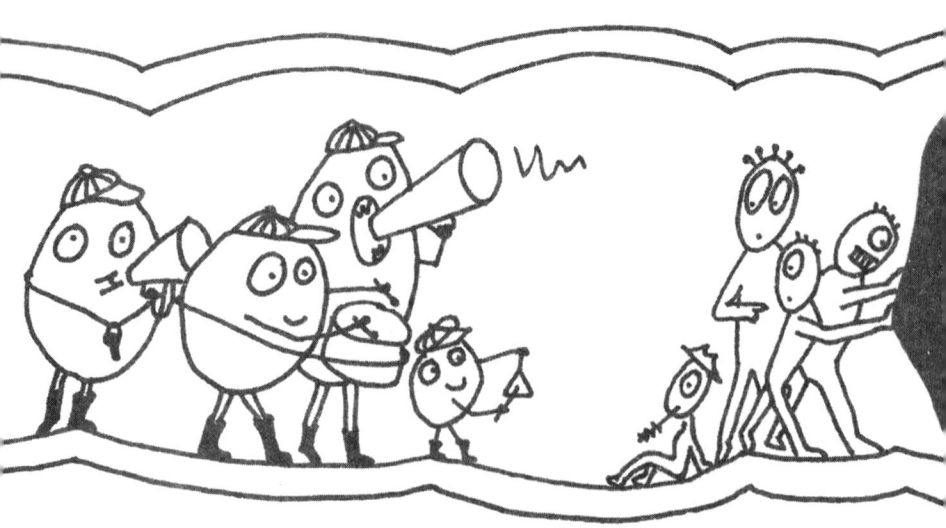

к пополнению водного содержимого кишечника извне, веля мышцам двигаться. И транспортировщики воды за компанию с нервными клетками подчиняются командам гидратантов.

Скромному кишечнику иногда требуется встряска и пара четких указаний. Это как раз то, что в отличие от слабительных, которые не возбуждают нервную систему, прекрасно умеют делать гидратанты.

Вы проглатываете вечером таблетку, за ночь она включается в работу, и наутро кишечник реагирует на препарат. Кому нужен быстрый эффект, тот может воспользоваться экспресс-средством — свечами на основе гидратантов. Эффект наступает в течение часа.

К группе препаратов, отдающих кишечнику команды, относятся не только химически синтезированные вещества, но и средства растительного происхождения. Алоэ вера или трава сенны работают подобным образом. Но у них имеется один побочный эффект. Тот, кто хочет изнутри раскрасить свой кишечник в черный цвет, находится на верном пути. Эта окраска неопасна и исчезает сама собой.

Некоторые ученые фиксируют сбои в работе нервной системы в результате употребления гидратантов или алоэ вера. И эти сбои сопряжены с очень невеселыми последствиями, если они действительно вызваны данными препаратами. Постоянное раздражение нервов приводит к их перевозбуждению, в результате чего они сжимаются, как улитка в своей раковине, если к ней прикоснуться. Поэтому препараты данной группы категорически не рекомендуется принимать более двух-трех дней.

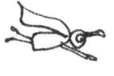 **Специалисты предупреждают, что прием слабительных не должен быть систематическим. Выпили один-два раза — и хватит.**

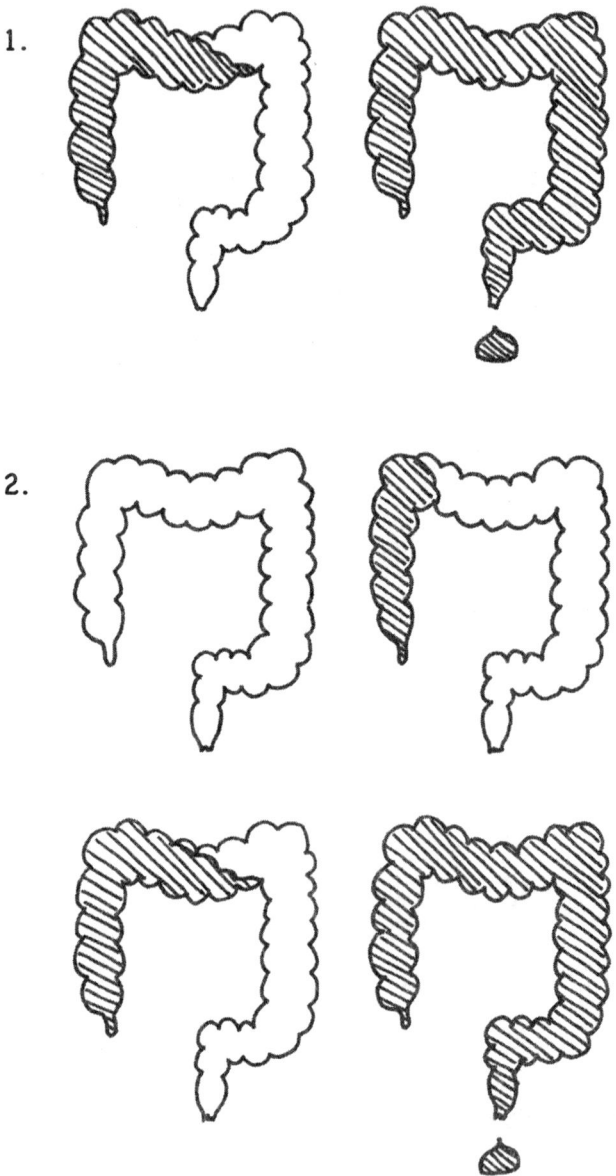

Гидратанты в действии

1. Нормальная картина: треть толстого кишечника опорожняется и наполняется вновь.
2. После приема слабительного: кишечник пуст. Его наполнение происходит в течение трех последующих дней.

Прокинетики

Прокинетики (лекарственные препараты, стимулирующие моторику желудочно-кишечного тракта) могут поддержать кишечник, но при этом не стимулируют его непроизвольную моторику. Они работают по принципу **рупора**. Для многих ученых занятным является тот факт, что эти медикаменты могут помогать изолированно. Некоторые воздействуют только на одну группу рецепторов и не попадают в кровоток. В любом случае механизм действия веществ этой группы еще находится на стадии испытания или препараты этой группы только-только появляются на рынке. Тому, кто не любит экспериментов, лучше пользоваться старыми проверенными способами.

Правило трех дней

Многие врачи назначают слабительные, не рассказав пациенту о «правиле трех дней». Это очень простая в изложении и важная информация. Ободочная кишка толстого кишечника состоит из трех отделов: восходящего, поперечного и нисходящего.

Во время похода в туалет выводится содержимое последнего отдела. В течение суток-двух опорожненный отдел снова наполняется, и все повторяется. Если мы принимаем сильнодействующие слабительные, то кишечник может опорожниться полностью во всех трех отделах. **Должно пройти примерно трое суток, прежде чем последний отдел снова наполнится каловыми массами.**

Если в течение трех дней после приема слабительного отсутствует стул, переживать не стоит. Должно пройти примерно трое суток, чтобы кишечник наполнился снова.

В силу незнания данного факта человек на следующий день после приема слабительного и опорожнения ожидает нормализации стула, но стул отсутствует (поскольку не прошло трех дней). И человек принимает вторую дозу слабительного. Образуется порочный круг.

Те, у кого физиологически замедленное продвижение по кишечнику, могут вновь принять вспомогательное слабительное средство уже через два дня.

О переваривании полученной информации, или Мозг и кишечник

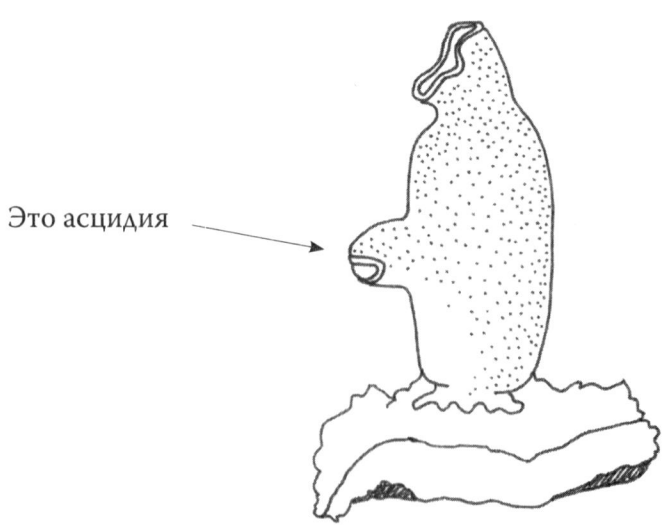

Это асцидия

Морское беспозвоночное животное асцидия, как и человек, относится к хордовым. У нее имеются структуры головного мозга и спинной мозг. Головной мозг этого животного через спинной мозг отправляет сигналы к различным участкам ее тела и принимает от них ответные сигналы. У человека, например, от органа зрения в головной мозг отправляется изображение рекламного щита на проезжей части, а у асцидии — картинки рыб, пересекающих ей путь. У человека от чувствительных рецепторов поступает информация о температуре окружающего воздуха, а у асцидии — о температуре воды в нижних слоях водоема. К человеку приходят сведения, благоприятна ли для него та или иная еда, то же наблюдается и у асцидии.

И с этой информацией асцидия странствует по просторам океана. Она разыскивает благоприятные для проживания ареалы. Как только она находит скалу, в которой чувствует себя в безопасности, где температура оптимальная и достаточное количество пищи, она останавливается. Асцидия — это оседлое животное. Это значит, что, выбрав для себя оптимальный ареал обитания, она остается в нем, несмотря ни на что. Первое, что делает асцидия на своем новом месте жительства, — **съедает свой головной мозг.** А почему нет? Жить и оставаться при этом асцидией можно и без головного мозга.

Даниэль Вольперт, не только превосходный инженер и медик, но еще и ученый, считает весьма целесообразным данное поведение. Его тезис звучит так: мозг необходим с одной-единственной целью — двигаться. На первый взгляд это звучит банально, но, возможно, все-таки это не совсем так.

Движение — самый необычный процесс, свойственный живым организмам. Движение — это не только работа мозга, это то, ради чего работают мышцы и нервы, их координирующие. Движение — это не только бег или способность кидать спортивный мяч. Движение — это также мимика,

> Все эволюционные процессы в истории человечества произошли только благодаря способности человека двигаться.

артикуляция или перемена планов. Наш мозг координирует приоритеты, создает базу полученного опыта, чтобы осуществлять дальнейшие движения. Движения рта, кистей рук, движение на короткие и длинные дистанции. Иногда мы можем влиять на мир, подавляя движение, выбирая то или иное направление. А вот дерево, например, не имеет никакого выбора. Поэтому дереву не нужен мозг.

Асцидии тоже больше не нужен мозг, поскольку она выбрала для себя оптимальное место для проживания и дальнейшее движение не входит в ее планы. Дело в том, что мышление без движения само по себе является таким же бесполезным процессом, как открытие рта для захвата планктона. В последнем даже больше смысла, поскольку это метод восстановления равновесия в экосистеме.

Человек гордится своим сложно устроенным мозгом. Размышления о конституции, философии, физике и религии — это высокий уровень, высокие способности, и в результате этих размышлений возможно невероятно большое количество двигательных реакций. Удивительно, как мозг все это успевает. Мы впихиваем (прописываем) в нашу голову полный комплекс пережитого по жизни: хорошее самочувствие, радость или удовольствие — все это постоянно прокручивается в нашей голове. При неуверенности, страхе или депрессии мы боимся, что компьютер нашей жизни сломался на своем чердаке. Философские размышления или физические эксперименты остаются делом головного мозга. Но наше «я» — это больше, чем все перечисленное.

Этот урок нам успешно преподносит наш кишечник. Орган, который известен больше как производитель коричневых кучек, издающий пукающие звуки различных тональностей.

Один американский ученый подтвердил теорию, ставящую под сомнение научные представления о мыслительной деятельности Homo Sapiens. У человека два глаза, две руки, две ноги и два мозга: один пульсирует в голове, другой активно действует в животе, считает американский профессор Михаэль Гершон.

Именно этот орган в ходе научных экспериментов подвергся переоценке. Некоторые из основных функций и способностей головного мозга начинают рассматриваться в контексте другого органа, расположенного немного ниже. Кишечник не только иннервируется огромным количеством нервных волокон, но и по сравнению с другими структурами тела иннервация кишечника имеет ряд особенностей.

В полости кишечника имеется огромный арсенал различных сигнальных веществ, электроизоляционного материала для нервов, волокон и рычагов переключения. **Таким же разнообразием инструментов обладает всего лишь один орган — головной мозг.** Нервная система кишечника именно поэтому и названа мозгом кишечника. Если бы кишечник самостоятельно мог принимать решения только о транспорте содержимого и отрыгивании, настолько хитро задуманная нервная система была бы редкостным расточительством энергетических ресурсов. Ни один организм из подобных соображений не стал бы строить сложную нервную систему для пукающей трубки. Значит, за этим скрывается нечто большее.

На самом деле люди с древности интуитивно знают то, завесу чего постепенно приоткрывает нам наука. Наше самочувствие и эмоции взаимосвязаны с процессами, которые происходят у нас в животе. Вспомните привычные фразы: «Наделать в штаны от страха», «Проглотить обиду», «Переваривать полученную информацию», «Надоело до тошноты». Ну, а если мы влюблены — «Бабочки в животе».

Нервная система кишечника — это его мозг.

Эти ощущения формируются головой и животом — и не только на уровне поговорок, но и по данным лабораторных исследований.

> В кишечнике образуется множество пептидных, белковых форм, которые имеют прямое отношение к деятельности головного мозга.

В начале XX века англичанин Ньюпорт Лэнгли подсчитал количество нервных клеток в желудке и кишечнике — их 100 миллионов. Больше, чем в спинном мозге! Здесь нет полушарий, но в наличии разветвленная сеть нейронов и вспомогательных клеток, где гуляют всяческие импульсы и сигналы. Возникло предположение: нельзя ли считать такое скопление нервных клеток своеобразным «брюшным» мозгом?

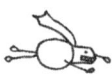 **Плохая работа желудка и кишечника вызывает депрессию, что известно всем язвенникам. Может быть, из всех внутренних органов кишечник более всего связан с мозгом, предполагает российский академик Наталья Бехтерева.**

О влиянии кишечника на работу головного мозга

Когда ученые что-то исследуют, для начала они пытаются определить единицы измерения. Даже при исследовании чувств и эмоций. Для оценки склонности к суициду существует определенная шкала. Уровень гормонов тоже имеет свои показатели, когда речь идет о влюбленности или тестируются таблетки от страха. Для посвященных этот процесс лишен всякой романтики. Во Франкфурте проводилось исследование, в процессе которого ученые сканировали головной мозг, в то время как испытуемые дотрагивались зубной щеткой до своих гениталий. С помощью этого эксперимента выявляли, в какую зону коры поступают сигналы от определенной части тела. Данные сведения крайне полезны при изучении структур головного мозга.

Благодаря такому эксперименту мы знаем, что сигнал от гениталий поступает в верхнюю область мозга прямо по центру под макушкой, чувство страха формируется внутри головного мозга, образно говоря, между ушами. За образование слов ответственна область мозга выше уровня висков. Мысли о моральных ценностях находят отображение на заднем участке лобного отдела и т. д. и т. п. Чтобы лучше понять взаимоотношения кишечника и головного мозга, нужно пройти по путям, с помощью которых они сообщаются, изучить, как проходят сигналы от живота в головной мозг и какие эффекты они вызывают.

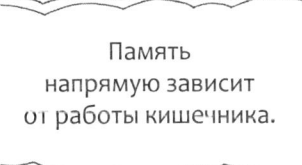

Память напрямую зависит от работы кишечника.

Сигналы от кишечника могут направляться в различные отделы головного мозга. Однако не во все. Например, сигналы никогда не поступают в зрительную кору или затылочный отдел. Если бы поступали, то мы могли бы видеть слайды о происходящем в кишечнике. Сигналы поступают в островковую часть, лимбическую систему, префронтальную кору, миндалевидное тело, гиппокамп или передний участок поясной извилины. Нейрофизиологи сейчас закричат от обиды, увидев, насколько схематично я обобщаю функции этих отделов мозга, ведь, помимо обработки сигналов головного мозга, они участвуют в формировании ощущения своего «я». А это подразумевает развитие чувств, морали, ощущения страха, памяти и мотивации. Это вовсе не значит, что кишечник определяет нашу нравственность и размышляет с нами о морали, однако он в состоянии влиять и на такие процессы. В лаборатории во время экспериментов шаг за шагом изучались возможности и функции кишечника.

«Плавающая мышь» — один из самых познавательных экспериментов, связанных с исследованием мотивации

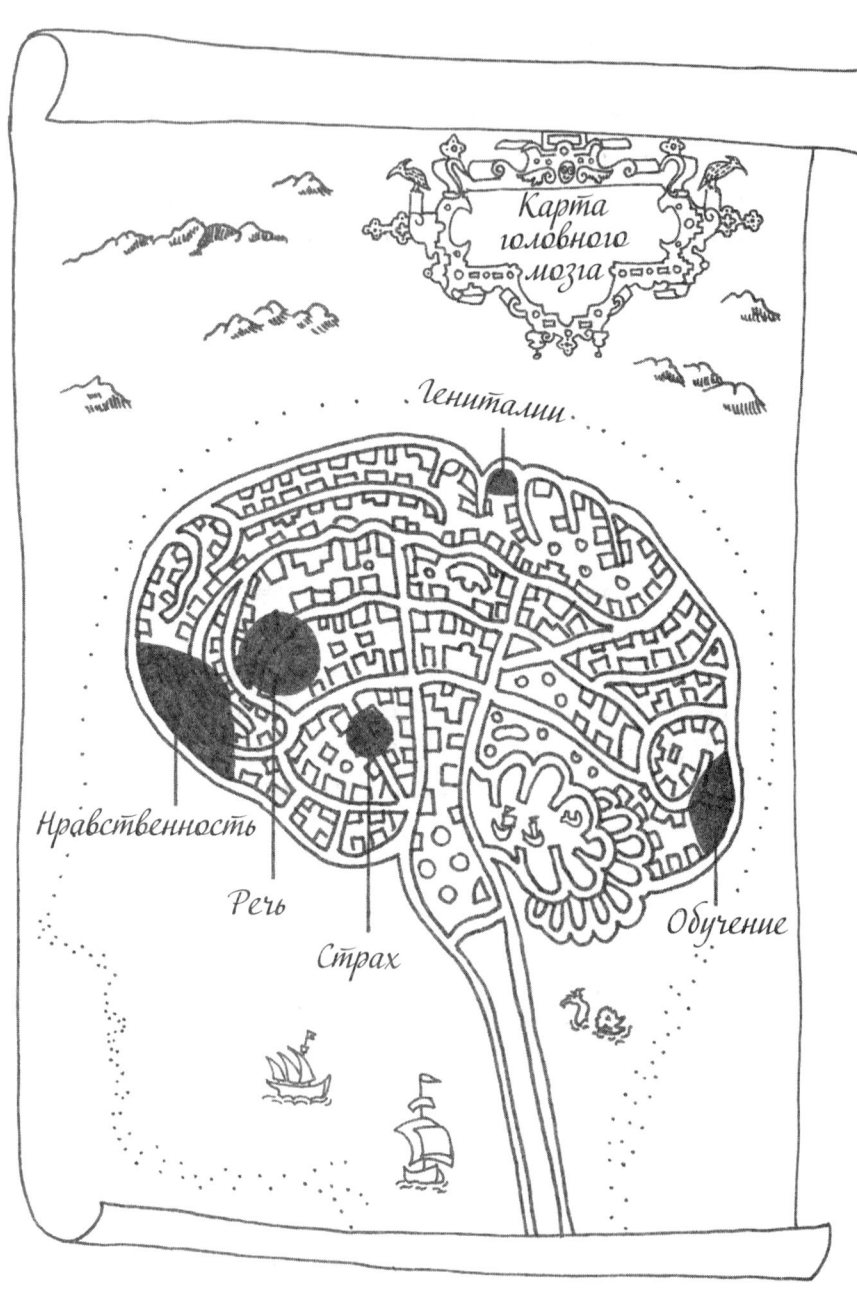

зоны мозга, в которые поступают сигналы организма

и депрессивных состояний. Мышку опускают в небольшой таз с водой. Она не встает лапками на дно, а барахтается в пространстве тазика, так как она хочет выбраться на сушу. Вопрос: как долго мышь может выполнять данное действие? На самом деле это ситуация, с которой человек знаком еще с древности. Насколько упорно мы готовы добиваться того, что, по нашему мнению, является жизненно необходимым? У человека вместо желания выбраться на сушу может оказаться получение аттестата или что-то абстрактное типа удовлетворения, дружбы.

Мышки с депрессивным настроем долго не выдерживают и останавливаются, ничего не предпринимая. В их головном мозге подавляющие сигналы превалируют над мотивирующими и побуждающими импульсами. Также они менее устойчивы к стрессу. Вообще, на таких мышах можно тестировать новые антидепрессивные препараты. Если после их приема они будут плавать дольше, то это определенное указание на то, что действующее вещество эффективно.

Ирландский ученый Джон Граян продвинулся на один шаг вперед. Половину группы подопытных мышей он кормил полезными для кишечника бактериями *Lactobazillus rhamnosus JB-1*. Мысль изменить поведение, воздействуя на пищеварительную систему, в 2011 году была новой — ранее никто этим не занимался. Мышки, у которых в кишечнике селилась данная бактерия, не только дольше и активнее плавали, но также у них в крови фиксировался значительно сниженный уровень гормонов стресса. Кроме того, в учебных тестах на запоминание у них были выше результаты, чем у мышей из второй группы. Рассечение блуждающего нерва у подопытной группы сводило на нет все результаты.

Блуждающий нерв является самым быстрым и надежным путем от кишечника к головному мозгу. Он проходит через диафрагму между легкими и сердцем, далее идет вверх в сторону пищевода и через шейный отдел достигает головного мозга.

Во время экспериментов с участием людей было установлено, что у испытуемых выборочно формировалось ощущение хорошего самочувствия или ощущение страха в результате стимуляции нерва с разной частотой. С 2010 года в Европе практикуется терапевтический метод коррекции депрессивных состояний, основанный на раздражении блуждающего нерва, в результате чего у пациентов, страдающих депрессией, улучшается самочувствие.

Блуждающий нерв является своеобразным телефонным проводом, соединяющим кишечник с отдельными центрами головного мозга.
По нему отправляются необходимые для работы мозга данные.

Головному мозгу нужна информация, чтобы иметь представление о том, как обстоят дела в организме. Головной мозг изолирован от остальных органов и находится под такой мощной защитой, как никто другой. Он расположен в черепной коробке и окружен тремя толстыми оболочками. Каждая капля крови фильтруется, прежде чем поступить к его структурам. Кишечник, напротив, находится в какой-то постоянной суматохе. Он знает каждую молекулу нашего последнего приема пищи, с любопытством вылавливает гормоны из кровотока, опрашивает иммунные клетки, как прошел их день, или подслушивает подозрительное жужжание кишечных бактерий. Он может рассказать головному мозгу такие вещи, о которых, кроме него, никто понятия не имеет.

Всю эту информацию кишечник собирает с помощью собственной предусмотрительной нервной системы. Ученых удивляет, что он способен обрабатывать информацию с таких огромных площадей. Эта способность делает его одним из самых важных сенсорных органов тела. Глаза, уши, нос или кожа ничего против этого не имеют. Их информация отправляется структурам нервной системы, работа которых регулируется сознанием и используется для построения механизмов реакции на окружающие условия.

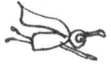 **Кишечник является гигантской матрицей, регистрирующей состояние нашей внутренней среды, и находится под контролем бессознательного.**

Примечательно, что кишечник продолжает функционировать, даже когда отсутствует связь с головным и спинным мозгом.

Кишечник использует те же инструменты, что и «благородный» мозг: целую паутину нейронных цепочек, нейропередатчиков и протеинов. Процесс эволюции оказался весьма проницательным: вместо того чтобы заставлять голову жестоко напрягаться работой миллионов нервных клеток для связи с удаленным участком организма, она предпочла передоверить управление центру, расположенному в контролируемых им зонах.

> Кишечник самостоятельно решает все проблемы пищеварения на всем протяжении желудочно-кишечного тракта — от пищевода до прямой кишки.

Кишечник и головной мозг работают в дуэте уже на самых ранних этапах развития человека. Оба имеют зачатки большей части наших эмоций и переживаний уже с грудного возраста. Нам нравится ощущение приятной сытости. Мы огорчаемся, если мы голодны. Страдаем, если у нас болит животик или есть вздутия. Заботящиеся о нас люди кормят нас, пеленают и сюсюкаются с нами. У малыша в формировании его «я» принимают участие исключительно головной мозг и кишечник. С возрастом мы все больше познаем мир с помощью и других органов чувств, которые имеются в нашем арсенале. Мы не рыдаем в ресто-

> Кишечник, который себя плохо чувствует, опосредованно влияет на состояние головного мозга, а здоровый, нормально функционирующий кишечник способствует формированию исключительно хорошего настроения.

ране, если нам не по вкусу заказанное блюдо. Согласованная работа головного мозга и кишечника при этом не исчезает, она лишь обретает **некоторую гибкость**.

Первые публикации результатов исследований, посвященных влиянию кишечника на головной мозг, появились в открытом доступе в 2013 году. Спустя два года после известного опыта с плавающими мышами руководители исследовательской группы решили провести эксперимент на людях, и результаты удивили не только их самих, но и весь научный мир. Через четыре недели приема коктейля из различных полезных бактерий наблюдались выраженные изменения в определенных зонах головного мозга. Прежде всего, в областях, отвечающих за чувства, эмоции и восприятие боли.

Синдром раздраженного кишечника, стрессы и депрессии

Не каждая неразжеванная горошина может вмешаться в работу головного мозга. Сигналы о процессе пищеварения, которые не играют важной роли, кишечник не отправляет через блуждающий нерв в головной мозг, а разбирается в ситуации своими силами — у него же тоже есть свои «мозги». Если же кишечник видит, что имеет дело с серьезной ситуацией, он начинает советоваться с головным мозгом.

Головной мозг, в свою очередь, передает далеко не всю имеющуюся информацию нашему сознанию. Если блуждающий нерв намеревается передать информацию к жизненно важным зонам головного мозга, он должен сначала миновать охранника, стоящего у двери на подходе к мозгу.

Этим охранником является *таламус*. Если глаза ему уже двадцатый раз сообщают, что в гостиной висят все те же самые шторы, таламус отклоняет эту информацию, поскольку она не представляет собой никакой важности. Сообщение о новых шторах тоже может быть пропущено. Не каждым таламусом, но большинством.

Информация о неразжеванной горошине не способна прорваться через барьер таламуса в направлении мозга. При других же раздражителях ситуация обстоит иным образом. В случае алкогольного отравления сообщения из брюшной полости отправляются в головной мозг и информируют рвотный центр, к болевому центру приходит информация о сильном вздутии, о наличии болезнетворных агентов сообщается в центр недомогания. Эти сигналы проходят в мозг, поскольку барьер безопасности и охранник головного мозга маркируют сигналы как важные. Это правило работает не только в контексте негативной информации. Много

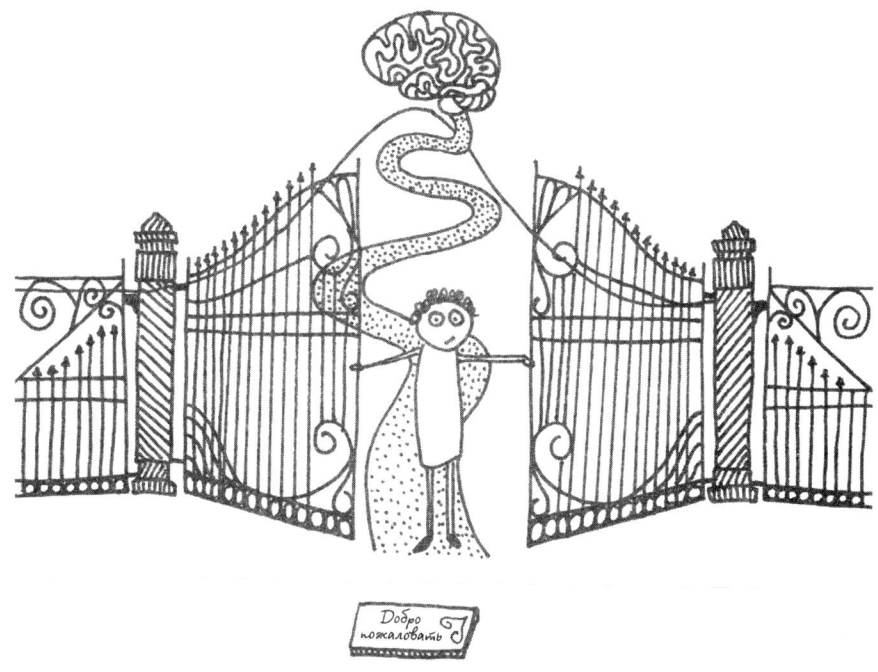

сигналов от кишечника мозг получает и после рождественского сытного ужина, когда мы довольные отправляемся спать на диван. Наше сознание может регистрировать поступление некоторых сигналов из живота, когда мы точно понимаем, что сигнал идет из живота; другие сигналы бессознательно обрабатываются нашим головным мозгом и не подлежат упорядочиванию или классификации.

У людей с синдромом раздраженного кишечника путь, который соединяет кишечник с мозгом, чрезмерно нагружен. Это также можно выявить при сканировании структур мозга. В ходе эксперимента испытуемым в полость кишечника вводился шарик, который постепенно надували, параллельно сканируя мозговую активность. У здоровых людей процесс не сопровождался жалобами, регистрировалась обычная активность головного мозга, не сопряженная с формированием каких-либо особых эмоций. У лиц с раздраженным кишечником растягивающийся шарик стимулировал работу зоны, отвечающей за формирование неприятных переживаний. Испытуемые ощущали эмоциональный дискомфорт, хотя не произошло ничего, что могло бы его спровоцировать.

> Люди с синдромом раздраженного кишечника чаще остальных мучаются от приступов страха или депрессии.

При синдроме раздраженного кишечника часто ощущается неприятное давление или бульканье в животе с тенденцией к поносам или запорам.

Симптомы раздраженного кишечника:
- ✓ боль, дискомфорт или вздутие живота;
- ✓ чередование редкого и частого стула, изменение его консистенции, резкие позывы на дефекацию;
- ✓ тошнота, ощущение кома в горле при глотании пищи;
- ✓ в редких случаях — спазм суставов или мышц, головные боли, тревожность, депрессия.

Эксперимент с надуванием шарика показал, что плохое психоэмоциональное состояние может развиваться «по пути» из кишечника в мозг, если информация пропускается контрольно-пропускным пунктом кишечника, а мозг готов принять эту информацию.

Возможными причинами для развития такого состояния могут быть продолжительные частые микровоспаления, нарушения микрофлоры и скрытые пищевые непереносимости. Многие врачи, вопреки всем имеющимся научным данным, до сих пор причисляют таких пациентов к категории ипохондриков или симулянтов, поскольку в ходе обследования органические поражения кишечника не определяются.

При других патологиях кишечника ситуация обстоит иначе. Во время фазы обострения хронических воспалительных заболеваний кишечника, таких как болезнь Крона или язвенный колит, в ходе осмотра выявляются изъязвления слизистой. У этих пациентов источником жалоб является сама пораженная слизистая. Но так же, как и в случае с раздраженным кишечником, среди больных этой группы высок процент страдающих от депрессий и панических атак.

В настоящий момент несколько ученых исследуют контрольно-пропускной пункт между кишечником и головным мозгом и ищут способы понижать пропускную способность канала. Это хорошая новость не только для пациентов с синдромом раздраженного кишечника, но и для остальных людей. **Стресс, скорее всего, является самым главным раздражителем**, который совместно обсуждается мозгом и кишечником. Если мозг ощущает проблему в виде злости или нехватки времени, он пытается разрешить ее. Для решения проблемы ему необходима энергия, которая преимущественно поступает из кишечника. Кишечник через симпатические нервные волокна получает информацию об экстренной ситуации и команду срочной мобилизации на решение проблемы. Коллегиально принимается решение об экономии энергии на пищеварение путем уменьшения объема продуцируемой слизи; уменьшается объем кровотока к кишечнику.

Эта система не жизнеспособна в условиях частого использования. Если мозг постоянно отправляет бедственные сигналы, резервные силы кишечника постепенно снижаются. И в один прекрасный день уже кишечник может начать регулярно отправлять бедственные сигналы головному мозгу. Результатами этого процесса являются ощущение постоянной усталости, вялости, пониженный аппетит, частые эпизоды поноса. Как и в случае рвоты на фоне причин психогенного характера, в стрессовой ситуации кишечник тоже стремится избавиться от содержимого, чтобы сэкономить энергию согласно распоряжению головного мозга.

Отличие, однако, в том, что настоящая фаза стресса характеризуется длительным течением. Если кишечник долгое время вынужден работать в таких экстренных условиях, то ему начинает нездоровиться. Недостаточное кровообращение и источение его слизистой ослабляют кишечник. Устремляющиеся туда иммунные клетки выбрасывают большое количество сигнальных веществ, к которым кишечник становится все более чувствителен, и таким образом снижается способность его защитного барьера.

> Для поддержания здоровья недостаточно только получать энергию, важно уметь ее сохранять при любых обстоятельствах!

Стресс — это ситуация, при которой приходится занимать энергию. Не стоит занимать много, лучше учиться ее экономить.

Пусть лучше энергия, поступающая в наш организм, идет на укрепление и поддержание иммунитета, чем растрачивается при возникновении различного рода беспокойств.

Теория бактериологов звучит так: **стресс — это негигиенично**. На фоне изменяющихся жизненных условий в кишечнике выживают плохие бактерии, а хорошим приходится туго. Стресс меняет «погоду» в брюшной полости. Суровые сообщества, приспособленные для жизни в условиях турбулентности, чувствуют себя комфортно и интенсивно размножаются, но, даже когда «шторм» заканчивается, на восстановление может потребоваться много времени. Мы имеем все шансы стать заложниками маленьких жителей нашего кишечника, но точно так же у нас есть возможность превратиться в садовников нашего «мира в животе».

На фоне ощущений снизу, особенно при тошноте, формируется память, и при повторном контакте с агентом, вызывавшим не самые приятные переживания, мы уже подумаем, хотим ли мы получать подобные сообщения о необходимости избавиться от съеденного, то есть стоит ли снова экспериментировать с чили или лучше воздержаться. Такую же роль может играть кишечник в принятии решений животом: его ощущения в той или иной ситуации также фиксируются, и в случае необходимости всегда есть куда обратиться за советом. Если бы и хорошие уроки жизни могли также запоминаться, тогда бы путь любви действительно лежал через желудок и кишечник. Поэтому очень важно помогать своему кишечнику в формировании и поддержании его внутренней среды.

То, что наш кишечник может не только принимать участие в формировании эмоций, но и влиять на принятие решений, а также, предположительно, на наше поведение, — это интересная гипотеза, подтверждение которой пытаются найти многие ученые. Команда Штефана Коллинза весьма продвинулась в своих исследованиях. Эксперимент проводился на мышах двух различных видов, чье поведение тщательно фиксировалось. Мыши штамма BALB-C более пугливые и ведут себя скромнее, чем их собратья штамма

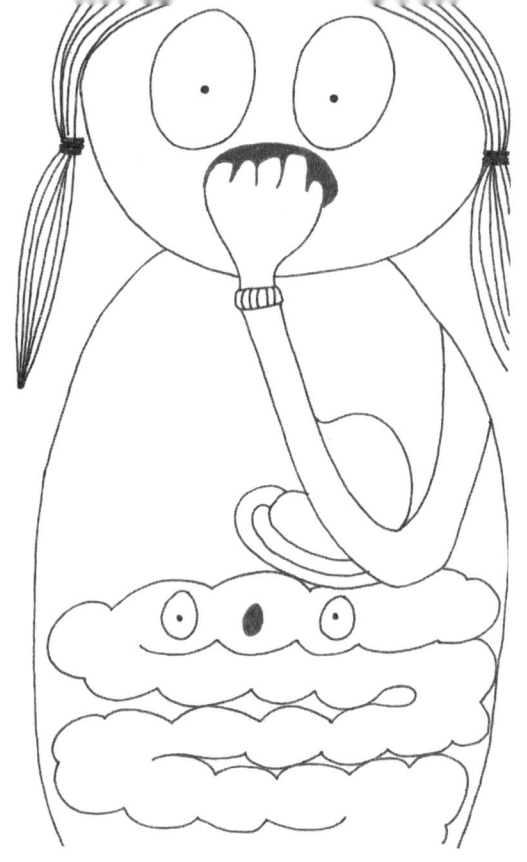

NIH-SWISS, которые любопытнее и смелее. Испытуемые получали коктейль из трех различных антибиотиков, которые действуют только в кишечнике и убивают популяцию кишечной флоры. На заключительной стадии эксперимента мышам вводили бактерии кишечной микрофлоры другой испытуемой популяции. В тесте на поведенческие реакции была отмечена смена ролей. Мыши штамма BALB-C стали более смелыми, а NIH-SWISS — более пугливыми. Таким образом, было доказано, что кишечник в состоянии влиять на поведенческие реакции мышей. На человеке такие эксперименты пока провести нереально, поскольку очень много не изученных в отношении видового состава бактерий кишечника, а также нераскрытых загадок, касающихся «мозга» кишечника и кишечно-мозгового нервного пути.

С этого момента мы можем пользоваться уже имеющимися у нас знаниями. Все начинается с мелочей, таких как ежедневный прием пищи, и одно из правил может звучать так: **никаких перегрузок, никакой спешки.** Трапеза должна проходить в благоприятной обстановке, без ругани и споров или высказываний типа «не выйдешь из-за стола, пока не доешь». Призыв «не считать ворон за окном во время еды» прежде всего относится к маленьким детям, у которых головной мозг и мозг кишечника развиваются параллельно, но и ко взрослым тоже. Чем раньше вы начнете придерживаться этого правила, тем лучше.

Из-за стресса мы получаем из пищи минимальное количество энергии, все процессы пищеварения занимают больше времени, а кишечник постоянно перегружен.

Постоянный стресс и раздражающие импульсы активизируют нервную систему и подавляют пищеварение.

Мы можем пользоваться этими знаниями и ставить эксперименты. Например, жевать жвачки и принимать средства от тошноты, которые снижают чувствительность нервных окончаний кишечника. Ощущение страха пропадает вместе с тошнотой. Если причина плохого настроения или страха (без тошноты) находится в кишечнике, нельзя ли избавиться от них, снизив на какое-то время его чувствительность? Алкоголь же в первую очередь достигает нервных окончаний кишечника, а не головного мозга. Насколько же расслабляет бокал вина и снижает ли он напряжение, воздействуя через кишечник? Какие бактерии содержатся в различных видах йогурта в супермаркете? Какой вид бактерий полезнее: лактобактерии (*Lactobacillus reuteri*) или бифидобактерии (*Bifidobakterium animalis*)?

Группа ученых из Китая доказала в лаборатории, что *Lactobacillus reuteri* **способна подавлять болевые рецепторы в кишечнике.**

167

Лактобактерии и бифидобактерии могут быть также назначены в качестве обезболивающего при лечении синдрома раздраженного кишечника. Тот, у кого наблюдается низкий болевой порог кишечника, принимает средства от запора, поноса или спазмов. Боль устраняется, но проблема остается нерешенной. Если при отказе от продуктов, на которые наблюдается аллергия (непереносимость), или при восстановлении кишечной микрофлоры не наблюдается улучшений, скорее всего, причиной является нестабильность нервного барьера. Способов помочь в данной ситуации на сегодняшний день известно крайне мало, и гипнотерапия — один из них.

Квалифицированная психотерапия — это своего рода лечебная физкультура для наших нервов. Снимается напряжение, появляется возможность нормального движения — только на нейронном уровне. Поскольку мозговые нервы являются более сложно устроенными структурами, чем мышцы, нужно пользоваться только проверенными методиками. Гипноз зачастую основан на путешествии в мыслях или воображении. Этим достигаются снижение болевого восприятия и трансформация раздражений. Как и при тренировке мышц, нервы становятся крепче, но при этом человек не теряет самоконтроль. Данный метод предусматривает сохранение пациентом самоконтроля во время сеанса. Обращаться, однако, стоит только к проверенному специалисту.

У пациентов с синдромом раздраженного кишечника гипнотерапия дает хорошие результаты. Многие снижают дозировку медикаментов, кто-то полностью отказывается от их приема. Гипнотерапия с целью устранения болевого синдрома у детей оказалась на 90 % эффективнее медикаментозного лечения, эффективность же таблеток зафиксирована на уровне 40 %. Лечением таких пациентов также занимаются многие специализированные клиники, например в Саарбрюккене — городе на западе Германии.

Тому, кто наряду с проблемами кишечника страдает депрессиями или паническими атаками, часто назначают антидепрессанты. Но специалисты крайне редко объясняют пациентам причины назначения препаратов данной группы, потому что точного разъяснения никто не знает. С того момента, как в экспериментах было установлено, что эти медикаменты корректируют настроение, были предприняты попытки выяснить механизм их действия. Однозначного мнения на этот счет не существует. Несколько десятилетий считалось, что причина в стимуляции синтеза гормона счастья — *серотонина*. Но современные исследования депрессивных состояний ставят этот тезис под сомнение, ведь наши нервы в результате приема антидепрессантов становятся более пластичными. Пластичность обуславливает способность нервов меняться. **Период полового созревания весьма неспокоен для головного мозга и именно по причине пластичности нервов.** Взрослеющему человеку многое неизвестно, многое доступно, нет никаких обязательств, многое прельщает. К 25 годам половое созревание завершается. С этого момента нервная система на многие события и чувства реагирует по пройденному когда-то образцу. Исчезают немотивированные приступы гнева или смеха. Изменения пубертатного периода не совсем приятны, но они направлены на достижение какой-то стабильности. В этот период, однако, могут досаждать угнетающие мысли типа «я ничего не стою», «все, что я делаю, обречено на провал». Также нервные посылы проблемного кишечника могут стабильно закрепиться в голове. Если антидепрессанты повышают пластичность нервов, то такие представления могут ломаться. Наибольшей эффективности можно достичь под контролем психотерапевта — тогда меньше риск скатиться в обратное состояние.

Побочные явления стандартных марок антидепрессантов типа прозака рассказывают нам кое-что важное о гормоне счастья — серотонине. Каждый четвертый переживает типичные проявления в виде тошноты, поноса, а после продолжительного приема отмечается запор. Это связано с тем, что рецепторы кишечника идентичны тем, что расположены у нас в голове. Антидепрессант воздействует и на те, и на другие. Американский исследователь Михаэль Гершон в своих размышлениях сделал шаг вперед. Он задал вопрос: можно ли добиться того же эффекта при приеме антидепрессантов, которые действуют только на уровне кишечника и не поступают к структурам головного мозга?

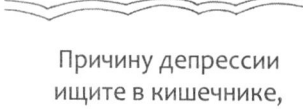

Причину депрессии ищите в кишечнике, а не в голове!

Оказалось, что это не такая уж безумная идея. 95 % серотонина синтезируется в конечном счете в клетках кишечника. Именно там серотонин облегчает процесс запуска движения мускулатуры кишечника и является важным сигнальным веществом. Изменение ситуации на уровне кишечника может передать совсем другую информацию в головной мозг. Особенно интересно проверить, так ли это в отношении людей, на которых внезапно нападает депрессия, хотя в их жизни все в порядке. Может, дело вовсе не в голове и нужно дать расслабиться животу?

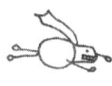

Каждый, кто страдает депрессивными и паническими атаками, должен помнить о том, что «унылый живот» может стать источником неприятных переживаний. Иногда по праву — слишком много стресса — или по причине невыявленной пищевой непереносимости. Причину не всегда нужно искать в голове или глубинах пережитого. Иногда нужно посмотреть на ситуацию с другой стороны.

О формировании собственного «я»

Ворчание, радость, неуверенность, комфорт или беспокойство возникают не изолированно «из черепа». Мы люди с руками и ногами, у нас есть половые органы, сердце, легкие и кишечник. Наука далеко не всегда нам сообщала, что наше «я» — это больше, чем результат творчества головного мозга. Исследования кишечника пополнили информацией данную область, и выражение «Я думаю — следовательно, существую» стоит рассмотреть более внимательно.

Один из самых интересных отделов головного мозга, куда поступает информация от кишечника, — *островковая доля (островок)*. Это область исследований одной из самых умных голов современности — Буда Крэйга. Более 20 лет с нечеловеческим упорством он окрашивал нервы и отслеживал их путь в головном мозге. Однажды, выйдя из лаборатории, он час читал свой очередной доклад по следующей гипотезе: «Островковая доля — это место, где берет начало наше «Я».

Суть первой части доклада: островковая доля собирает информацию об ощущениях со всех частей тела. Каждый сигнал — это как один пиксель, из которых островок строит общую картину. Эта картина важна, поскольку из нее складывается огромная **карта ощущений**. Когда мы сидим на стуле и чувствуем, что кожа на ягодицах расплющена по горизонтальной поверхности, мы также можем одновременно ощущать, что нам холодно или что мы хотим есть. Складывается следующая картина: мерзнущий голодный человек сидит на стуле. Наше общее ощущение от этого не восторженное, не тревожное — спокойное.

Суть второй части: задача нашего головного мозга, согласно Даниэлю Вольперту, — это движение, и неважно, какое: как в случае с асцидией, в направлении благоприятного ареала обитания или, как в случае с человеком, в поисках лучшей жизни. Суть движения — влияние на процессы. С картой, сформированной в островке, головной мозг инициирует нацеленное движение. Если мы, замерзая и будучи голодными, сидим на стуле — это хорошая мотивация для других отделов мозга что-то поменять. Можно начать трястись или встать и направиться к холодильнику. Целью движения является возвращение нас в комфортное равновесие: от холода — в тепло, от состояния несчастья — к счастью, от усталости — к бодрости.

Суть третьей части доклада: головной мозг — это тоже всего лишь орган. Когда островок строит изображение тела, состояние «на чердаке» тоже в него входит. Здесь есть несколько достойных внимания направлений, таких как сострадание, мораль, логика. Социальные зоны головного мозга не особо любят получать информацию о споре супругов. Логические зоны переживают, если имеют дело со сложной задачей. Чтобы создать «я»-картину максимально полно, учитываются условия окружающей среды или опыт прошлого. Мы замечаем не только холод, но и контекст: «Странное ощущение холода. Отопление вроде работает. Может, я заболеваю?» или «Так… Может, не стоит, не одевшись, при такой погоде выходить в сад». Таким образом, мы можем более комплексно и разнообразно, чем звери, реагировать на сигнал «холод».

Чем больше информации мы объединяем, тем более сознательными и адекватными становятся наши движения. Предположительно, на это влияет иерархичность органов. И еще, что особенно важно для правильного баланса, имеется приоритетное право голоса у островковой доли. Головной мозг и кишечник занимают если не главные, то лидирующие позиции по причине их обширного функционала.

Островок формирует маленькую картинку всех ощущений нашего тела. Эту картинку мы можем детализировать за счет мозга. По данным Буда Крэйга, каждые 40 секунд головной мозг формирует очередную картинку. Одна за другой картинки мелькают, превращаясь в кинофильм. В фильм о нашем «Я». Фильм о нашей жизни.

Головной мозг управляет большей частью трансляции этого фильма, но не полностью всем. Неплохая идея — перефразировать афоризм Рене Декарта «Я мыслю, значит, я существую» в «Я чувствую, исходя из этого — мыслю, значит, существую».

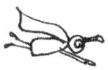 Таким образом, можно с уверенностью заявлять о важности и значимости влияния ощущений на психологию деятельности и на познавательные процессы в жизни людей.

ЧТО ПОЛЕЗНО ДЛЯ МЕНЯ

✔ . . . .

✔ . . . .

✔ . . . .

✔ . . . .

✔ . . . .

✔ . . . .

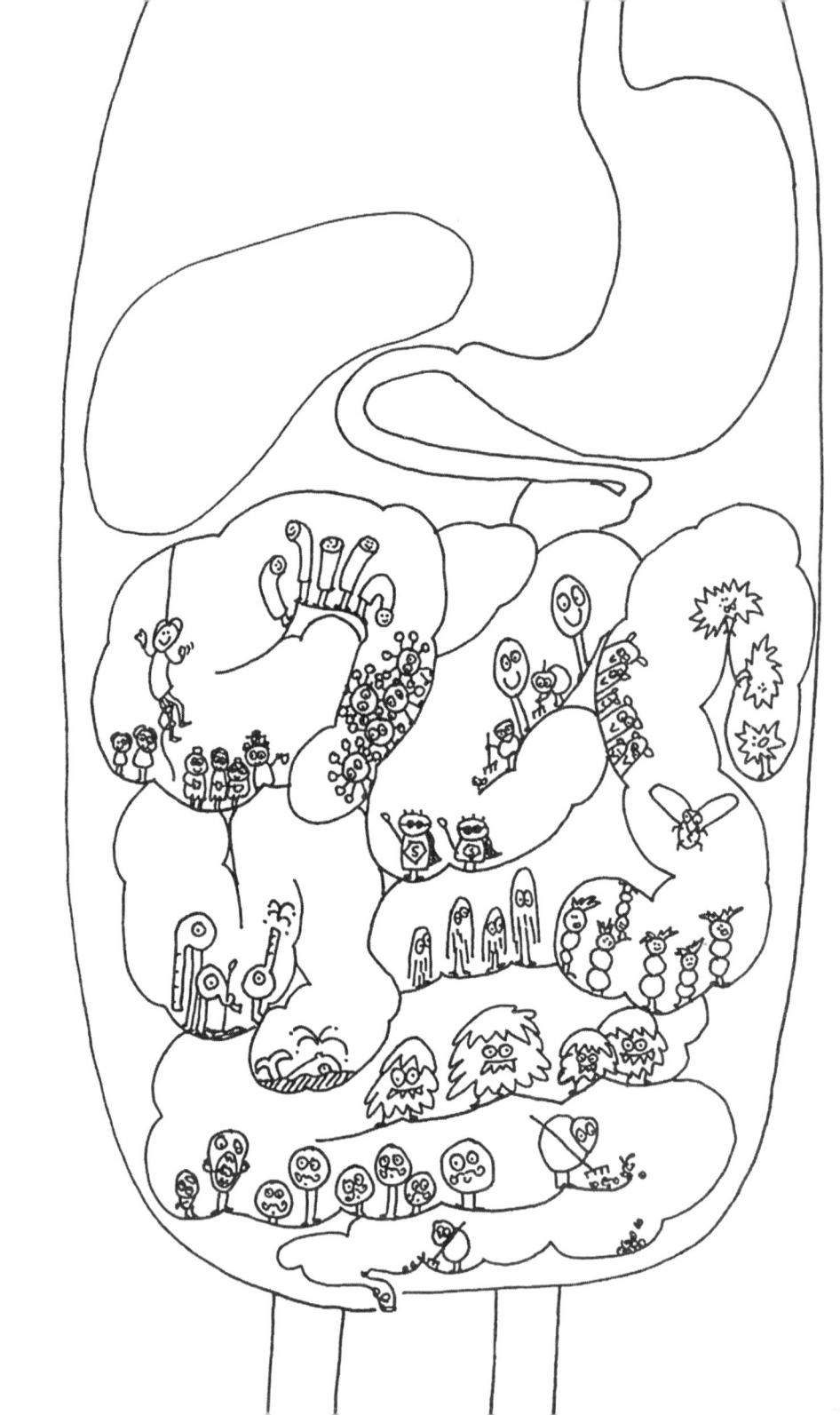

3

МИР
МИКРОБОВ

Если из космоса посмотреть на Землю, то нас, людей, не будет видно. Земля из космоса выглядит округлой светящейся точкой на фоне других светящихся точек темно-серого пространства. Если к ней приблизиться, можно увидеть, что люди живут в разных условиях. По ночам наши города сверху кажутся маленькими огоньками. Некоторые живут вблизи мегаполисов, остальные рассредоточены по поверхности всего земного шара. Мы живем в суровых северных регионах, а также в области тропических лесов или по краю пустынных местностей. Мы везде.

Приглядевшись к человеку, можно заметить, что каждый отдельно взятый человек также является своего рода космосом. Лоб — это маленькая воздушная поляна, локтевой сустав — сухой пустырь, глаза — соленые озера, кишечник — огромный лес. Так же как мы, люди, населяем планету, другие существа населяют наш организм. Под микроскопом наших внутренних жителей, бактерий, можно хорошо различить. Они тоже выглядят как мелкие светящиеся точки на темно-сером фоне.

Столетиями мы занимались нашим большим миром. Мы его измеряли. Исследовали растения и животных, размышляли о жизни. Мы сооружали огромные машины и летали на Луну. Тот, кто давно мечтает открыть новые континенты и народы, может заняться изучением собственного маленького мира, который находится внутри. Наш кишечник представляет собой самый удивительный, полный тайн континент. Нигде больше вы не встретите такое разнообразие видов и семей, как тут. Наука по большому счету только-только начинает серьезно заниматься изучением данного вопроса. Это как написание новой Библии, как расшифровка генома человека. Очень много надежд и перспектив связано с этим и очень много новых познаний.

С 2007 года ученые работают над созданием карты расселения бактерий в организме человека. Для этого у огромного количества людей были взяты мазки из различных мест тела. В трех точках в полости рта, в подмышечной впадине, на лбу и т. д. Анализировался состав кала, мазков из области гениталий. Кишечник по количеству и видовому составу бактерий, безусловно, занимает лидирующую позицию.

> В органах, которые по сей день считались стерильными, например в легких, были обнаружены различные микроорганизмы.

Микрофлора — совокупность всех организмов, обитающих в нашем теле как снаружи, так и внутри, и 99 % ее составляет кишечная микрофлора. Число является точным не потому, что оставшийся процент рассредоточен по другим органам, а потому, что кишечник — абсолютный лидер, приютивший в себе максимальное количество самых разнообразных микрообитателей.

Человек как экосистема

Бактерии известны нам как микроскопические организмы, состоящие из одной клетки. Некоторые из них живут в горячих источниках Исландии, другие — на мокром носу пса. Одни синтезируют энергию из кислорода и «дышат» подобно людям. Другие погибают на открытом воздухе, и получают энергию не из кислорода, а из атомов металлов или кислот и специфически пахнут. Практически все запахи, которые исходят от человека, — это результат жизнедеятельности бактерий. И запах кожи любимого человека, и запах из пасти игривой соседской собаки — это все результат работы трудолюбивых бактерий.

Мы с восхищением смотрим на хорошо сложенных серфингистов, но, когда мы чихаем, мы ни на минуту не задумываемся о том, какой серфинговый фестиваль в данный момент устраивает микрофлора в нашем носу. Когда мы потеем во время занятий спортом, это заметно, но никто не замечает бактерий, радующихся смене климата в наших кроссовках. Мы тайком съедаем маленький кусок торта и думаем, что это осталось незамеченным, но наш живот громко кричит: «То-о-о-о-орт!» Чтобы собрать все новости бактериального мира одного человека, потребовалась бы большая международная новостная служба. Представьте, мы уныло слоняемся, скуча, в течение дня, в то время как на нашей коже и внутри нас происходят удивительные вещи!

В нашем сознании постепенно укореняется мнение, что большинство бактерий в нашем организме не только безобидные, но и полезные. Несколько фактов уже имеют научное обоснование. Все представители микрофлоры кишечника в сумме весят

> В 1 г кала численность бактерий выше, чем численность населения нашей планеты.

до 2 кг, и численность микроорганизмов составляет около 100 миллиардов.

Также известно, что сообщества микроорганизмов расщепляют непереваренные остатки нашей еды, чтобы снабжать наш организм энергией, синтезируют витамины, нейтрализуют яды и остатки медикаментов, тренируют нашу иммунную систему. Различные бактерии синтезируют различные вещества, такие как кислоты, газы, жиры. Известно также, что люди с разной группой крови имеют различные типы бактерий в кишечнике, а некоторые бактериальные сообщества способны вызывать понос.

Единственное, что непонятно, — какое влияние оказывают уже известные факты на жизнедеятельность того или иного индивида. Результат активности бактерий, вызывающих диарею, всегда заметен. А замечаем ли мы результаты деятельности многих миллионов, миллиардов и триллионов других микроскопических существ в нашем организме? Насколько важен именно видовой состав населяющих нас бактерий? Есть мнение, что вес человека зависит от количества бактерий в организме. При ожирении, состояниях дефицита, заболеваниях нервной системы, депрессиях или хронических заболеваниях кишечника причина может крыться именно в нарушении видового баланса кишечной микрофлоры. Другими словами, изменение микрофлоры ведет к изменениям в организме.

> Обнаружены бактерии, которые могут быть причиной метаболических расстройств и ожирения.

У кого-то более крепкие нервы, поскольку в его кишечнике большое количество бактерий, синтезирующих витамины группы В. Кто-то легче переносит случайно откушенный кусок заплесневелого хлеба или быстрее набирает вес, поскольку в его организме высокое содержание бактерий-«толстячков». Наука только начинает рассматривать человека как комплексную экосистему. Исследования в этой области пока еще на уровне начальной школы, поэтому зачастую вопросов имеется больше, чем ответов.

Внутри и снаружи человеческого организма обитает более 100 трлн микроорганизмов. Их разнообразие поражает воображение. К такому выводу пришли ученые, составившие **атлас бактерий**. Специалисты Университета Колорадо в течение длительного времени работали над составлением атласа, в котором описывались микробы и бактерии, живущие в наших организмах.

Авторы исследования отмечают, что составление атласа только начальный этап работы. Ученым предстоит узнать, какое значение имеют для человека те или иные бактерии, насколько состав микроорганизмов индивидуален для того или иного человека и меняется ли он с возрастом.

Когда бактерии были еще не настолько хорошо изучены, их относили к миру растений. Отсюда термин «кишечная микрофлора». Но сама по себе формулировка «флора» некорректна, она скорее образна, поскольку у бактерий очень много общего с представителями мира растений с точки зрения разнообразия ареалов обитания, питания или способности синтезировать яды. С научной точки зрения правильнее будет назвать бактерии в организме человека *микробиомом* — сообществом мельчайших живых существ.

В общем, можно сказать, что количество бактерий, населяющих кишечный тракт, увеличивается в направлении от верхних его отделов к нижним. Толстый кишечник и прямая кишка наиболее густо населены. Некоторые виды бактерий концентрируются в тонком кишечнике, другие, наоборот, предпочитают обитать в толстом. Кто-то является аборигеном слепой кишки. Некоторые обитатели слизистой и их более наглые «коллеги» вплотную крепятся к клеткам кишечника.

Процесс изучения бактериальных клеток очень трудоемкий, поскольку бактерии зачастую очень сложно «добыть» из среды их обитания. Выращивание бактерий на питательной среде в условиях лаборатории эффективно при изучении бактерий, например, кожного покрова, но выращивать бактерий пищеварительного тракта — мероприятие зачастую безуспешное. **Большинство бактерий пищеварительного тракта настолько привыкли к условиям жизни внутри человека, что, попав в другую среду обитания, просто погибают.** Наш кишечник — это их мир. Там они защищены от воздействия кислорода, им нравится тепло и влажность, а также большое количество еды.

Кишечник человека — самая благоприятная среда обитания для микроорганизмов.

Лет 10 назад ученые предполагали, что видовой состав бактерий у людей одинаков. При исследовании кала на питательную среду всегда выявлялась, например, *E.coli* — кишечная палочка. Ученые думали, что все проще, чем оказалось на самом деле. Сегодня с помощью современного оборудования можно определить состав кала на молекулярном уровне.

В результате такого анализа обнаруживается генетический материал миллиардов различных бактерий. И сегодня мы знаем, что кишечная палочка составляет менее 1 % общей численности представителей кишечной микрофлоры. Известно, что в полости кишечника обитают свыше 1000 различных штаммов микроорганизмов. Кроме того, в меньшинстве, но присутствуют представители царства вирусов, грибов и различные одноклеточные.

Наш иммунитет — это первая инстанция, которая, казалось бы, должна быть недовольна этим многообразием живых организмов. Ведь иногда иммунная система нейтрализует мельчайшую пыльцу, попадающую в нос. Аллергики

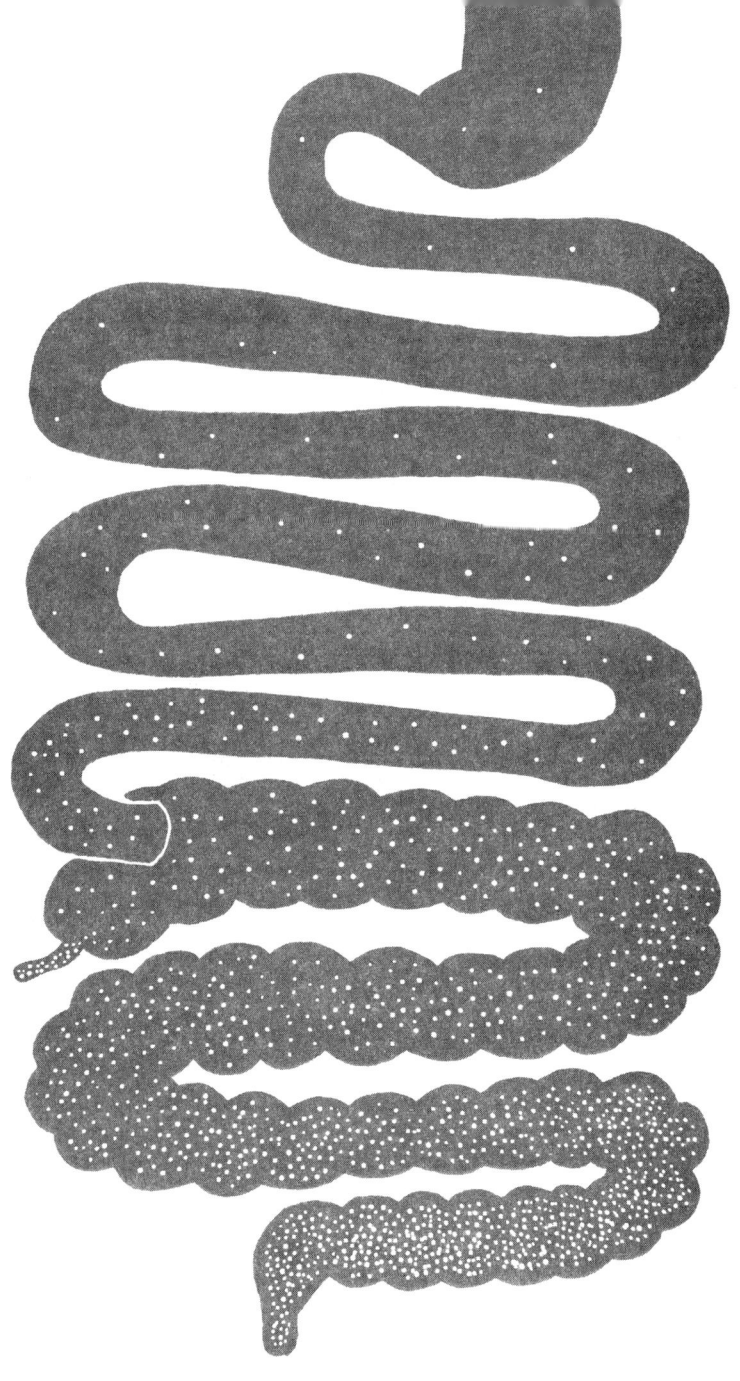

Плотность популяций бактерий на различных участках кишечного тракта

реагируют на данный процесс насморком, слезами. Но во что же превратится защита, если иммунитет возьмет внеурочную работу и начнет разбираться с бактериями, населяющими наши внутренние органы?

Микрофлора и иммунитет

Ежедневно каждому из нас дается несколько шансов, чтобы умереть. У нас формируются раковые клетки, нас атакуют бактерии или вирусы. И несколько раз в день нас спасает наш иммунитет, который нейтрализует атипичные клетки, споры плесневых грибов, разрушает патогенные бактерии и вирусы. Процесс осуществляется с помощью специальных клеток, распознающих опасность, и клеток, направленных на ее уничтожение, — так называемых *супрессоров*, регулирующих излишнюю агрессивность, и *медиаторов* — биологически активных веществ. Все клетки работают слаженно в одной команде.

Бо́льшая часть иммунной системы (около 80 %) представлена именно в кишечнике. И на это есть основания. Все наши бактерии также являются частью иммунной системы. Бактерии расположены в резервуаре под названием «слизистая кишечника» и не приближаются близко к клеткам других органов. Наша иммунная система может вступать с ними в игру, и она не представляет опасности для остального организма. Защитные клетки изучают на бактериях кишечника различные варианты чужеродных организмов.

Если вне полости кишечника иммунитет встречается с одной из зна-

Дословно слово «иммунитет» переводится с латинского как «невосприимчивость». Когда-то под этим термином понимали лишь невосприимчивость к инфекционным заболеваниям.

182

комых кишечных бактерий, он реагирует очень быстро. Иммунная система в кишечнике должна быть особо внимательна к деталям — постоянно подавлять в себе инстинкт защитника, чтобы не убить полезные бактерии. Одновременно она должна вычленять и отсортировывать наиболее опасные микроорганизмы. Если бы человек приветствовал каждую бактерию и говорил ей «привет», на этот процесс у нас ушло бы 3 миллиона лет. А иммунная система успевает не только поприветствовать, но и сказать: «Так, ты мне нравишься, а вот ты — совсем нет!»

 Оказалось, что в организме существует целая система, которая отвечает за «невосприимчивость» к возбудителям инфекционных заболеваний. Но занимается она не только этим. В ее функции входит защита организма и от любых вредных веществ, попавших в него извне, и от собственного брака — неполноценных белков и клеток, например раковых.

Задача усложняется тем, что иммунной системе необходимо отделить клетки тканей от бактерий, и это зачастую вызывает трудности. На поверхности некоторых бактерий имеются структуры, напоминающие поверхность наших клеток. Именно поэтому в случае со стрептококковой ангиной не стоит затягивать с приемом антибиотиков. **Если возбудитель своевременно не будет нейтрализован медикаментозно, иммунная система начнет атаковать ткани собственных суставов или других органов.** Иммунная система начинает путать наше колено с провокатором боли в горле. К счастью, такое встречается достаточно редко.

Похожий эффект был отмечен в случае заболевания диабетом в молодом возрасте, когда иммунная система начинает разрушать клетки, синтезирующие инсулин. Возможной причиной является нарушение взаимопонимания между иммунитетом и бактериями кишечника.

Вирус ведет себя хитро — он прячется. Внедряется в клетку и заставляет эту клетку работать на себя. Пораженная клетка начинает штамповать новые вирусы. Клетка-киллер такие клетки распознает и уничтожает. Значит, чтобы справиться с вирусами, пробравшимися в организм, зачастую приходится вместе с ними уничтожать собственные клетки. Если же таких пораженных клеток очень много, активная деятельность клеток-киллеров может привести к гибели всего организма. Клетки-киллеры уничтожают и другие дефективные клетки, например раковые.

Цель клетки-киллера — распознать предателей, переметнувшихся на сторону врага, в любом месте и уничтожить. Дело в том, что не все микробы циркулируют в организме сами по себе. Не всех их можно уничтожить описанными выше способами — съесть или обстрелять антителами. Такие способы годятся для борьбы с бактериями, а с вирусами это не проходит.

К счастью, наш организм предусмотрел возможность недопонимания и разработал свой механизм действия в таких случаях. Прежде чем иммунная клетка попадет в кровоток, она должна пройти масштабные полевые учения, а также близко познакомиться со всеми структурами организма и научиться отличать свое от чужого. Если бы иммунная клетка, не будучи уверенной в том, является ли клетка тканью организма или чужеродным объектом, притормаживала ее и крутилась рядом до момента окончательной идентификации, это был бы путь в никуда. «Подозреваемая» клетка, возможно, так никогда бы и не вышла в кровоток. Если иммунная клетка имеет тенденцию покушаться на собственные ткани организма, то она «отчисляется» уже на этапе прохождения полевых учений. В процессе полевых учений клетки учатся проявлять толерантность там, где это нужно, и быть более подготовленными к борьбе с чужеродными агентами. В большинстве случаев иммунитет с этой задачей хорошо справляется.

Одно упражнение является особенно замысловатым. Что делать, если чужеродные компоненты ассоциируются у иммунитета с бактериями, несмотря на то что бактериями они не являются? *Эритроциты*[1], например, на своей поверхности несут сходные с клеточной мембраной бактерий протеиновые молекулы. По логике наши иммунные клетки должны разрушать красные кровяные тельца, если на полевых учениях им не было объяснено, что это собственная кровь и трогать ее нельзя. Если на поверхности наших эритроцитов находятся белки II группы крови, то наш иммунитет не представляет особой опасности для донорской крови с белковым составом на поверхности эритроцитов, характерным для II группы крови. **При кровопотерях в результате аварии и родов вливание донорской крови зачастую является единственным путем спасения человека.**

А вот кровь другой группы и, соответственно, с другим набором белковых молекул на поверхности эритроцитов нашим организмом отторгается. Наш иммунитет вспоминает о бактериях, которым не место в кровотоке, и атакует чужие эритроциты. Если бы не тренировки на кишечных бактериях, иммунная система относилась бы толерантно к любой донорской крови вне зависимости от ее групповой принадлежности. Новорожденным, у которых микрофлора кишечника еще не сформирована в таком видовом разнообразии, гипотетически можно переливать кровь любой группы (но, поскольку в организме новорожденного присутствуют антитела матери, в случае необходимости переливают материнскую кровь). На момент фор-

---

[1] Это красные кровяные клетки, которые принимают участие в транспортировке кислорода воздуха в ткани и поддерживают процессы биологического окисления в организме. — *Прим. ред.*

мирования кишечной микрофлоры и иммунитета допустимым является введение крови, идентичной по групповой принадлежности.

Взаимосвязь группы крови с видовым составом кишечной микрофлоры — это один из иммунологических феноменов. Скорее всего, о большинстве из них мы даже не догадываемся.

Каждый вид бактерий может по-разному влиять на иммунную систему. Например, стимулировать синтез дружелюбных иммунных клеток-посредников или обусловливать действие на клетки кортизона или других противовоспалительных препаратов. В ходе такого взаимодействия с бактериями иммунная система становится более разборчивой и менее агрессивной, она не реагирует на раздражители без веского повода. Это очень умный ход со стороны наших кишечных бактерий, таким образом повышается их шанс не быть разрушенными нашим иммунитетом.

В тонком кишечнике молодых особей позвоночных (в том числе человека) были выявлены бактерии, которые «подстрекают» иммунную систему. Это дает простор для дальнейших размышлений. Возможно, эти бактерии-задиры заботятся о том, чтобы плотность популяции бактерий тонкого кишечника была минимальной? Ведь вполне вероятно, что именно поэтому тонкий кишечник практически не населен и существует возможность переваривания в максимально спокойных условиях. Задиры не только дразнят иммунные клетки, но и крепятся на ворсинки подобно болезнетворным агентам, например патогенной кишечной палочке. Поскольку эти места уже заняты, в случае появления патогенных организмов последним не остается места и они должны покинуть пространство.

Это называется защитой от колонизации. Большинство бактерий кишечника также защищают территорию от патогенных микроорганизмов путем заселения свободных ло-

эритроциты   антитела   группы крови

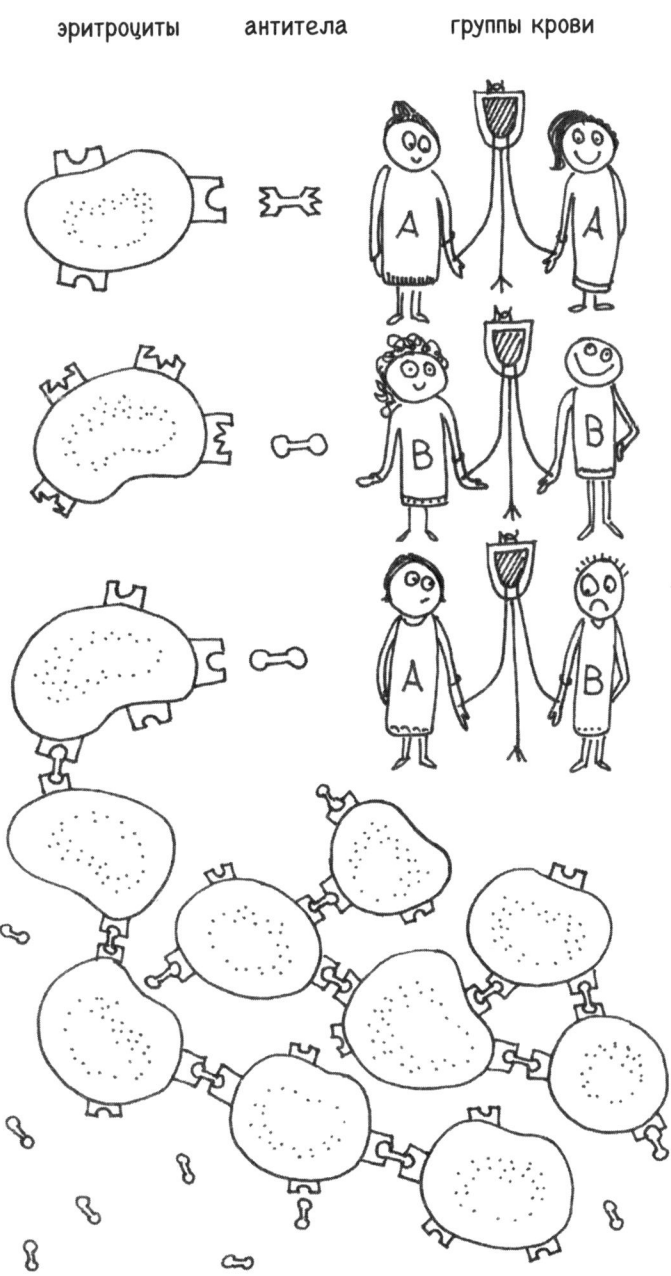

Антитела, связывающие чужеродные эритроциты

каций, не оставляя мест для вредителей. Задиры, живущие в тонком кишечнике, нигде больше не встречаются. Возможно ли, что они наносят нам также и вред? Не исключено. Возможно, они вредят людям, у которых вызывают повышенное раздражение иммунных клеток и повышенную мобилизацию иммунной системы. Вопросов тут, как было сказано ранее, на порядок больше, чем ответов.

Для получения первых ответов в лаборатории Университета Нью-Йорка были выведены стерильные мыши. Это самые стерильные существа на планете. Мыши рождались на свет в результате кесарева сечения, их содержали в стерильных условиях, им давали полностью стерильную пищу. Полностью дезинфицированных существ, подобных этим мышам, в природе не бывает. При работе с мышами соблюдались строжайшие меры предосторожности, поскольку микроорганизмы могли попасть к мышам даже из воздуха, если тот не прошел предварительную очистку и фильтрацию. На примере этих мышей мы можем наблюдать, что происходит, если иммунная система полностью бездействует. **Что происходит с кишечником, если в нем не живет ни одной бактерии?** Как реагирует совсем необученная система на какой-либо возбудитель?

Каждый, кто работал с популяцией таких мышей, скажет вам, что стерильные мыши очень странные. Они гиперактивны и слишком смелы, что не свойственно нормальным мышам. Они потребляют больше пищи, и пищеварительные процессы у них происходят куда медленнее. Слепая кишка у них больших размеров, кишечная трубка с нетипичными перегибами, слизистая лишена ворсинок, бедно развита сосудистая сеть, у них очень мало иммунных клеток. Даже минимально опасный возбудитель способен убить такое животное.

При введении бактериального коктейля стерильным мышкам были отмечены удивительные вещи. Если стерильной мыши доставались бактерии организма, больного диабетом II типа, через какое-то время у мыши наблюдались нарушения углеводного обмена. Если стерильной мыши вводили бактерии кишечника животного или человека, страдающего ожирением, мышка начинала набирать вес по сравнению с контрольной группой, которой вводились бактерии человека нормостенического телосложения. Некоторые бактерии самостоятельно могли исправлять дефекты, вызванные полной стерильностью: уровень иммунных тел повышался до нормального, слепая кишка принимала нормальные размеры, улучшалось пищевое поведение. Какие-то бактерии не вызывали никакого эффекта, или эффект появлялся в результате совместной работы с коллегами-бактериями других разновидностей.

Исследование поведения стерильных мышей продвинуло ученых на шаг вперед в вопросах изучения микрофлоры кишечника. Мы можем предположить, что точно так же, как на нас влияет тот большой мир, в котором мы живем, на нас оказывают влияние и маленькие бактерии, живущие в нас. И их состав в каждом отдельном случае индивидуален, что делает ситуацию невероятно увлекательной.

> Иммунитет, или способность нашего организма сопротивляться неблагоприятным внешним и внутренним факторам, напрямую зависит от состояния микрофлоры нашего кишечника.

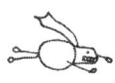

Наш иммунитет зависит от самочувствия наших кишечных бактерий (как, кстати, и большинство происходящих в нашем организме процессов). Именно на них природой возложена ответственность за нашу защиту.

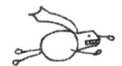

Формирование микрофлоры кишечника

Во внутриутробном периоде ребенок стерилен, если беременность протекает нормально. В течение 9 месяцев малыш не контактирует ни с кем, кроме своей матери. Питание он получает от нее уже в готовом виде, как и кислород, который она вдыхает. Таким образом, материнские легкие и кишечник фильтруют все, что потом будет доставлено в организм малыша. Ребенок получает кислород и питательные вещества через кровоток, в котором нет ни единой бактерии. Об этом заботится иммунная система матери. Плод окутан плодным пузырем, который отделяет его от мышечной стенки матки, но и та, в свою очередь, тоже образует прочный защитный каркас. При такой защите к малышу не проникнет ни один паразит, ни один вирус или бактерия, ни один грибок!

> Малыш во внутриутробном периоде стерильнее, чем помещение операционной после тщательной обработки.

Это исключительное состояние в процессе *онтогенеза*[1] человека. Ни на каком другом этапе жизни мы не изолированы настолько от внешнего мира и не находимся под такой мощной защитой. Если бы природой было задумано, чтобы, покинув полость матки во время родов, ребенок оставался и дальше стерильным, человеческий организм был бы устроен совершенно иначе.

Практически каждое более-менее крупное живое существо является ареалом обитания как минимум еще одного живого существа, которое ему помогает, что является платой за предоставление пространства для проживания.

---

[1] Индивидуальное развитие организма. — *Прим. ред.*

Именно поэтому у нас имеются клетки, поверхность которых оптимально устроена для сцепления с бактериями, а также имеются площади для обитания бактерий, которые столетиями развивались вместе с организмом человека.

Если на каком-то участке околоплодный пузырь не является герметичным, начинается осеменение плода. Если принять, что изначально наш организм на 100 % состоит из клеток собственных тканей, то после контакта с окружающей средой количество клеток наших тканей составит лишь 10 % из 100 %, а остальные 90 % придутся на бактерии, которые подселились в наш организм. И только потому, что клетка человеческого организма по размерам в разы крупнее бактериальной, оценить визуально данное соотношение не представляется возможным. И прежде чем мы познакомимся со своей матерью, сначала во время родов нам приходится знакомиться с микроорганизмами ее тела. Это в первую очередь микрофлора влагалища. Населяющие ее бактерии выполняют важные защитные функции за счет способности синтезировать кислоты. Благодаря им сантиметр за сантиметром в родовом канале поддерживается чистота, что, в свою очередь, является фактором защиты развивающегося плода.

> В то время как в носовом проходе насчитывается 900 различных видов бактерий, в родовом канале их количество минимально.

После тщательной сортировки остаются только те бактерии, которые способны создать защитную оболочку вокруг малыша. Половину этих бактерий составляют *лактобациллы*. Они синтезируют молочную кислоту. Логично, что населять данный регион могут лишь микроорганизмы, способные жить в кислой среде.

Если все идет нормально, в процессе родов у ребенка есть два варианта, куда направить свой взор: в сторону заднего прохода или в противоположном направлении. После чего осуществляется контакт с кожей, а затем — с человеком в резиновых перчатках, потом — с какими-то пленками… И вот уже первые колонии бактерий заселяют организм ребенка изнутри и снаружи: вагинальная и кишечная микрофлора, микроорганизмы кожного покрова, микроорганизмы больницы. Неплохой микс для начала. Кислая оболочка защищает нас от вторжения болезнетворных агентов, а остальные начинают тренировать иммунную систему. И первые непереваренные частички материнского молока расщепляются микроорганизмами-помощниками.

Некоторым бактериям требуется около 20 минут, чтобы произвести следующее поколение себе подобных, а вот у человека до этого момента в среднем проходит 20 лет. И в то время как у самой первой бактерии нашего организма появился прапрапраправнук, мы всего лишь 2 часа находимся на руках у наших родителей.

Однако, несмотря на стремительность этого процесса, до момента, когда окончательно сформируется бактериальная флора нашего кишечника, проходит в среднем 3 года. До этого в нашем кишечнике отмечается постоянная перестановка сил, серьезные **бактериальные баталии**. Некоторые виды бактерий, которые попадают в нашу ротовую полость, стремительно размножаются в брюшной полости, потом так же быстро исчезают, а другие остаются с нами на всю жизнь. Частично мы сами выбираем тех, кто будет жить с нами дальше: сосем кожу и волосы мамы, потом грызем ножку стула, а иногда целуем стекло, сидя в автомобиле, или нос соседского пса. Все, что попадает в наш рот, в дальнейшем становится составляющим элементом империи нашего кишечного мира. Хорошо это или плохо — трудно сказать. Мы собираем частички нашей судьбы ртом. Анализ кала же показывает, что из этого получилось. Это игра со многими неизвестными.

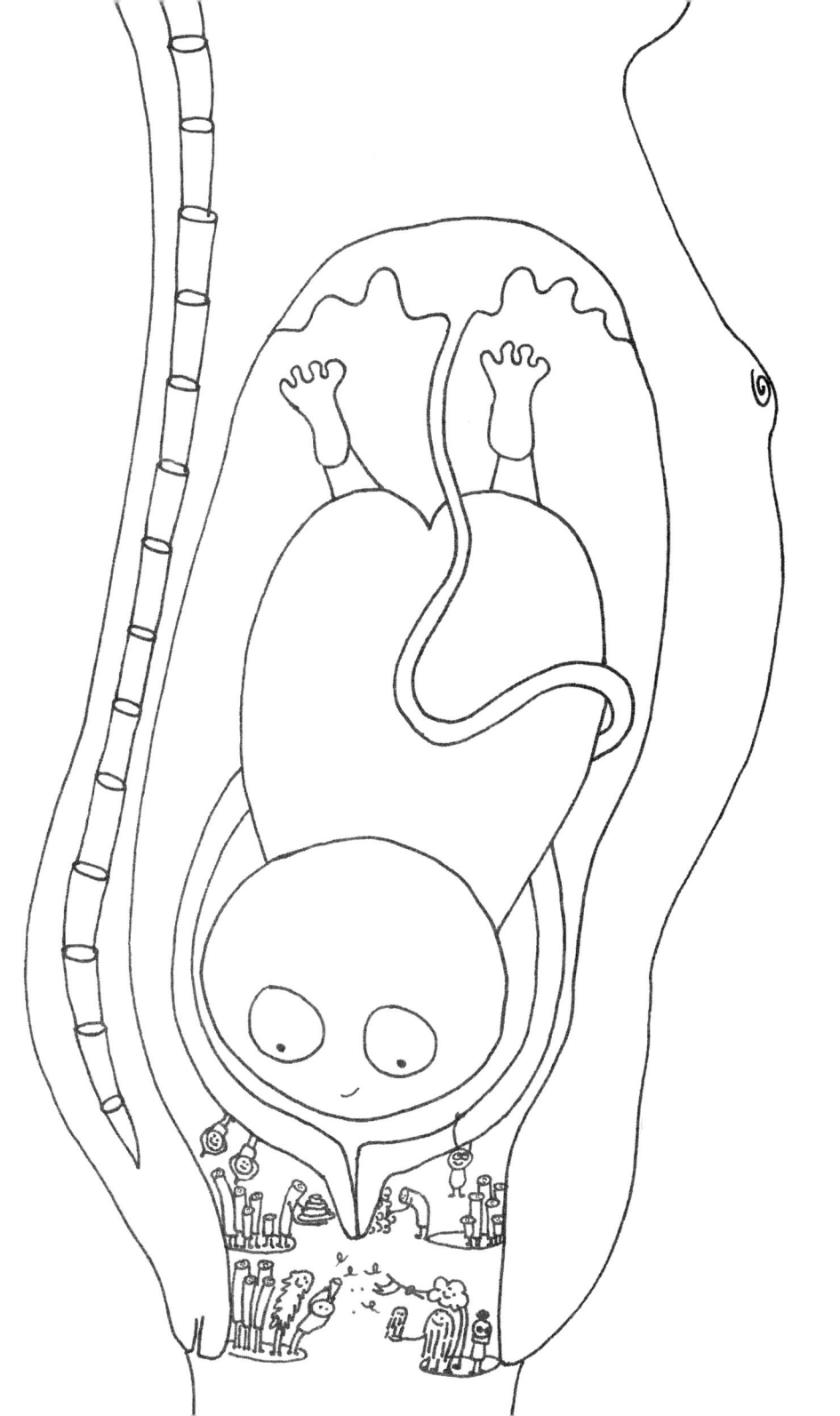

Кое-кто нам помогает в этом процессе. В первую очередь это наши матери. Неважно, сколько раз мы целовали стекло, в результате частого контакта с мамой мы защищаемся ее микробами. Мы очень хорошо защищены от возбудителей болезней.

При грудном вскармливании в организм ребенка поступает большое количество микроорганизмов, преимущественно бифидобактерий. Эти бактерии рано заселяют организм и чуть позже формируют иммунную систему и основу обменных процессов. Если ребенок на первом году жизни получал маленькое количество бифидобактерий, в дальнейшем у него будет выше риск развития ожирения. Бактерии бывают хорошие и менее хорошие. В период лактации можно сместить баланс в сторону хороших бактерий, тем самым предупредив риск развития глютеновой непереносимости. Первые бактерии кишечника младенца подготавливают кишечник к сосуществованию со «взрослыми» бактериями, нейтрализуя кислород и электроны из полости кишечника. Как только создается безвоздушная среда, кишечник готов принимать на жительство всех остальных.

Материнское молоко — это чудодейственный продукт. Полноценно питающиеся мамы, у которых не наблюдается дефицит грудного молока, могут расслабиться и не переживать: их ребенок обеспечен полноценным здоровым питанием. По нормам суточного потребления питательных веществ для детей натуральное материнское молоко является лидером среди всех видов детского питания. Оно содержит все, что нужно, знает все и может все. Помимо всех необходимых питатель-

> Материнское молоко является самым сбалансированным продуктом, который позволяет сформировать нормальную микрофлору кишечника у ребенка с первых дней его жизни.

ных веществ в оптимально сбалансированном количестве, молоку ставятся дополнительные баллы за элементы иммунитета материнского организма. В материнском молоке содержатся антитела, которые нейтрализуют опасные бактерии (например, полученные при облизывании домашних животных).

По окончании периода лактации в мире бактерий малыша происходит целая революция. Внезапно полностью меняется рацион. Хитроумная природа наделила первые поселения бактерий, попавших в организм малыша с молоком матери, специальным геном, ответственным за расщепление простых углеводов типа риса. Если в рацион малыша вводят сложные растительные углеводы, например горох, микрофлора самостоятельно уже не справится. Нужны новые разновидности бактерий. Уже имеющиеся бактерии в зависимости от типа питания могут накапливать дополнительные свойства или утрачивать имеющиеся.

> Если у новорожденного ребенка часто болит живот или есть запах изо рта, это может означать, что микрофлора его кишечника еще не сформировалась.

У африканских детей в кишечнике присутствуют бактерии, которые синтезируют всевозможные компоненты для расщепления пищи, содержащей растительные волокна. Микроорганизмы европейских детей пренебрегают этой тяжелой работой, не страдая угрызениями совести, поскольку они получают овощи и мясо в виде пюре.

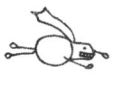 **Формирование нормальной микрофлоры кишечника у новорожденных идет параллельно в двух разных процессах — это брожение и гниение. При здоровой микрофлоре углеводы могут сбраживаться до молочной и уксусной кислоты. Это препятствует росту концентрации гнилостных бактерий, а также других вредных веществ.**

При нормальном кормлении ребенка, т. е. если рацион сбалансирован, процессы брожения и гниения будут уравновешены.

Бактерии могут синтезировать определенные инструменты не только по необходимости. Иногда они одалживают некоторые «преимущества»: в кишечнике японцев, например, происходит обмен кишечных бактерий с морскими микроорганизмами. Они занимают у своих морских коллег ген, который помогает им расщеплять водоросли, например те в которые закручивают суши. Поэтому состав микрофлоры зависит напрямую от того, какие ей требуются инструменты для расщепления пищи.

По некоторым данным, ценные бактерии могут передаваться по наследству. Если у европейца однажды уже были проблемы с пищеварением (например, запор после употребления суши), неплохо было бы иметь в пределах семьи бактерии, расщепляющие водоросли. Однако это не так просто — «приручить» у себя или завести у детей помощника — переваривателя суши. Бактерии охотно живут в тех регионах, где имеются условия для выполнения их работы.

Однояйцевые близнецы хотя и имеют одни и те же гены, но бактериальный состав организма у них различный.

Если микроорганизмы адаптированы для проживания в нашем кишечнике, это значит, что им подходит архитектура наших клеток, благоприятный климат и вкусная пища. Все три фактора различаются в зависимости от микрофлоры человека. Наши гены создают наше тело, но они не являются главными архитекторами нашего организма, когда речь идет о наличии микроорганизмов. Их организмы таят гораздо больше загадок, чем у других братьев и сестер. Наш образ жизни, случайные знакомства, болезни и хобби привносят свой вклад в то, как выглядит маленький мирок в нашем животе.

На третьем году жизни ребенок все тащит в рот. Что-то из этого действительно нужно и ему подходит. Так малыш набирает все больше маленьких существ, пока количество видов постепенно не достигает нескольких сотен наименований.

Известно, что первые жители нашего кишечника закладывают фундамент будущего нашего организма. По данным исследований, первые недели нашей жизни, нацеленные на сбор бактерий, являются очень важными для формирования иммунной системы организма. Уже через 3 недели после нашего рождения по характеру продуктов распада, образовавшихся в результате обменных процессов бактерий, можно делать предположения о рисках развития аллергий, астмы, нейродермитов. Как получается, что уже в таком раннем возрасте мы собираем бактерии, которые, скорее, нам вредят?

> Наличие полезных микроорганизмов не только облегчает малышу пищеварение, но и обеспечивает формирование у него надежной иммунной системы.

Добрая треть детей в развитых странах появляется на свет путем кесарева сечения. Никаких побочных эффектов типа разрыва кишки или недовыхода плаценты. Дети, появившиеся на свет в результате кесарева сечения, в первые месяцы контактируют с окружающими только посредством кожных покровов. Свою микрофлору они должны собирать по частям, поскольку она не содержит специфических элементов иммунитета матери. Собранные микроорганизмы могут содержать бактерии с кожи большого пальца правой руки медсестры Сюзи, немного от сотрудников цветочного магазина, в котором папа купил букет цветов, может, даже что-то от собаки деда. Также может сыграть свою роль и добросовестность санитарок в роддоме при выполнении своих обязанностей по дезинфекции мебели и сантехники.

Состав кожной микрофлоры не так отрегулирован, как микрофлора влагалища. Микробный состав кожи, конечно, может добраться до кишечника малыша, пока возбудители болезней и менее опасные существа тренируют его иммунную систему. Но у детей, появившихся на свет в результате кесарева сечения, формирование первых поселений необходимых микроорганизмов продолжается месяцы или даже дольше.

> Кесарево сечение не дает младенцу возможности «заразиться» полезной микрофлорой.

Три четверти новорожденных с внутрибольничными инфекциями — это дети, появившиеся на свет в результате кесарева сечения. У них повышенный риск развития астмы, аллергии. Согласно американским исследованиям, прием лактобактерий снижает риск развития аллергии. Дети, появившиеся в результате физиологических родов, уже получили свою порцию пробиотика в процессе родов.

> Врачи считают первые месяцы жизни ребенка очень важными для формирования сбалансированной микрофлоры кишечника. Канадские ученые указывают на негативную роль в этом отношении кесарева сечения и искусственного вскармливания.

С седьмого года жизни различия в видовом составе микрофлоры детей, рожденных физиологическим путем и появившихся на свет в результате кесарева сечения, едва заметны. Ранние стадии развития, на которых микрофлора сильно влияет на формирование иммунитета и обменные процессы, уже прошли. Однако не только кесарево сечение плохо влияет на формирование кишечной микрофлоры, но также и неправильное питание, бесконтрольный прием антибиотиков, избыточная дезинфекция, частый контакт с патогенными микроорганизмами. Но не нужно сходить с ума по этому поводу. Даже такой большой и сложный организм, как наш, не может контролировать все.

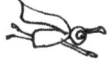 **Важно понимать, что:**
1) кесарево сечение должно выполняться только при наличии объективных показаний к такому вмешательству;
2) самым лучшим питанием для детей в первые месяцы является материнское молоко.

Микрофлора кишечника взрослого человека

Микробиом считается уже взрослым при достижении человеком трехлетнего возраста. Быть взрослым для кишечника — значит понимать, как все функционирует и работает, и иметь свои предпочтения. С этого момента определенные бактерии начинают свое путешествие длиною в жизнь. Тон этому путешествию задают употребляемая человеком пища, наличие стрессовых ситуаций, наступление переходного периода, болезни или старость.

Тот, кто выкладывает в социальные сети фото своего ужина и удивляется, что друзья никак на это не реагируют, просто ошибся целевой аудиторией. Если бы социальные сети существовали для микробов, миллионная публика ставила бы лайки и писала комментарии под подобными фото. Каждый день — разные варианты: «Вот это практичный завтрак в виде хорошо усваиваемого бутерброда с сыром!», «Порция сальмонелл в десерте тирамису!». Иногда наша микрофлора вызывает изменения в нас, а иногда мы способствуем изменениям в нашей микрофлоре. Мы — это погода и времена года для кишечных бактерий. Микрофлора может заботиться о нас или отравлять нас.

На примере взрослой микрофлоры пчел специалисты изучили, как бактерии брюшной полости способны все приводить в движение. На пчелах это лучше видно. Они, с их богатой кишечной микрофлорой, иллюстрируют один из важных этапов эволюционного процесса. В отличие от своих предков — плотоядных ос — они имеют в микробном составе новые виды, которые могут синтезировать энергию из пыльцы. Таким образом, пчелы стали вегетарианцами. При ограниченных пищевых ресурсах хорошие бактерии заботятся об обеспечении безопасности. Пчела в экстренной ситуации может переваривать нектар растений даже из далеких регионов, нехарактерных для ее ареала обитания. Гибкость в данном процессе всегда на руку. Экстренная ситуация показывает: у кого есть в арсенале армия хороших бактерий, умеющих приспосабливаться, тот и выживает. Пчелы хорошо сопротивляются паразитам в отличие от собратьев. Кишечная микрофлора в данном случае является важным фактором выживания. Но результаты эволюции пчел мы не можем напрямую связать с человеком. Люди — это высшие позвоночные, и у них есть аккаунт в фейсбуке. Тут нужно начинать историю с самого начала.

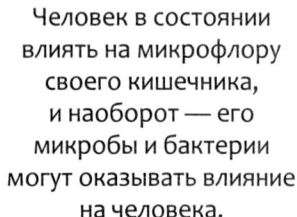

Человек в состоянии влиять на микрофлору своего кишечника, и наоборот — его микробы и бактерии могут оказывать влияние на человека.

Ученые, изучающие микрофлору нашего кишечника, должны были научиться понимать законы совершенно незнакомого человеку мира и сопоставлять их с условиями большого мира, нас окружающего. Им нужно было научиться понимать, кто и как живет в полости нашего кишечника.

Итак, кто же они? Биология — наука, очень склонная к упорядочиванию. Письменный стол устроен ровно так же, как и наша планета. Сначала все пакуется по двум большим ящикам: живое — в один, неживое — в другой. Живое, в свою очередь, подлежит дальнейшему делению. Живые организмы делятся на эукариотов, архей и бактерии. Все три группы имеют своих делегатов в составе кишечной микрофлоры. И каждый представитель той или иной группы имеет свои особенности.

Эукариоты[1] состоят из крупных сложно устроенных клеток. Они могут быть многоклеточными и достаточно крупных размеров. Кит — это тоже эукариот. Человек тоже эукариот, как и муравьи, хотя они и очень маленьких размеров. Эукариоты в современной биологии подразделяются еще на шесть групп: амебозои[2], существа с псевдоподиями (ложными ножками), растения, протисты[3], опистоконты[4] и водоросли.

Для тех, кто не знаком с термином «опистоконты» (в переводе с греческого «заднежгутиковые»), поясняю: это все животные, люди и грибы. Если встречаешь на асфальте муравья, можно поприветствовать собрата — представителя опистоконтов. Эукариоты, чаще остальных встречающиеся в кишечнике, — это дрожжи, которые также относятся к группе опистоконтов. Мы знакомы с ними по дрожжевому тесту, но существуют и другие представители дрожжевых грибов.

Археи представляют собой промежуточную стадию. Это ненастоящие эукариоты, но уже и не бактерии в чистом виде.

---

[1] Организмы, клетки которых содержат оформленные, ограниченные оболочкой ядра. — *Прим. ред.*

[2] Тип простейших, включающий в себя большинство одноклеточных, обычно передвигающихся при помощи образования ложноножек. — *Прим. ред.*

[3] Одноклеточные растительные и животные организмы. — *Прим. ред.*

[4] Обширная группа эукариотов, включающая грибы и животных. — *Прим. ред.*

Они состоят из мелких сложно устроенных клеток. Чтобы конкретизировать размытую картину, можно сказать, что археи — это экстремалы. Некоторые из них, термофилы, чувствуют себя комфортно в среде с температурой выше +100 °C — в вулканах и горячих источниках. Ацидофилы предпочитают обитание в сильно концентрированных кислотах, галлофилы — в соленой среде (например, в море). Холодолюбивые археи можно успешно заселять в условия лаборатории, они комфортно себя чувствуют в морозильниках при температуре −80 °C.

В нашем кишечнике проживают археи, питающиеся отходами остального сообщества микроорганизмов и способные к свечению.

Вернемся к главному вопросу.

Классифицируя бактерии, можно выделить более 20 основных больших групп. Эти группы имеют столько же общего, сколько человек и протисты, то есть практически ничего. Кишечная микрофлора представлена пятью основными сообществами: *Bacteroides* и *Firmicutes*, *Proteobacteria*, *Actinobacteria*, *Verrucomicrobia*. Внутри этих больших групп также существует деление, вплоть до семейств. В пределах семейства представители того или иного вида обладают относительно схожими свойствами.

Бактерии составляют более 90 % всех жителей микрофлоры кишечника.

У них похожий рацион, внешние характеристики, их организмы функционируют практически одинаково. Единичные представители носят впечатляющие имена, такие как, например, *Bacteroidetes uniformis*, *Lactobacillus acidophilus* или *хеликобактер пилори*. Королевство бактерий огромно.

Разыскивая в человеке определенную бактерию, все равно встретишься с какой-то ранее незнакомой или, нао-

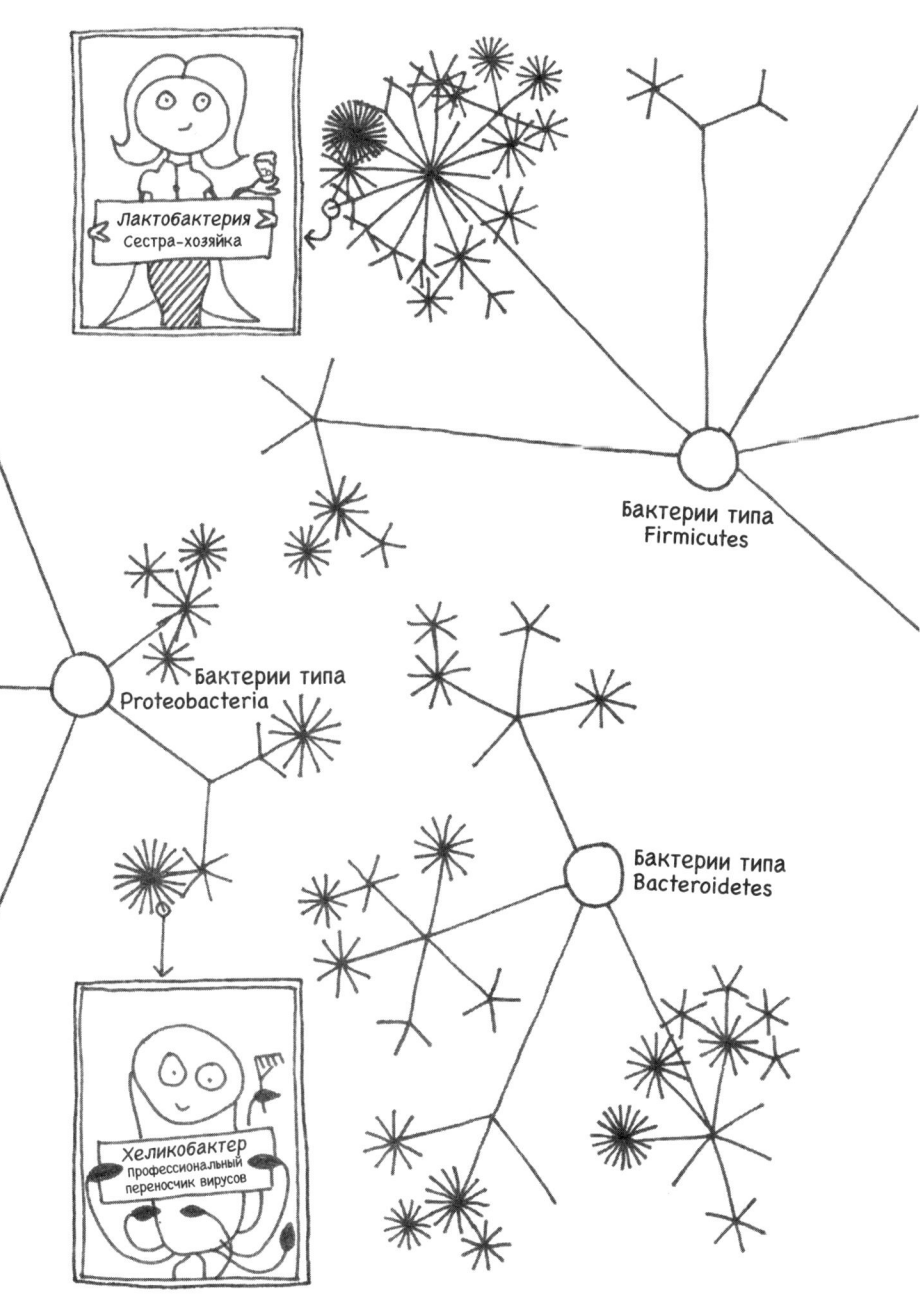

Схематическое представление основных групп и подгрупп микрофлоры кишечника. Лактобактерии, например, относятся к типу Firmicutes

борот, знакомой, но увидишь ее в самом неожиданном месте. Группа ученых из США в рамках полуигрового эксперимента исследовала микрофлору одного пупка. И встретила там представителей микроорганизмов, которые до того дня были известны как обитатели морей по соседству с Японией. При этом испытуемый никогда в жизни не был в азиатском регионе. С глобализацией мы имеем дело не только в случае превращения чебуречной в «Макдоналдс», но и когда дело доходит до обитателей нашего пупка. Ежедневно миллиарды микроорганизмов путешествуют по всему миру, не платя ни копейки за проезд.

> Количество микроорганизмов, которые находятся в кишечнике, превышает общее количество всех клеток в человеческом организме.

У каждого человека имеется своя огромная коллекция микроорганизмов. Можно даже взять бактериальный отпечаток пальцев. Если изучить мазок с шерсти вашей собаки и проанализировать генотип бактерий, то картина будет сходной с результатами исследования бактериального состава на ваших руках. Прикасаясь к предметам, мы оставляем на них свой бактериальный след. И для каждого из нас характерен свой бактериальный отпечаток.

Наш кишечник обладает похожей уникальностью. И как могут медики со 100%-ной вероятностью советовать, что нам пойдет на пользу, а что повредит?

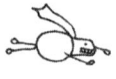 **Три простых правила позволят оживить вашу кишечную микрофлору.**
1. **Всегда тщательно пережевывайте пищу!**
2. **Ешьте в покое, а не тогда, когда вы устали и напряжены, и не тогда, когда у вас холодные кисти рук и стопы (потому что тогда и кровоснабжение кишечника будет плохим).**
3. **Ешьте только тогда, когда чувствуете голод.**

В рамках проведения экспериментов индивидуальность организма всегда является серьезной помехой! Но тот, кто задается вопросом о влиянии бактерий кишечника на состояние нашего здоровья, совсем не желает получить в ответ: «Итак, господин Майер, у вас выявлены типично азиатские и еще какие-то редкие образцы». Нам в любом случае нужна какая-то унифицированная схема, чтобы получать ответы на интересующие нас вопросы.

Если ученые выделяют тысячи различных видов бактерий в кишечнике, встает вопрос: достаточно ли обобщенной классификации штаммов или нужно рассматривать каждый имеющийся вид отдельно? Кишечная палочка *E.coli* и ее злобный близнец энтерогеморрагическая *E.coli* относятся к одному и тому же семейству. Отличия минимальны. Однако их нельзя не заметить. Энтерогеморрагическая *E.coli* является возбудителем очень опасной диареи и вызывает развитие кишечных кровотечений.

Поэтому исследовать микроорганизмы только на уровне семейств или родов не всегда информативно, особенно если речь заходит о самых вредных для нас представителях.

Генофонд наших бактерий

Гены — это возможности. Гены — это информация. Гены могут навязывать качества или предлагать возможности. Прежде всего гены — это планы. Многие из них не могут включаться в работу, пока их никто «не читает» или не использует. А многих из них никак не обвести вокруг пальца. Они решают, например, появляется на свет человек или бактерия. Некоторые гены являются генами отсроченного действия (например, гены, регулирующие раз-

> Чтобы понять, как микробы кишечника воздействуют на здоровье и самочувствие человека, очень важно оценить их генетический потенциал.

витие старческой пигментации). Некоторые, возможно, и имеют место быть, но достоверные данные об их существовании отсутствуют (например, ген, отвечающий за размер груди). Для кого-то это плюс, а для кого-то — повод для расстройства.

У наших кишечных бактерий суммарно имеется в 150 раз больше генов, чем у человека. Этот генофонд называется микробиомом. Если бы мы могли отобрать для себя 150 различных живых существ, чьими генами мы хотели бы обладать, интересно, кого бы мы выбрали? Кто-то подумает о силе льва или преимуществе иметь крылья, как у птицы, идеальном слухе, как у летучей мыши, или возможности иметь практичный домик, как у улитки. Обзавестись генами бактерий целесообразнее из практических соображений. Бактерии легко заглатываются, раскрывают свои способности в кишечнике и приспосабливаются к нашему образу и стилю жизни. Никому не нужно постоянно таскать на себе домик, как улитка, никому не нужны пожизненно ферменты для переваривания молока, и они постепенно исчезают из нашего организма после окончания периода лактации. На сегодняшний день у нас нет возможности просмотреть все гены всех живущих в нас бактерий. Некоторые гены можно попробовать нацеленно выискивать, если знать об их существовании и молекулярном строении. Например, у малыша больше активных генов, ответственных за переваривание материнского молока, чем у взрослого человека.

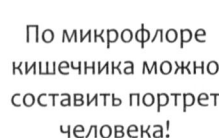

По микрофлоре кишечника можно составить портрет человека!

В кишечнике человека, склонного к ожирению, присутствуют гены бактерий, ответственных за расщепление углеводов, у пожилых людей меньше бактериальных генов, способных бороться со стрессом. Ген бактерии в Токио, например, отвечает за способность расщеплять морские водоросли, а тот же самый ген в Пфорцхайме (город на западе германской земли Баден-Вюртемберг) может выполнять уже другие функции. **По бактериальному составу кишечника можно приблизительно определить наш возраст, конституцию или регион проживания.**

Бактериальный состав также может рассказать о способностях нашего организма. Парацетамол для некоторых людей может стать настоящим ядом. Некоторые бактерии синтезируют вещества, помогающие нашей печени нейтрализовать яды. Можно ли конкретному человеку бездумно глотать таблетки от головной боли, также решают бактерии нашего кишечника.

Это же следует учитывать и при выборе продуктов питания: защитное свойство сои против рака простаты, заболеваний сердечно-сосудистой системы и костной системы уже доказано. Более 50 % представителей азиатской расы извлекают из этого выгоду. У европейцев похожий эффект отмечен лишь у 25–30 %. И в основе данного феномена лежат вовсе не генетические и расовые различия. Все дело в определенных бактериях, которые преимущественно встречаются в кишечнике азиатов и перерабатывают компоненты сои в уникальные противоопухолевые вещества. Для ученых огромным достижением стал метод выделения единичных генов бактерий, которые регулируют это свойство.

Однако остается вопрос: «Как влияет бактерия на наше здоровье в целом?» В упомянутом примере мы уже получили один из ответов. Но нам же нужно знать больше. Мы хотим понимать процессы в совокупности. Если мы взглянем на многочисленные гены бактерий, среди них найдутся группы генов, перерабатывающие анальгетики или соевый субстрат. Но преобладают общие способности: каждый микробиом содержит гены, ответственные за расщепление углеводов, белков или синтез витаминов.

В одной бактерии около 1000 генов. В кишечнике — тысячи миллиардов бактерий. Первый результат анализа на идентификацию генов бактерий (картирование генов) представлен не столбцами или круговой диаграммой, а как целое произведение художественного искусства.

Однако при изучении микробиома возникает одна проблема. С той же проблемой столкнулись представители «поколения Google». Мы ставим вопрос — и 6 млн источников готовы предоставить нам ответ одновременно. Но ведь нам нужен единственно верный ответ. Мы начинаем более точно формулировать вопрос, тщательнее сортировать и искать ключевые слова. Первым шагом в данном направлении было открытие трех энтеротипов в 2011 году.

Ученый Гейдельбергского университета (Германия) с помощью современной аппаратуры изучал бактериальный ландшафт. Он предполагал увидеть привычную картину: хаотичная смесь всевозможных бактерий, их скопление и незнакомые разновидности. Результат был ошеломляющим. Несмотря на **разнообразие**, в кишечнике однозначно царила **строгая упорядоченность**. Одно из трех семейств бактерий так или иначе находится в определенном типе кишечника в абсолютном большинстве. За счет этого в неразберихе из тысяч семей уже имеется какой-то определенный порядок.

Три типа кишечника

Принадлежность к одному из трех типов кишечника зависит от того, какое из трех семейств бактерий преобладает в микрофлоре кишечника. Существуют три семейства: *Bacteroidetes* (бактероиды), *Prevotella* (превотеллы), *Ruminococcus* (руминококки). Ученые выявили, что одно из трех семейств присутствует у азиатов, американцев и европейцев вне зависимости от возраста и пола. Принадлежность к одному из типов, возможно, предопределяет целый ряд свойств организма: способность делать из сои целебный субстрат, иметь крепкие нервы или повышенный риск каких-либо заболеваний.

Представители традиционной китайской медицины посетили Гейдельбергский университет и пришли к выводу, что возможен синтез сведений современной медицины и древних познаний. В классической китайской медицине все люди делятся на три группы в зависимости от того, наблюдается ли у них терапевтический эффект от приема определенных растений, например инжира. Семейства бактерий в нашем организме обладают различными свойствами. Они расщепляют пищу на различных уровнях, синтезируют многочисленные вещества и нейтрализуют яды. Кроме того, они способны стимулировать рост колоний других представителей микрофлоры или подавлять его.

Бактероиды

Бактероиды (*Bacteroidetes*) — самое известное и многочисленное семейство. Это специалисты по расщеплению углеводов, поскольку имеют гены, которые при необходимости запускают цепочку синтеза фермента, необходимого в этом процессе. Едим мы стейк или большой лист салата или, подвыпив, жуем салфетку, бактероиды сразу пытаются выяснить, какие ферменты необходимы, ведь их основной задачей является получение энергии.

> Бактероиды влияют на вес человека.

Благодаря их способности из всей пищи извлекать максимум энергии бактерии данного семейства считаются «хранителями» маленького веса у человека.

В действительности же бактероиды, скорее всего, любят мясо и насыщенные жирные кислоты. Они встречаются преимущественно в кишечнике человека, который любит колбасу и колбасные продукты. Влияют они на увеличение веса или, наоборот, заботятся о минимуме жировых запасов — вопрос до сих пор остается открытым. В организмах, в которых обитают бактероиды, как правило, также встречаются парабактероиды (*Parabacteroides*), задачей которых является поставка максимального количества калорий нашему организму.

Такой тип кишечника уникален тем, что он способен синтезировать большое количество биотина. *Биотин* также называют витамином B$_7$ или витамином Н. Этот витамин был открыт в 30-х годах прошлого века в процессе работы над созданием средства от кожного заболевания из-за избыточного белкового питания.

Витамин Н нейтрализует яд, который присутствует в сыром белке и носит название «*авидин*». Кожное нарушение развивается при недостатке витамина Н. Низкий уровень витамина Н обусловлен тем, что большая его часть уходит на нейтрализацию авидина. **Следовательно, страсть к потреблению сырых белков приводит к дефициту витамина Н и кожным нарушениям.**

Не знаю, ел ли кто-то из вас такое большое количество сырых белков, чтобы выявить эту взаимосвязь. Кто в будущем сможет съесть столько сырых белков, чтобы протестировать на себе взаимосвязь авидина с витамином Н, скорее всего, ответит на этот вопрос и на время почувствует себя… свиньей. Да-да, свиньей, заблудившейся в поле с генно-модифицированной кукурузой. Для того чтобы сделать кукурузу менее привлекательной для вредителей, в геном растения был искусственно внедрен ген, который запускает синтез авидина. Если вредители или дикая свинья съедают растение, они отравляются. Но когда человек готовит такую кукурузу, он может не опасаться отравления, если она хорошо термически обработана (вспомним историю с сырым яйцом).

О том, что бактерии нашего кишечника могут синтезировать витамин Н, известно, потому что его количество в организме выше, чем то, что поступает с пищей. Поскольку сами клетки организма не способны синтезировать биотин, бактерии кишечной микрофлоры являются мини-заводами по его производству. Биотин нужен организму не только для красивой кожи, блестящих волос и крепких ногтей. Кроме этого, он принимает участие в важнейших обменных процессах синтеза углеводов и жиров в клетках организма и расщеплении протеинов.

Недостаточное содержание биотина, помимо негативного влияния на состояние волос, ногтей и кожи, может также стать причиной развития депрессивных состояний, сонливости, подверженности инфекционным заболеваниям, изменений со стороны нервной системы, повышенного уровня холестерина.

Список симптомов дефицита биотина впечатляющий. Почти каждый симптом вы можете легко применить к себе. Можно страдать от хронического насморка или быть в состоянии подавленности и иметь при этом нормальную концентрацию биотина в организме.

Что касается *холестерина*, то его повышенный уровень в большинстве случаев является результатом злоупотребления салом, завтраками из сырых яиц, содержащих авидин.

Существует ряд признаков, по которым можно определить дефицит биотина.

К группе риска относятся лица, длительное время употребляющие антибиотики или другие медикаменты, злоупотребляющие алкоголем, пациенты с больными почками, после резекции тонкого кишечника. Такие люди нуждаются в дополнительном приеме биотина в виде пищевых добавок. К здоровой группе подверженных дефициту биотина относятся беремен-

Кстати, для превращения биотина в активную форму организму необходим магний, и, если у вас дефицит этого микроэлемента, может возникнуть недостаточность биотина.

ные: малыши забирают биотин из организма матери, как старый холодильник — электричество.

На сегодняшний день не проводились исследования на предмет количества биотина, синтезируемого бактериями кишечника. Мы знаем, что некоторые бактерии могут синтезировать вредные для большинства хороших бактерий вещества типа антибиотиков, что, в свою очередь, может стать причиной дефицита биотина. Определение вида бактерий, больше склонных к развитию дефицита биотина, могло бы стать занятной темой для проведения очередного исследования.

Бактероиды имеют успех не только из-за своих способностей синтезировать важные компоненты, но и благодаря поддержке со стороны других представителей микрофлоры. В кишечнике имеются бактерии, беззаботно проживающие там благодаря своей способности выметать мусор вокруг бактероидов, которые ценят чистоту и в чистом пространстве работают куда эффективнее. Уборщики, в свою очередь, имеют постоянный источник питания. Обезвреживающие бактерии могут больше: они не только перерабатывают мусор, но и синтезируют из него вещества, которые снова используются бактероидами. В некоторых обменных цепочках бактероиды сами ферментируют отходы кишечного тракта: требуется атом углерода для синтеза какого-либо компонента, и они его захватывают в полости кишечника, поскольку углерод является мусором обменных процессов и находится в достаточном количестве.

Превотелла

Превотелла (*Prevotella*) является противоположностью бактероидов. Согласно данным исследований, она любит обитать и в организме вегетарианцев, и у тех, кто умеренно употребляет белковые продукты, а также у приверженцев мясного рациона. То, что мы едим, далеко не решающий фактор, предопределяющий состав микрофлоры нашего кишечника.

У превотеллы также есть бактерии-коллеги, с которыми она вместе работает, — *Desulfovibrionales*. У них зачастую наблюдаются длинные жгутики, за счет которых они осуществляют движение и помогают превотеллам снабжать нашу слизистую необходимыми протеинами. Эти белки они могут также потреблять в пищу или что-то из них строить.

В процессе работы превотелла выделяет соединения серы. Мы все знаем, как пахнет сера. Если бы не *Desulfovibrionales*, нейтрализующие серу, превотелла бы не могла нормально функционировать в образовавшемся вокруг нее серном болоте. Этот газ, сероводород, по сути своей не является вредным, пока концентрация его минимальна. Наш нос не любит этот запах — это мера предосторожности организма, поскольку в высоких концентрациях этот газ представляет собой угрозу для нашего здоровья и даже жизни.

В атмосфере соединений серы и странного запаха в этом типе кишечника синтезируется тиамин — компонент, более известный как витамин B_1, один из самых важных витаминов. Нашему организму он требуется не только для питания нервных клеток, но и для формирования оболочек нервных волокон из молекул липидов.

Дефицит тиамина может быть одной из причин неврологических расстройств типа тремора или нарушений памяти.

Критический дефицит витамина B_1 проявляется заболеванием бери-бери или полиневритом.

В Азии симптомы этого заболевания были описаны уже в 500 году после Рождества Христова. В переводе «бери-бери» означает «я не могу–я не могу». Это значит, что по причине разрушения нервных волокон и слабости мышечной ткани человек больше не может нормально передвигаться. Известно, что, например, шлифованный рис не содержит витамина B$_1$. Поэтому при однообразном питании рафинированными продуктами бери-бери развивается в течение нескольких недель.

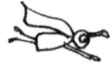 **Однообразие в рационе грозит организму недостатком одних витаминов и минеральных веществ и переизбытком других. А это неизменно приведет к значительному количеству нарушений функций всего организма и, как следствие, серьезным заболеваниям, если не сбалансировать питание.**

Наряду с поражениями нервной ткани и нарушениями памяти при незначительном недостатке витамина B$_1$ наблюдаются небольшая раздражительность, частые головные боли, проблемы с концентрацией внимания. На прогрессирующих стадиях развиваются отеки, сердечная недостаточность. Но причиной бери-бери могут быть и другие факторы. Если заболевание появляется внезапно и развивается стремительно, причиной, скорее всего, является не дефицит витаминов.

Симптомы данного заболевания помогают лучше понять функцию тиамина. Тот, кто не питается исключительно шлифованным рисом и алкоголем, не находится в группе риска развития дефицита витамина B$_1$.

Наш кишечник является рациональным снабженцем, в его задачи входит не только формировать каловые массы и выпускать газы с запахом сероводорода.

Руминококки

Это семейство представлено бактериями-призраками. Одни ученые, которые исследовали наличие трех энтеротипов, могли обнаружить только превотеллы и бактероиды, но не руминококки *(Ruminococcus)*. Другие утверждали, что эти бактерии существуют, а кто-то предполагал, что существуют еще четвертый, пятый и другие энтеротипы.

Тем не менее нужно прийти к общему знаменателю. Вполне возможно, что существуют и эти группы бактерий, и энтеротип с преобладанием руминококков. Предположительно их любимая еда — растительные волокна. Их коллеги — бактерии *Akkermansia* — очень быстро расщепляют слизь и сахара. В процессе жизнедеятельности руминококки синтезируют *гем* (группы белков). Организму требуется гем для производства элементов крови.

Проблемы с синтезом гема, предположительно, были у графа Дракулы. На его родине, в Румынии, хорошо известен генетический дефект, который выражается в непереносимости чеснока и солнечного света. Моча у таких людей красного оттенка. Она приобретает такой цвет, поскольку с ней выводятся промежуточные продукты синтеза гема. В прошлом заключение было однозначно: **у кого красная моча, тот пьет кровь.** На сегодняшний день такие люди получают необходимую поддерживающую терапию, а не становятся главными героями фильмов ужасов.

Даже если группа руминококков не та, что формирует третий энтеротип, в кишечнике ее представители все же встречаются. Потому не помешает познакомиться с ней поближе и узнать больше о Дракуле и нюансах, связанных с мочой. Например, у стерильных мышей на фоне отсутствия бактерий в кишечнике тоже наблюдаются проблемы с синтезом гема. Теперь понятно, что важность тех или иных бактерий в организме человека — это неоспоримый факт.

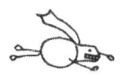 **Хорошие бактерии защищают нас от патогенной инфекции — так называемых плохих бактерий.**

Только что мы чуть ближе познакомились с микромиром бактерий. Их генетический материал таит в себе огромный потенциал для реализации самых разнообразных проектов в нашем организме: переваривания, синтеза витаминов и других важных для жизни элементов. Мы только начинаем классифицировать типы кишечников. Для этого есть основание: 100 миллиардов мельчайших существ обитают в нашем кишечнике, и это достойно нашего пристального внимания.

Продвинемся на шаг вперед и посмотрим, какую именно работу выполняют наши бактерии, взглянем на их роль в обменных процессах, пользу и возможные неприятности, которые они могут нам причинить.

Роль микрофлоры

Иногда мы рассказываем нашим детям неправду. Например, что раз в год дед с бородой приносит всем детям подарки и что он передвигается в упряжке оленей по воздуху, или что, если написать желание на бумажке и положить ее под подушку, наутро оно исполнится, или что мы нашли их в капусте. Иногда мы даже не замечаем, что слегка лукавим,

например как при всем известном ритуале «ложечку за тетю, ложечку за маму, еще одну за бабушку…». Если бы мы были научно чуть более подкованы и корректны, это выглядело бы следующим образом: «Ложечку за тебя, малыш, а часть следующей ложки за бактероиды, еще чуть-чуть поменьше за превотеллы. И еще немного за другие бактерии, которые сидят в твоем животике и ждут еду». Можно и бактериям-коллегам передать небольшой привет с нашего стола. Коллеги-бактероиды прилежно помогают пищеварению малыша. И не только грудничок, но и взрослый человек получает свою выгоду от такого сожительства.

Представители кишечной микрофлоры, как уже известно, расщепляют непереваренные остатки нашей еды, синтезируя при этом вещества, которыми мы с удовольствием пользуемся.

Тезису, что бактерии кишечника ответственны за обменные процессы и влияют на наш вес, всего пара лет. Давайте порассуждаем: если бактерии питаются вместе с нами, то это значит, они у нас ничего не отбирают. Бактерии не задерживаются в полости тонкого кишечника, где, собственно, и происходит расщепление и всасывание питательных веществ. Самая большая концентрация бактерий наблюдается там, где процессы переваривания как таковые уже закончились и куда транспортируются непереваренные компоненты. Чем ближе к анальному отверстию по пути от тонкого кишечника, тем больше количество бактерий на каждый квадратный сантиметр слизистой оболочки. За тем, чтобы бактерии были распределены таким образом, следит наш кишечник. При нарушении равновесия бактерии в большом количестве могут выходить в полость тонкого кишечника. **Симптомы и последствия этого бактериального переселения еще не до конца изучены,** но основные его проявления — это вздутия и боли в животе, суставные боли, воспаление слизистой кишечника, дефицит питательных веществ и анемия.

Жвачные животные, например коровы, в отличие от нас, совершенно по-другому организованы. Они оптимально приспособлены к рациону в виде трав и других растений. Шутки про веганов — это не про них! Их тайна заключается в том, что их микрофлора расположена в верхних отделах пищеварительного тракта. Они не пытаются переваривать сложные растительные углеводы самостоятельно, а перепоручают эту работу бактероидам и их коллегам. И те уже формируют легкий для дальнейшего переваривания и расщепления пищевой комок.

В данном случае бактерии в верхних отделах кишечного тракта — очень практичное решение. Бактерии богаты протеинами. По сути, они являются мини-стейками и, как только сыграли свою роль, направляются в полость желудка, где перевариваются. Получается, собствен-

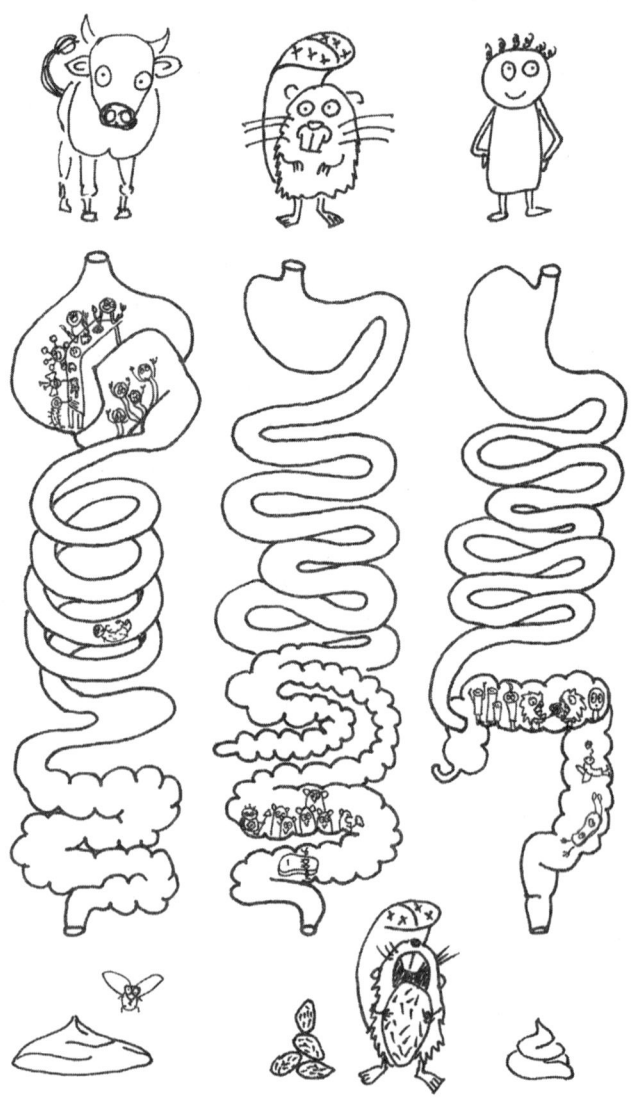

ные кишечные бактерии являются источником белка для животного-вегетарианца.

Бактерии человека живут слишком далеко от желудка, поэтому после гибели они покидают наш кишечник с каловыми массами.

Бактерии в организме грызунов расположены тоже на последних участках кишечного тракта. Но они не согласны с ситуацией, когда ценные белки пропадают просто так, поэтому грызуны поедают свой кал.

Мы, в отличие от грызунов, идем в магазин за мясом или соей, которые являются компенсацией того, что наш организм не может вторично перерабатывать богатые белками бактерии нашей микрофлоры. От их работы мы тоже получаем пользу, даже если не способны их переваривать. Бактерии производят мельчайшие питательные единицы, которые клетки нашего кишечника способны захватывать.

Это свойство бактерии сохраняют и вне кишечника. Йогурт представляет собой не что иное, как переваренное бактериями молоко. Молочный сахар (*лактоза*) по большей части трансформируется в молочную кислоту (*лактат*) и мелкие молекулы сахара. Потому йогурт может быть более кислым или сладким на вкус. Синтезированные бактериями из молока кислоты имеют также дополнительное качество — они денатурируют молочный белок, за счет чего йогурт

Кисломолочные бактерии, содержащиеся в йогурте, подавляют развитие гнилостных микроорганизмов, препятствуют развитию дисбактериоза и восстанавливают баланс микрофлоры кишечника.

имеет более плотную консистенцию. Йогурт позволяет нам экономить силы и ресурсы, процесс переваривания в нем уже начат.

Очень разумно предоставлять этим бактериям функцию предварительного пищеварения, ведь они образуют очень полезные для организма конечные продукты распада. Производители йогурта в процессе его изготовления применяют бактерии, синтезирующие преимущественно молекулы молочной кислоты с конфигурацией «вправо», а не «влево». Оба типа являются зеркально отраженными копиями друг друга. Левовращающие молекулы для энзимов пищеварительной системы как ножницы для левшей: трудны в обращении. Поэтому в супермаркете лучше выбрать баночку с йогуртом, в составе которого указано, что он содержит преимущественно правовращающую молочную кислоту[1].

Бактерии не только расщепляют нашу еду, но и синтезируют при этом всевозможные вещества. Например, **белокочанная капуста содержит меньше витаминов, чем квашеная капуста, ведь витамины синтезируются именно бактериями, принимающими участие в квашении.**

А вот в вареной моркови уровень антиоксидантов в 3 раза выше, чем в сырой, то есть употребление прошедшей термообработку моркови многократно снижает риск образования злокачественных опухолей и замедляет процессы старения. Однако, с другой стороны, обработка убивает 70 % витаминов.

Что же делать? Ответ прост: кушать и то и другое.

В сыре бактерии и грибки ответственны за формирование вкуса, консистенцию и наличие дырок. При производстве салями или других копченых колбас тоже применяют закваски (преимущественно бактерии группы стафилококков), именно они придают вкусу насыщенность. Вино или водка — это продукт брожения дрожжевых грибов, наиме-

---

[1] Правовращающая молочная кислота обозначается (L), а левовращающая — (D). На йогуртах, продаваемых в России, эта информация указывается редко. Употребляйте простоквашу, пахту, кефир и сыворотку. В них содержится достаточное количество правовращающей молочной кислоты. — *Прим. ред.*

нование которому — алкоголь. Но работа, которую способны выполнить мельчайшие существа, не ограничивается винной бочкой. Практически все, что может вам рассказать дегустатор, сосредоточено вдали от «бутылки». Послевкусие после приема вина, например, является отсроченным вкусовым восприятием, потому что бактериям на свою работу тоже необходимо время. Эти бактерии, формирующие вкус, расположены ближе к корню языка. Каждый гурман, знаток винной продукции, один и тот же сорт вина будет ощущать по-своему в зависимости от видового состава бактерий собственного языка.

В нашей ротовой полости обитает 0,0001 бактерий, населяющих полость кишечника. Но мы ощущаем результат их работы на вкус. Наш пищеварительный тракт должен быть очень рад многочисленным его обитателям, обладающим такими разнообразными качествами и свойствами. Хотя лактоза и фруктоза сами по себе являются легко усваиваемыми компонентами, переваривание лактозы (молочного сахара) становится утомительным для многих кишечников. В этом случае говорят о *лактозной непереносимости.* Для утилизации сложных растительных углеводов кишечник должен был придумать специальные пищеварительные ферменты, чтобы не выйти из строя. Наши микробы являются экспертами по синтезу этих самых веществ. Мы даем им приют и остатки еды, а они, в свою очередь, заботятся о том, что нам самим слишком сложно переваривать.

По разным данным, в течение суток в кишечнике образуется от 10—20 млрд до 17 трлн микробов.

Рацион человека из западных стран на 90 % состоит из того, что ест сам человек, и на 10 % из того, что едят бактерии. **Каждый 10-й обед, образно говоря, идет в фонд**

микрофлоры кишечника. Рацион взрослого человека — это весьма увлекательный предмет для большинства наших бактерий. Очень важно, что мы едим и какие бактерии нас в этом поддерживают. Если обратиться к теме избыточного веса, пациенту, страдающему ожирением, нужно думать не только о калориях, но и о видовом составе бактерий, которые вместе с ним садятся за обеденный стол.

Влияние микрофлоры кишечника на избыточный вес

Гипотеза первая

Кишечная микрофлора содержит большое количество бактерий-«толстячков», которые эффективно расщепляют углеводные молекулы. Если они слишком много на себя берут, у нас появляются некоторые проблемы. Стройные мышки выводят наружу большое количество непереваренных компонентов, толстые — намного меньше. Бактерии-«толстячки» способны на 100 % переваривать все до последней крошки, питая при этом организм своего хозяина. В отношении людей это можно сформулировать следующим образом: некоторые имеют большую массу тела и большее содержание подкожного жира, несмотря на то, что съедают не больше остальных. Просто их организм извлекает из еды максимум энергии, которая зачастую бывает избыточной.

Как это получается? Из непереваиваемых углеводов бактерии могут синтезировать жирные кислоты. Бактерии, любящие овощи, синтезируют жирные кислоты, которые уходят в депо печени и кишечника, другие бактерии синтезируют жирные кислоты, питающие другие участки нашего организма. **Поэтому от банана не толстеют в отличие от кусочка шоколада, хотя их калорийность одинакова.** Растительные углеводы связаны локальными депо в организме и, скорее всего, не влияют на накопление жира в подкожной жировой клетчатке.

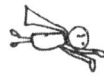 **Неправильный образ жизни, нездоровое питание, лекарственные препараты и стресс могут существенно угнетать жизнедеятельность полезной микрофлоры. С течением времени это становится причиной размножения патогенных микроорганизмов, возникновения хронического воспаления кишечника и других проблем со здоровьем.**

При работе с людьми, страдающими ожирением, было выявлено, что видовой состав их микрофлоры обеднен, в нем преобладают бактерии, расщепляющие углеводы. Для того чтобы нажить ожирение, нужно помнить еще о паре факторов. В лабораторных экспериментах над мышами углеводорасщепляющие бактерии обеспечивали 60 % успеха при наборе лишнего веса (если прибавку лишних килограммов можно назвать успехом). Но дело не только в бактериях-«толстячках». Причиной развития ожирения, кроме всего прочего, является еще и воспаление.

Дисбаланс микрофлоры может приводить к появлению лишних килограммов.

Гипотеза вторая

Проблемы обмена веществ типа ожирения, диабета и повышенного давления сопровождаются повышенным уровнем маркеров[1] воспаления в крови. Их показатели не так кри-

---

[1] Маркерами в медицине называются биологические вещества в крови или других субстанциях человека, указывающие на наличие той или иной патологии.

223

тично высоки, как, например, в случае наличия обширной раны или при заражении крови, поэтому терапия в таких случаях не проводится. Этот феномен потому и называется *субклиническим воспалением*. Кто очень хорошо и разбирается в теме воспалений, так это наши бактерии. На их поверхности присутствуют сигнальные вещества, которые дают команду организму: «Воспаляйся!»

> Неправильное питание не всегда является причиной избыточного веса. Накопление жировых отложений провоцирует и воспалительный процесс в организме.

В случае с ранами этот механизм является защитным: иммунная система борется с патогенными возбудителями. Пока бактерии находятся в кишечнике, сигнальные компоненты никого не интересуют. При неблагоприятной комбинации видового состава микрофлоры и при избыточном потреблении жирной пищи сигнальные вещества могут выйти в кровоток. И наш организм включает режим борьбы с воспалением. А жировые резервы на случай наступления тяжелых времен, конечно же, не повредят, поэтому организм начинает их запасать.

Сигнальные вещества на поверхности бактерий могут контактировать с различными органами, влияя тем самым на обменные процессы в них. В организме грызунов и людей в результате такого взаимодействия пополняются запасы жира в печени и подкожной жировой клетчатке.

Интересна в этом процессе также роль щитовидной железы, поскольку факторы воспаления затрудняют ее работу, в результате чего снижается синтез гормонов, а пониженная функция щитовидной железы тормозит сжигание жиров в организме.

В отличие от истинных сильных воспалительных процессов, в результате которых человек худеет, субклиническое воспаление способствует набору веса. Если быть совсем точными, то не только бактерии могут обуславливать субклиническое воспаление, а также гормональный сдвиг, повышенный уровень эстрогенов, дефицит витамина D или еда, содержащая много глютена.

Гипотеза третья

Гипотеза, выдвинутая в 2013 году, гласит: кишечные бактерии способны влиять на аппетит своего хозяина. Проще говоря, **атаки голода в 22:00, сопровождаемые поеданием шоколада и конфет, формируются не в головном мозге, а в животе,** и напрямую за это отвечает сообщество бактерий, которые требуют гамбургер, если последние 3 дня им пришлось посидеть на диете. Самое удивительное в этой истории, что мы никак не можем противостоять их желанию, они в периоды таких голодных атак диктуют нам, что есть и во сколько.

Чтобы понять эту гипотезу, нужно поразмышлять, что собой представляет еда как материя. Если у нас есть несколько блюд, мы делаем свой выбор в зависимости от настроения и желания. Как много в результате мы съедим, будет обусловлено скоростью наступления чувства насыщения. У бактерий гипотетически есть средства и пути, чтобы воздействовать и на формирование аппетита, и на скорость наступления чувства насыщения. Версия не такая уж

> Бактерии способны управлять аппетитом человека.

безумная. Что и в каком количестве мы едим — это вопрос жизни и смерти на уровне мира бактерий. В ходе эволюционного процесса продолжительностью в 3 млн лет бактерии и организм человека удивительным образом научились приспосабливаться и понимать друг друга.

Чтобы появилось желание что-то съесть, нужно, чтобы сигнал пришел из мозга. До мозга добраться крайне сложно, поскольку он защищен со всех сторон. Намного прочнее оболочек головного мозга оболочки сосудов, питающих ткани головного мозга. Через этот барьер способны проходить молекулы глюкозы, минеральные вещества и все мелкое и жирорастворимое типа *нейромедиаторов*[1]. Никотин, например, тоже может пройти через барьер к центру поощрения, неся бодрость.

Бактерии способны синтезировать компоненты, которые через оболочку сосудов проникают внутрь головного мозга. Например, *тирозин* или *триптофан*. Обе аминокислоты в головном мозге перестраиваются в *допамин* и *серотонин*. Что такое допамин? Вы наверняка слышали о центре поощрения в головном мозге. Все наши удовольствия независимо от причины их происхождения сопровождаются выбросом допамина. Серотонин, скорее всего, большинству известен как гормон счастья и связан с депрессией. Он приносит удовольствие и делает нас несколько сонными. А теперь давайте вспомним о последнем масштабном застолье. Ведь хотелось же, будучи сытым и довольным, прилечь на диван, правда?

Теория гласит: **наши бактерии нас поощряют, если они довольны едой, которую мы им поставляем.** Это формирует у нас приятные ощущения. Бактерии, получив определенные блюда, влияют на формирование чувства насыщения.

В многочисленных исследованиях было выявлено, что синтез сигнальных веществ, формирующих насыщение, значительно увеличивается, если мы едим то, что нравит-

---

[1]Биологически активные химические вещества, посредством которых осуществляется передача электрического импульса от нервной клетки через пространство между нейронами, а также, например, от нейронов к мышечной ткани. — *Прим. ред.*

ся нашим бактериям. Потому что мы употребляем продукты, которые в непереваренном состоянии поступают в толстый кишечник к нашим бактериям и там ими активно поглощаются. Рожки и тосты, например, к этим продуктам никак не относятся (подробнее об этом см. в разделе «Пребиотики»).

Сигнал насыщения приходит с двух сторон: из головного мозга и со стороны остального организма. Иногда может происходить сбой в этом процессе: **у человека может отсутствовать ген, отвечающий за формирование чувства сытости**. Как вы догадываетесь, такое отклонение встречается у людей с избыточной массой тела. Согласно теории, в центре насыщения не формируется чувство сытости, мозг считает, что организм голоден, и посылает сигналы голода.

Но не только головной мозг и ткани организма зависят от нашей еды, наши бактерии тоже хотят есть. Они относительно маленькие и особо ничего не значат — всего-то 2 кг бактерий в кишечнике. Что толку их спрашивать? Но стоит только задуматься, сколько же функций выполняет микрофлора кишечника, приходится согласиться, что и у нее есть право голоса и право на свои пожелания. Бактерии кишечника играют роль в тренировке нашей иммунной системы, помогают в переваривании пищи, синтезируют витамины, обезвреживают яды и медикаменты. Этот список можно продолжить, так что право на высказывание при насыщении бактерии точно имеют.

До сих пор неизвестно, могут ли определенные бактерии вызывать определенные пищевые предпочтения или

> В организме человека существует ген, который отвечает за предрасположенность к сильному ожирению, влияет на пищевое поведение человека и выработку организмом инсулина.

Если долгое время
не есть, например,
шоколад, это войдет
в привычку, а спустя
какое-то время бактерии
кишечника и вовсе
забудут вкус шоколада,
а значит, перестанут
в нем нуждаться.

аппетит. Тот, кто долгое время не употребляет сладости, в какой-то момент перестает в них нуждаться. Тот «бактериальный представитель», который раньше в полости кишечника лоббировал интересы шоколада или мармелада, умер от голода? Ответа на этот вопрос нет.

Прежде всего организм нельзя рассматривать как снимок в двух проекциях. Головной мозг и остальное тело, бактерии и компоненты пищи — все это объединяется в четырехмерную модель. Изучая все четыре плоскости, можно продвинуться на пару шагов вперед. На бактериях можно плотнее затянуть гайки, чем на головном мозге или генетическом материале, именно поэтому процесс изучения микрофлоры кишечника такой захватывающий.

Тот факт, что бактерии нас подкармливают, интересен не только с точки зрения растущего на животе и боках жира. Бактерии также принимают участие в дискуссии, когда речь заходит о липидах крови, таких как холестерин.

Изучая микрофлору кишечника, можно найти ответы на вопросы об ожирении, повышенном холестерине, болезнях цивилизации, таких как гипертония, атеросклероз и диабет.

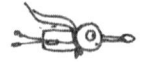
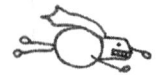
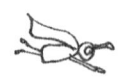
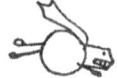
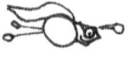

Холестерин и микрофлора кишечника

Взаимосвязь микрофлоры кишечника и уровня холестерина впервые была обозначена в 70-х годах XX века. Американские ученые изучали воинов африканских племен масаи и удивились низкому уровню холестерина в их крови. Эти воины питались практически одним мясом, а молоко пили как воду. Избыток животных жиров в рационе тем не менее не вызывал у них повышения уровня холестерина в крови. Возникло предположение о возможном присутствии неизвестного компонента в молоке, который способен снижать уровень холестерина.

С целью найти этот компонент ученые занялись изучением состава молока. Наряду с коровьим молоком исследовалось молоко верблюдов и даже крыс. Но снизить холестерин с помощью молока не получалось. В другом эксперименте над воинами племени масаи была предпринята попытка вместо молока давать растительный аналог Coffee-mate (низкокалорийный заменитель молока или сливок) с высоким содержанием холестерина. Уровень холестерина у испытуемых даже в этом случае все равно не поднимался. **Такие результаты означали крах молочной гипотезы.**

Оказалось, что воины пили молоко в свернутом (кислом) состоянии, а для того чтобы молоко сворачивалось, требуется работа бактерий, но об этом никто не подумал. Бактерии — логичный ключ к эксперименту с Coffee-mate. Попавшие ранее в кишечник бактерии оставались там жить и функционировали даже после перехода на заменитель молока. Поэтому уровень холестерина оставался стабильным. Даже когда стало известно, что этот показатель снизился на 18 % благодаря потреблению скисшего молока, ученые все еще искали мифический компонент в молоке. Слепое усердие без особого успеха.

Результаты этих исследований нельзя просто так брать на вооружение сегодня. Подопытные группы того эксперимента были очень маленькими. Представители племен масаи бодрствовали по 13 часов в день и 1 месяц в году постились. Потому сравнивать их с европейцами нецелесообразно. Однако о тех исследованиях вспомнили спустя десятилетия ученые, которые заговорили о «сознательности» бактерий. Существуют бактерии, «думающие» о холестерине? Почему бы не попробовать изучить их в лаборатории? В колбу с питательной средой при температуре 37 °C помещали клетки холестерина и лактобактерии вида *Lactobacillus fermentus*. Результат был ошеломляющим — холестерин был нейтрализован! Если не весь, то значительная его часть.

Эксперименты могут идти в разных направлениях в зависимости от того, проводятся ли они в пробирке или в организме опистоконтов. Когда в научных публикациях я читаю: «Бактерия *L.plantarum Lp91* способна снижать высокий уровень холестерина и нормализовать параметры крови, повышать хороший холестерин (ЛПВП) и снижать риск развития атеросклероза, что успешно было доказано в эксперименте с участием 112 сирийских хомяков», я испытываю разочарование. Исследования на животных — это, конечно, первый шаг к тестированию на людях. Но если бы такие результаты удалось получить на группе из 112 американцев, страдающих ожирением, результат был бы более впечатляющим.

Полученный на хомячках результат тем не менее играет важную роль. **Исследования на мышах, крысах и свиньях по некоторым видам бактерий были настолько поразительными, что, казалось бы, целесообразно начать проводить эксперименты на людях.** Животным регулярно вводились бактерии, и через какое-то время измерялся уровень холестерина. Применяемые бактерии, их количество, продолжительность или способ введения при этом были различными. В некоторых случаях опыт имел положительные результаты, в некоторых — нет. Достаточное ли количество бактерий выживает в кислой среде желудка для того, чтобы повлиять на уровень холестерина, так и не было окончательно установлено.

Первое действительно информативное исследование было проведено в 2011 году. В нем принимали участие 114 канадцев, которые 2 раза в сутки принимали в пищу специально приготовленный йогурт, содержащий бактерии *Lactobacillus reuteri* в особо стойкой к воздействию кислой среды желудка форме. В течение 6 недель уровень плохого холестерина снизился на 8,91 %. Это 50 % терапевтического эффекта от приема легких медикаментов, снижающих уровень холестерина, только без побочных эффектов.

В следующих исследованиях с другими штаммами бактерий удалось достигнуть снижения уровня холестерина на 11–30 %. В дальнейшем исследования подобного плана для проверки полученных результатов не проводились.

Существует много бактерий различных видов, которые можно в будущем применять для проведения подобных экспериментов. Для того чтобы выбрать нужных представителей бактериального мира для участия в экспериментах, необходимо определиться, какие их функции нам интересны. Какие гены, отвечающие за нужные свойства, достойны нашего внимания. Главными кандидатами являются особи, имеющие *BSH-ген*. Этот ген отвечает за разложение желчных солей. Что общего между желчными солями и холестерином? Ответ скрывается в самом слове. Слово «холестерин» состоит из двух корней, в переводе с греческого обозначающих: chol — «желчь» и stereos —

Желчь в нашем организме является транспортным средством для жиров и холестерина.

«твердый». **Холестерин впервые был открыт в составе желчных камней.**

Бактерии, имеющие BSH-ген, влияют на транспортную способность желчи. Растворенный холестерин и жир в желчи больше не участвуют в пищеварении и выводятся наружу. Для бактерий такой механизм очень удобен. Они ослабляют силу желчи, которая способна разрушать мембраны их клеток, тем самым защищая себя от нападок желчи по пути в кишечник. Существуют также другие механизмы взаимодействия бактерий и холестерина: некоторые виды способны напрямую захватывать его для построения мембраны собственных клеток; они могут синтезировать из холестерина другие необходимые компоненты или манипулировать органами, синтезирующими холестерин.

Холестерин — это важный строительный материал для клеток организма. «Холестериновый каркас» составляет основу клеточных мембран и регулирует их проницаемость. От количества холестерина в мембране в известной степени зависит прочность клетки, ее способность к выживанию.

Большая часть холестерина синтезируется в кишечнике и печени. В кишечнике процессы синтеза регулируют мельчайшие сигнальные вещества, выделяемые бактериями. Холестерин участвует в синтезе желчи, которая необходима для нормального пищеварения (преимущественно для эмульгирования и всасывания жиров в тонком кишечнике). На эти цели уходит 60–80 % ежедневно образующегося в организме холестерина.

Здесь нужно быть предусмотрительнее и задаться вопросом: как себя чувствует организм, если ему приходится регулярно выводить холестерин в большом количестве?

70–95 % холестерина организм синтезирует самостоятельно — и это очень трудоемкий процесс! Благодаря избитому стереотипу, что холестерин — это очень плохо, становится не совсем понятно, зачем же его синтезирует сам организм.

Избыток холестерина действительно несет негативные последствия, как и его низкое содержание в организме. Холестерин является компонентом для синтеза половых гормонов, витамина D, отвечает за стабильность клеток. В ходе исследований было выявлено, что низкий уровень холестерина является причиной нарушений памяти, депрессий или даже агрессивного поведения.

Холестерин участвует в синтезе гормонов надпочечников (кортикостероидов) — жизненно важных гормонов, которые помогают справляться со стрессом и участвуют в иммунном ответе — и половых гормонов (например, тестостерона, эстрогена и прогестерона).

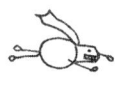 **Холестерин — предшественник витамина D, который вырабатывается нашим организмом под воздействием солнечных лучей. Особенно он важен для детей, так как участвует в формировании костно-мышечной и нервной системы, а также в минеральном обмене и синтезе гормонов.**

Холестерин — это загадочное соединение, которое участвует в синтезе важных компонентов. Избыток холестерина в организме действительно вреден. И в этом деле самое главное — соблюдать разумное равновесие. Наши бактерии не были бы нашими бактериями, если бы не помогали нам в этом. Многие бактерии синтезируют вещество под названием *«пропионат»*, которое блокирует продукцию холестерина. Другие синтезируют *ацетат*, который, наоборот, стимулирует его производство.

Холестерин необходим для нормальной деятельности нервной системы.

Ученые из Гарвардского университета доказали, что высокое содержание хорошего холестерина (ЛПВП) на 30–

40 % снижает риск развития болезни Альцгеймера по сравнению с людьми той же возрастной группы со среднестатистическим уровнем холестерина.

Думали ли мы, что глава, начинающаяся с описания малюсеньких бактерий, которые под микроскопом выглядят как маленькие звездочки на темном небе, закончится темами «Желание и сытость» и «Холестерин»? Давайте обобщим вышеизложенное. Итак, бактерии питаются вместе с нами, делают пищу более легко перевариваемой и синтезируют многие важные компоненты. Многие ученые рассматривают микрофлору кишечника как отдельный самостоятельный орган.

> Правильная работа кишечника отражается на работе всего организма.

Как и другие органы нашего организма, микрофлора кишечника проходит свой путь формирования и развития, состоит из комплекса клеток и находится в постоянной функциональной взаимосвязи с другими отделами организма.

Вредители: плохие бактерии и паразиты

Как все в мире делится на плохое и хорошее, так и микроорганизмы бывают полезными и вредными для нашего организма. Всех «плохих» объединяет одно свойство — желание сделать как можно лучше… для себя.

Сальмонеллы в шляпках

Сальмонеллы — это многочисленный род энтеробактерий. Видов сальмонелл девять, а вот разновидностей их больше 1000. Причем сальмонеллы вызывают не только заболевание под названием *«сальмонеллез»*.

При разбивании яиц даже у бывалых поваров иногда просыпается ужас перед угрозой, которую могут таить в себе сырые яйца, — сальмонеллами! Каждый имеет в своем окружении одного-двух человек, у которых после поедания непрожаренного куриного мяса или сырого теста бывали приступы поноса и рвоты.

Сальмонеллы могут попасть в нашу еду самыми неожиданными путями. Одни — в результате глобализации, в которую вовлечены курятина и яйца. Происходит это следующим образом. Самое дешевое зерно для корма — в Африке, оно транспортируется на европейский континент. В Африке живет очень много черепах и ящериц, которые распространяют сальмонелл, и те с зерном доставляются в наши широты. Дело в том, что сальмонеллы являются типичными представителями микрофлоры рептилий. Черепаха испражняется в поле, африканский фермер собирает с этого поля урожай зерна, которым в дальнейшем наши фермеры кормят кур. Для кур же сальмонелла является не чем иным, как возбудителем заболевания.

Сальмонелла попадает в организм птицы и размножается в ее желудочно-кишечном тракте, а затем с экскрементами выделяется в окружающую среду. Поскольку для акта дефекации и кладки яиц у курицы имеется общее выводное отверстие, вместе с калом возбудитель сальмонеллеза попадает на поверхность скорлупы яиц, а в случае нарушения целостности скорлупы может попасть внутрь яйца.

Но как же из полости кишечника сальмонеллы попадают в мясо птицы? Не самая приятная история. Фермы, занимающиеся производством дешевого мяса, осуществляют массовый забой кур в больших помещениях, где после отсечения голов тушки промывают в больших емкостях с водой. Эти чаны являются настоящим рассадником сальмонелл. На предприятиях, где убивается более 200 000 особей в сутки, достаточно парочки «плохих» кур, чтобы заразить остальные тушки. Это мясо затем поступает на прилавки наших супермаркетов. Если мясо хорошо термически обработано, то атаки сальмонелл на наш организм можно не бояться.

Во внешней среде сальмонеллы могут жить довольно долго. Так, в фекалиях больных животных сальмонеллы чувствуют себя замечательно более 2 лет. Несколько месяцев сохраняются сальмонеллы в копчениях и солонине, в сливочном масле — до полугода. Отлично чувствуют себя сальмонеллы и в сухой, и во влажной среде.

> Солнечный свет для сальмонелл губителен. Еще больше они боятся высокой температуры.

Само по себе замороженное мясо не является источником инфекции. Ситуация меняется, когда замороженные тушки мы помещаем в раковину или салатник для размораживания. Замерзшие бактерии оттаивают. Огромная коллекция бактерий в нашей лаборатории состоит из возбудителей, которые хорошо переносят температуру в −80 °C и при размораживании восстанавливают свои функции и продолжают привычную жизнедеятельность. Разрушение сальмонелл происходит при нагревании среды до +75 °C.

10 минут при такой температуре — достаточные условия для гибели сальмонелл. Потому крайне внимательно нужно относиться не только к процессу приготовления мяса птицы, но и к обеззараживанию предметов, с которыми оно контактировало. Если часть бактерий в продуктах питания была болезнетворной, результат контакта с ними мы можем заметить только в случае развития диареи. В остальном поглощение бактерий — это нормальный процесс, ведь каким-то способом мы должны пополнять видовой и численный состав нашей микрофлоры.

При покупке яиц и мяса птицы напрямую от «биологически чистых» фермерских хозяйств, где животных кормят собственным выращенным кормом, риск столкнуться с сальмонеллами действительно ниже. Но заразиться можно и через самих работников этих ферм, которые тоже предпочитают дешевую курицу из супермаркетов.

Если на обед все-таки пришлось отведать недостаточно хорошо обработанное мясо курицы, вместе с мышечными волокнами в организм попадает парочка сальмонелл. Для того чтобы развилось настоящее заболевание, необходимо, чтобы в организм поступило 10 000–1 000 000 сальмонелл. Миллион сальмонелл по величине — это почти как одна пятая крупицы соли. Как же такой мелочи удается повелевать такими гигантами, как мы, и обрекать нас на несколько дней заключения в туалете?

Дело в том, что сальмонеллы размножаются невероятно быстро. Это раз. Как только температура окружающей среды становится выше +10 °C, сальмонелла окончательно выходит из спячки и начинает расти. С помощью жгутиков она быстро добирается до кишечника, цепляется к его слизистой, затем начинает проникать в клетки слизистой. Развивается сильное воспаление, жидкость в огромном количестве поступает в полость кишечника, чтобы вымыть возбудителя как можно быстрее.

От момента попадания возбудителя в организм до открытия шлюзов и поступления воды в полость кишечника проходит от нескольких часов до пары суток. В случае если пациент не ослаблен, не маленький ребенок и не пожилой человек, самопромывание, организованное организмом, в большинстве случаев эффективно. **Антибиотики в данном случае причиняют больше вреда, чем пользы.** Тем не менее необходимо поддержать кишечник и создать условия для скорейшего избавления от болезни. С этой целью необходима тщательная обработка жилища и ванной комнаты с туалетом мыльным раствором. После каждого посещения туалетной комнаты обязательно нужно хорошо мыть руки.

Сальмонеллы — типичные представители патогенной микрофлоры, которые могут попасть в организм с едой. Курица — это не единственный их источник, хотя и самый распространенный. Имеется несколько видов сальмонелл. Когда к нам в лабораторию приходят образцы стула пациентов, проводится анализ с помощью различных антител. Если происходит связывание определенного антитела и одной из разновидностей сальмонелл, формируется комок, видимый невооруженным глазом.

Когда это происходит, пишется заключение: «Антитело ХУ к сальмонелле, выделенной из рвотных масс, дает выраженную положительную реакцию, поэтому возбудителем в данном случае является сальмонелла ХУ». В организме реакции протекают по такому же механизму. Наша иммунная система знакомится с парочкой новых сальмонелл и говорит сама себе: «Посмотрим, может, есть для нашей новой гостьи какая-нибудь подходящая шляпка?» Иммунная система начинает копаться в шкафу в поисках подходящей шляпки. Поскольку подходящих шляпок в наличии нет, приходится обратиться к шляпнику, чтобы тот пошил для миллиона впервые прибывших в организм сальмонелл партию с идеальной посадкой. В шляпках сальмонеллы выглядят уже куда более безопасными, даже смешными. Они становятся более тяжелыми, не способны быстро передвигаться и плохо видят, поскольку шляпка наползает им на глаза, — они не могут больше осуществлять прицельное нападение на наши клетки. Коллекция антител в лабораториях — это та самая коллекция шляпок, где каждая шляпка подходит только определенной разновидности возбудителя. Как только происходит контакт с подходящими шляпками, сальмонеллы становятся тяжелыми, погружаются на дно и сбиваются в большую глыбу. В зависимости от того, какая шляпка подошла, можно установить разновидность сальмонеллы в пробе стула больного.

Если кто-то не спешит отправлять пробу стула в лабораторию на поиски подходящей шляпки и мужественно переносит диарею и рвоту в домашних условиях, для таких припасено несколько простых советов.

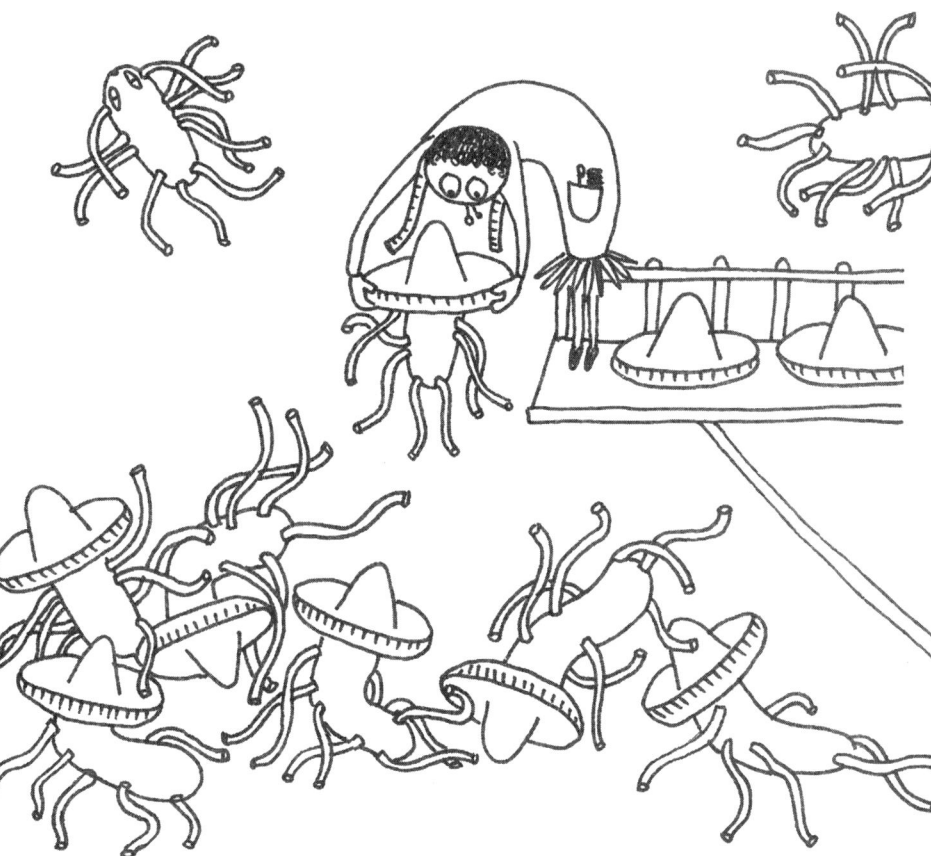

Совет 1. Все, что контактировало с сырым мясом или скорлупой яиц: доски, столовые приборы, посуда, — должно быть тщательно обработано кипятком.

Совет 2. Мясо и блюда из яиц по возможности подвергайте достаточной термической обработке. Во время романтического ужина ставить тирамису в микроволновку, безусловно, не совсем уместно. При приготовлении таких блюд достаточно покупать свежие качественные яйца, которые хранились при температуре ниже +10 °C.

Совет 3. Думайте не только о кухне. Если кто-то после кормления игуаны начинает испытывать позывы и отправляется в туалет, он должен вспомнить, что сальмонелла является типичным представителем микрофлоры кишечника рептилий.

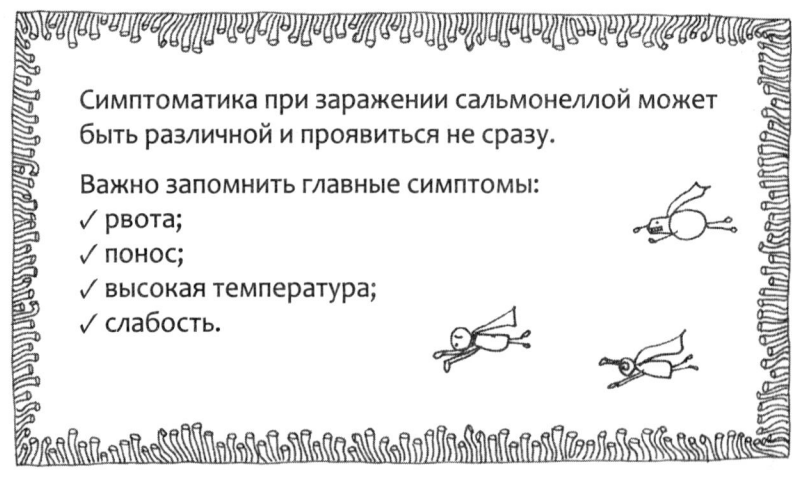

Симптоматика при заражении сальмонеллой может быть различной и проявиться не сразу.

Важно запомнить главные симптомы:
✓ рвота;
✓ понос;
✓ высокая температура;
✓ слабость.

Одна особенность — фекальные выделения при сальмонеллезе имеют зеленоватый цвет с характерным отвратительным запахом, так как многие бактерии продуцируют сероводород. Врачи называют такие выделения «болотной тиной».

Хеликобактер пилори[1] — самое древнее «домашнее животное» в организме человека

Тур Хейердал, норвежский путешественник, этнограф, спокойный мужчина с ясным взглядом, любил наблюдать за течениями в морях и ветром, интересовался добычей водорослей или созданием одежды из коры деревьев. Все это привело его к убеждению, что Полинезию заселили мигранты из Южной Америки и Юго-Восточной Азии. Согласно его гипотезе, они приплыли туда по течению. На тот момент никто не верил, что на плоту возможно проделать путь в 8000 км через Тихий океан. Тур Хейердал не спорил часами, не выдвигал аргументы, чтобы доказать свою правоту. Он просто отправился в Южную Америку, построил самый обычный плот из деревьев, прихватил с собой пару банок консервированных ананасов и кокосов и поплыл в Полинезию. Через 4 месяца он со спокойной совестью мог заявить, что это более чем реально.

30 лет спустя другой ученый, австралийский врач Барри Джеймс Маршалл[2], организовал похожую экспедицию. Но он отправился не в просторы Мирового океана, а в лабораторию. С неоновыми пробирками, разложенными на стерильной скатерти. В лаборатории Барри Маршалл взял

---

[1] Спиралевидная грамотрицательная бактерия, которая инфицирует различные области желудка и двенадцатиперстной кишки. Многие случаи язвы желудка и двенадцатиперстной кишки, гастритов, дуоденитов, рака желудка и, возможно, некоторые случаи лимфомы желудка этиологически связаны с инфекцией *Хеликобактер пилори*. — *Прим. ред.*

[2] Австралийский врач, лауреат Нобелевской премии в области медицины и физиологии 2005 года. Профессор клинической микробиологии Университета Западной Австралии. Кавалер ордена Австралии. Впервые показал, что язва желудка в большинстве случаев вызывается бактерией *хеликобактер пилори*. Это опровергло старую медицинскую доктрину о роли стресса, острой пищи и повышенной кислотности в этиологии язвы. — *Прим. ред.*

сосуд с жидкостью в руки, прикоснулся к нему губами и мужественно проглотил содержимое. Его коллега Джон Уоррен с интересом наблюдал за происходящим. Через несколько дней у Барри Маршалла начался гастрит, и он с гордостью заявил: «Ага, оказывается, это возможно!»

И снова 30 лет спустя ученые обобщили сведения, полученные в результате научных экспериментов обоих исследователей. Микроб, проглоченный Маршаллом, стал ключом к пониманию того, кто же все-таки был первым обитателем Полинезии. На этот раз никто никуда не плавал, никто ничего не глотал. Просто было проведено исследование содержимого желудков древних жителей пустынь и новогвинейских горных жителей.

Это история о возврате к корням, об увлеченности наукой, о малыше с пропеллером и голодной большой кошке.

Бактерия хеликобактер пилори живет в желудке половины человечества планеты. Это относительно новые данные, которые изначально не воспринимались серьезно в научных кругах. Как же могло это существо выживать в самых неблагоприятных условиях, в полости, наполненной кислым содержимым и разрушенными ферментами? Хеликобактер пилори этим не удивишь. У бактерии есть **две стратегии** поведения, чтобы сохранять лидирующие позиции и обрести популярность в выбранном регионе обитания.

Первая: хеликобактер пилори способна синтезировать компоненты, обладающие щелочной реакцией, за счет чего бактерия способна нейтрализовать кислоты в непосредственной от себя близости.

Вторая: микроорганизм способен проникать под слизистую, которая защищает подлежащие слои желудка от воздействия кислоты. Слизистая, которая имеет гелеобразную консистенцию, под воздействием хеликобактер пилори превращается в жидкий слой и становится более беззащитной и подвижной. Хеликобактер пилори снабжена жгутиками, которые формируют структуру типа пропеллера на поверхности бактерии.

Маршалл и Уоррен выяснили, что хеликобактер пилори провоцирует воспаление слизистой и формирование язв на ее поверхности. До этого считалось, что в основе подобных изменений лежали психосоматика (например, на фоне стресса) или изменения секреции желез желудка.

Маршалл и Уоррен не только опровергли заблуждение, что кислая среда желудка априори не может быть средой обитания для живых организмов, но также доказали, что бактерии, не являющиеся источником развития инфекционного процесса, могут стать причиной всевозможных патологий другого характера. На тот момент бытовало мнение, что бактерии участвуют исключительно в формировании инфицированных ран, вызывают простудные заболевания и другие явления, сопровождающиеся повышенной температурой тела.

Абсолютно здоровый Маршалл, проглотив суспензию, содержащую хеликобактер пилори, вынужден был самостоятельно лечить полученный гастрит с помощью антибиотиков. Терапия оказалась успешной. После этого прошло около 10 лет до момента признания данных эксперимента научным сообществом.

На сегодняшний день обследование на хеликобактер пилори относится к стандартному обследованию пациентов, у которых имеются проблемы с желудком.

Существует несколько методов диагностики указанной инфекции, в том числе дыхательный тест. Для его выполнения не требуется проведение фиброгастроскопии или забора образца крови — исследуется состав выдыхаемого пациентом воздуха. Обследование можно проводить даже с маленьким ребенком. Результат известен уже через 12 минут.

Для проведения теста предлагается принять специальный раствор, и, если в полости желудка присутствует хеликобактер пилори, наблюдается расщепление компонентов контрольной жидкости с выделением газа, который выходит в ротовую полость и фиксируется специальным оборудованием.

Процедура очень простая и состоит из трех этапов: прием диагностической жидкости, ожидание, анализ выдыхаемого пациентом воздуха.

О чем не догадывались эти двое ученых, так это о том, что они не просто обнаружили возбудителя заболевания, а нашли самого старейшего жителя человеческого организма. Хеликобактер пилори уже более 50 000 лет проживает в условиях организма человека и развивается параллельно с ним. Во время переселения народов хеликобактер пилори путешествовала вместе с человеком и формировала новые популяции. Таким образом, среди хеликобактер пилори выделяют три африканских типа, два азиатских и один европейский. Чем дальше друг от друга территориально и чем дольше человеческие сообщества так проживали, тем больше отличий формировалось в популяциях хеликобактер пилори, населяющих их желудки.

В период рабовладельческого строя африканский тип хеликобактер пилори мигрировал в Америку. В Северной Индии буддисты и мусульмане являются носителями двух абсолютно различных штаммов. В индустриальном мире зачастую встречаются типы, присутствующие только в пределах одной семьи, в то время как в обществах, где существуют более тесные контакты между представителями, проживающими на одной территории (например, в африканских странах),

Условия жизни и уровень благосостояния влияют на вероятность инфицирования хеликобактер пилори самым непосредственным образом.

хеликобактер пилори различается только у представителей различных регионов обитания.

В некоторых слаборазвитых странах Африки и Юго-Восточной Азии хеликобактер пилори инфицированы 85–95 % населения, едва переступивших 25-летний рубеж. С другой стороны, в развитых странах этот показатель стабильно удерживается на уровне 5–25 %. При этом с возрастом тенденция инфицирования возрастает, поражая к 70-летнему возрасту до 50–60 % населения.

Не у каждого, кто является носителем хеликобактер пилори, могут развиваться проблемы с желудком. Однако большинство проблем в желудке все-таки обусловлено хеликобактер пилори. Причиной этого явления может быть тот факт, что различные типы хеликобактер пилори имеют разную степень агрессивности. **Имеются два отличительных признака у хеликобактер пилори, склонных к атаке слизистой желудка.** Признак первый: наличие *антигена CagA*, который отвечает за формирование структуры типа шприца, через который он впрыскивает определенные вещества в клетки слизистой желудка. Признак второй: наличие *антигена VacA*, обуславливающего способность бактерии непосредственно присоединяться к клеткам слизистой, за счет чего достигается максимально быстрое их разрушение. Если эти признаки отсутствуют, то бактерия ведет себя достаточно безобидно по отношению к нашему желудку.

Несмотря на то что разные виды хеликобактер имеют много схожего, каждая бактерия индивидуальна, как и человек, в организме которого она обитает.

Это свойство бактерии можно использовать из соображений наблюдения и изучения. Большие кошки тоже имеют в своем желудке собственную разновидность хеликобактер, кото-

Бактерия хеликобактер пилори всегда приспосабливается к своему хозяину и развивается вместе с ним.

рая носит название *Helicobacter acinonychis*. Данный микроорганизм имеет так много сходств с хеликобактер человека, что возникает вопрос: «Кто кого съел? Древний человек — тигра или тигр — древнего человека?»

На генном уровне можно отметить, что гены хеликобактер пилори в организме кошки, которые обеспечивали бы его сцепление с клетками слизистой человека, находятся в неактивном состоянии. При поедании древнего человека большой кошке того времени вместе с добычей приходилось съедать и микроорганизм, обитающий в желудке. Поскольку зубами его никак не разжевать, а хеликобактер пилори все равно отлично приспосабливается к условиям проживания в желудке, лишить его пагубного свойства и обезопасить себя и потомство как минимум справедливо.

Так является ли хеликобактер пилори преимущественно плохой или все же она хороший сожитель для человека?

Плохие черты характера хеликобактер пилори

За счет того, что возбудитель крепится к клеткам желудка, хаотично распределяясь по его поверхности, ослабляется защитный барьер слизистой. Последствием этого является тот факт, что соляная кислота участвует в переваривании не только потребляемой пищи, но и собственных клеток желудка. Если клетки хеликобактер пилори имеют ген, формирующий шприц, и ген, формирующий кусачки, то нашим клеткам приходится особенно плохо. Практически каждый пятый имеет в своем желудке агрессивные хеликобактер пилори, что сопровождается язвенными поражениями слизистой желудка. В трех четвертях случаев язва желудка и двенадцатиперстной кишки связана с присутствием хеликобактер пилори. Решением проблемы в данном случае является прием антибиотиков. **Альтернативой антибиоти-**

кам может быть вещество сульфорафан, содержащееся в брокколи. Кстати, максимальное количество сульфорафана находится в проростках брокколи. В отличие от многих других это вещество содержится в семени и по мере роста равномерно распределяется по всему растению, поэтому его количество на 1 г биомассы постоянно уменьшается.

Сульфорафан способен блокировать в организме фермент, с помощью которого хеликобактер нейтрализует желудочную кислоту. Тот, кто хочет опробовать данный факт на себе, должен через 2 недели после начала эксперимента обратиться к врачу, чтобы установить, удалось ли победить вредный микроорганизм.

Гастрит или язва — бесспорное подтверждение наличия хеликобактер пилори в организме.

В большинстве случаев мы даже не подозреваем, что инфицированы опасной бактерией. Катализаторами к размножению хеликобактер пилори являются ослабленный иммунитет, сильный стресс, ангина, резкое изменение

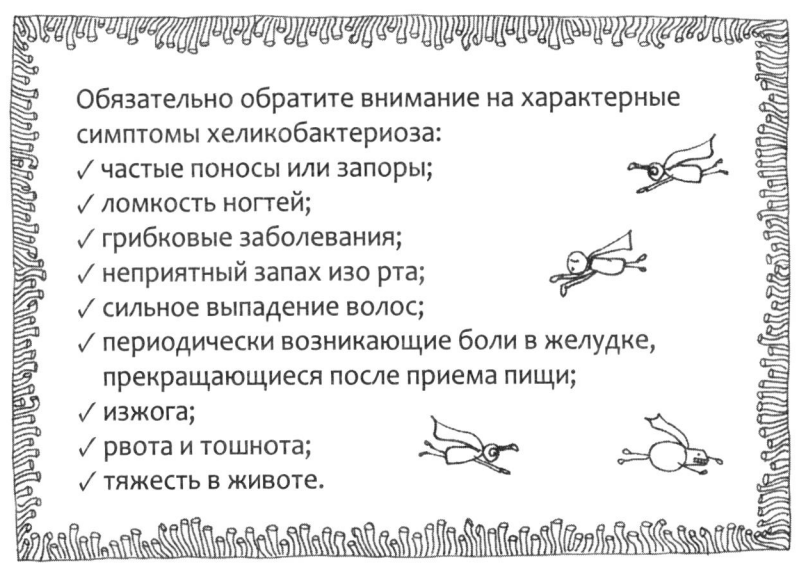

Обязательно обратите внимание на характерные симптомы хеликобактериоза:
✓ частые поносы или запоры;
✓ ломкость ногтей;
✓ грибковые заболевания;
✓ неприятный запах изо рта;
✓ сильное выпадение волос;
✓ периодически возникающие боли в желудке, прекращающиеся после приема пищи;
✓ изжога;
✓ рвота и тошнота;
✓ тяжесть в животе.

в режиме питания. К лечению хеликобактер пилори следует подойти ответственно и не хвататься за прием первых попавшихся лекарств.

Продолжительное воздействие хеликобактер пилори на слизистую и ее раздражение — это негативный процесс. Можно провести аналогию с укусом насекомых: на фоне постоянного зуда однажды пропадает терпение, человек начинает чесаться, при этом разрушая эпидермис. То же самое случается с клетками слизистой желудка: на фоне хронического воспаления клетки постепенно разрушаются, у пожилых людей процесс сопровождается отсутствием или снижением аппетита.

В слизистой желудка также имеются стволовые клетки. Они дают начало клеткам, замещающим погибшие. С увеличением нагрузки на стволовые клетки они начинают совершать ошибки, и в результате образуются атипичные (опухолевые) клетки. На первый взгляд все это не так драматично, если оперировать числами: лишь у 1 % хеликобактер-позитивных пациентов развивается рак желудка. Но если вспомнить, что половина населения планеты является хеликобактер-позитивной, то 1 % — это достаточно большое количество. Риск развития рака желудка у хеликобактер-негативных людей в 40 раз меньше.

За открытие взаимосвязи между хеликобактер пилори, воспалением, язвами и раком Маршалл и Уоррен в 2005 году получили Нобелевскую премию. Между употреблением Маршаллом бактериального коктейля и получением премии прошло около 20 лет.

Спустя годы была выявлена еще одна взаимосвязь — между хеликобактер пилори и болезнью Паркинсона. Несмотря на то что доктора уже в 60-е годы прошлого века обнаружили, что у лиц с болезнью Паркинсона особенно часто диагностируются проблемы с желудком, никому не приходило в голову связать диагноз с присутствием бактерии.

Только исследование с участием населения острова Гуам привело оба явления к общему знаменателю.

На острове Гуам, в некоторых его регионах, чрезвычайно часто диагностируется болезнь Паркинсона. У больных отмечается тремор конечностей, ослабленный тонус мышц лица, такие люди медленно передвигаются. Было выявлено, что **высокая заболеваемость наблюдается в регионах, где население употребляет в пищу семена саговой пальмы**. Семена содержат компоненты, ядовитые для нервных клеток. Такое же вещество способны синтезировать хеликобактер пилори. Мышам давали экстракт, синтезируемый бактериями, но не сами бактерии, в результате чего у мышей отмечалась такая же симптоматика, как и у жителей Гуамы, питающихся семенами саговой пальмы. **И тут действует правило: далеко не каждая хеликобактер пилори синтезирует ядовитое вещество**, но вред этого яда очевиден.

Хеликобактер манипулирует нашими защитными барьерами, раздражает и разрушает клетки слизистой нашего желудка, синтезирует яды, способные нарушать работу всего организма. Как же наш безоружный организм столько столетий терпит воздействие столь опасного микроорганизма? Почему наша иммунная система настолько к нему толерантна?

Хорошие черты характера хеликобактер пилори

В масштабных исследованиях, посвященных воздействию хеликобактер пилори на человеческий организм, были сделаны следующие выводы: изначально считавшийся опасным штамм, поражающий слизистую нашего желудка, несет для нас некоторые преимущества. Через 12 лет наблюдений за более чем 10 000 испытуемыми было отмечено: хотя у обладателей хеликобактер пилори повышен риск развития рака желудка, зато опасность возникновения рака легких и инсульта значительно снижена. Практически вдвое!

Предположение, что микроб, к которому так толерантен наш иммунитет, может быть не только плохим, но и хорошим, было высказано еще до начала проведения этого эксперимента. Эксперименты на мышах показали, что хеликобактер в детстве у мышей предотвращает развитие астмы. **После приема антибиотиков и уничтожения хеликобактер у них пропадала устойчивость к развитию астмы, и мышки заболевали.** Если взрослым мышкам вновь вводили суспензию с бактериями, защита от астмы восстанавливалась, но она была уже слабее. Можно сказать, что люди — это не мышки, но это наблюдение и по сей день актуально, особенно в индустриальных странах, в которых очень высокая (и со временем она растет) заболеваемость астмой, аллергиями, диабетом и нейродермитом, а количество лиц с хеликобактер пилори стремительно снижается. Это не говорит о том, что наличие хеликобактер пилори в организме — панацея от развития астмы, но и ее роль в защите от многих заболеваний также нельзя исключать.

Поэтому был сформулирован следующий тезис: **хеликобактер пилори наделяет нашу иммунную систему некоторыми способностями.** Хеликобактер, прицепляясь к клеткам слизистой желудка, стимулирует синтез так называемых регуляторных Т-клеток. *Регуляторные Т-клетки* — это иммунные клетки, которые в разгар ночной вечеринки, когда дело попахивает дракой, кладут руку на плечо подвыпившему другу (иммунной системе) со словами: «Друг, я разберусь». Возможно, свое название они получили в связи с чем-то другим, но функцию, которую они выполняют, мы описали максимально точно.

В то время как иммунная система в состоянии боевой готовности кричит: «Убирайся, пыльца, из моих легких!» — а глаза уже красные, начинается насморк, регуля-

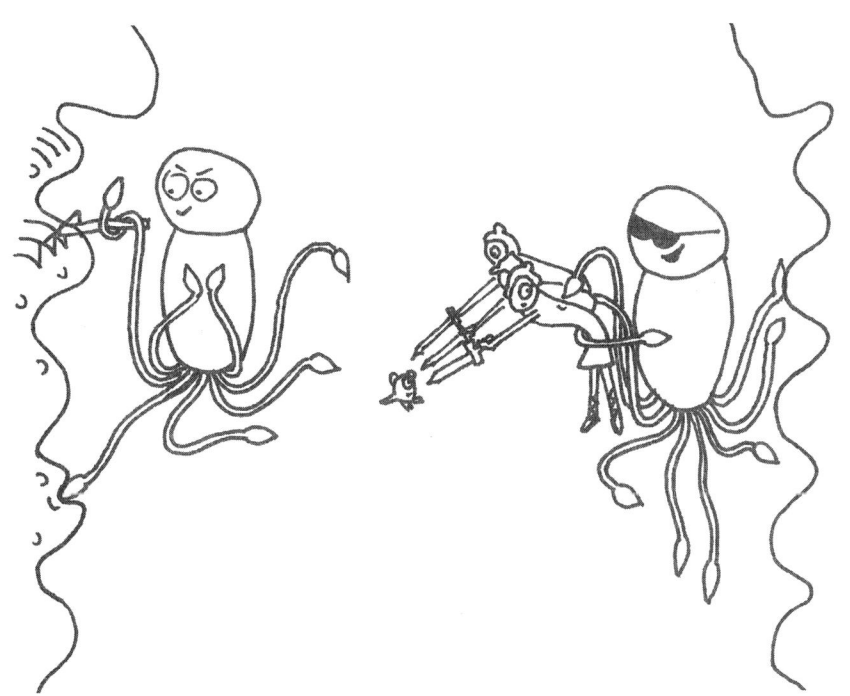

торные Т-клетки говорят: «Ну ладно, зачем так агрессивно! Пыльца всего лишь искала растение для того, чтобы его оплодотворить, и случайно попала в нос. Пыльца ведь тоже в дурацком положении, свой цветок она так и не нашла». Чем больше таких конкретизирующих клеток в нашем организме, тем более скоординирована работа иммунной системы.

Хеликобактер пилори пробуждает некоторые клетки иммунной системы.

Если такие клетки в организме одной мышки присутствуют в большом количестве за счет наличия хеликобактер, то другой мышке нужно помочь — облегчить симптомы астмы путем введения этих клеток от собрата — носителя хеликобактер. Такой своеобразный спрей для астматиков.

Экзема кожи у людей — носителей хеликобактер пилори также встречается в 3 раза реже. Воспалительные заболевания кишечника, аутоиммунные процессы, хронические воспаления являются довольно острыми вопросами сегодняшнего времени, возможно, потому, что мы, не понимая многого, стремительно уничтожаем то, что защищало нас в течение веков.

Антибиотики являются незаменимыми средствами, спасшими миллионы жизней. Однако в последние десятилетия ими стали злоупотреблять. Врачи официальной медицины часто назначают прием антибиотиков в тех случаях, когда заболевание вполне можно излечить без них, или для лечения болезней, которые вообще невозможно вылечить посредством антибиотиков (например, вирусные заболевания).

Антибиотики уничтожают не только опасные микроорганизмы, но и бактерии, приносящие пользу человеку.

К антибиотикам следует обращаться лишь в крайних случаях, когда от других препаратов помощи ждать бессмысленно. Нельзя забывать, что лекарства такого рода — крайне жесткие и тяжелые вещества для человеческого организма.

Хорошие и плохие черты характера хеликобактер пилори

Хеликобактер пилори — это бактерия, обладающая множеством свойств. Она не является ни хорошей, ни плохой. Все зависит от того, какие процессы она активизирует в нашем организме. Синтезирует вредные яды или защищает наш организм? Как мы реагируем на работу микроба? Наши клетки постоянно раздражаются или синтезируют большое количество слизи, достаточное и для бактерий, и для самих клеток слизистой? Какую роль играют средства, раздражающие слизистую, например анальгетики, никотин, алкоголь, кофе или продолжительный стресс? Быть может, мы сами создаем факторы, неблагоприятные для существования нашего «домашнего зверька», и он начинает вести себя агрессивно? Самыми большими бедами, которые обрушиваются на нас, мы обязаны самим себе.

ВОЗ рекомендует нам исключить факторы, которые вызывают риск развития заболеваний желудка.

Если в семейном анамнезе присутствуют рак желудка, лимфомы или болезнь Паркинсона, нужно разобраться с хеликобактер.

Тур Хейердал умер в 2003 году в возрасте 88 лет в Италии. Проживи он еще пару лет, мог бы застать окончание исследований хеликобактер пилори, которыми была подтверждена его теория заселения Полинезии.

В два приема два азиатских штамма хеликобактер завоевали новые территории, придя со стороны Юго-Восточной Азии. Его предположение о Южной Америке пока не нашло своего подтверждения. Но кто знает, с какими бактериями нам еще предстоит познакомиться в будущем, и возможно, что благодаря новым познаниям в микробиологии теория Тура Хейердала еще будет не раз доказана фактами, полученными в одной из лабораторий.

Токсоплазма — бесстрашный кошачий пассажир

32-летняя женщина проводит по запястью бритвенным лезвием.

50-летний гонщик на огромной скорости врезается в дерево и погибает.

Крыса лениво лежит на кухне рядом с кошачьими мисками.

Что объединяет эти три зарисовки из жизни?

Все перестали слышать предупреждающие сигналы, поступающие из глубин нашего организма. Но в каждом из этих случаев есть и кое-что куда более интересное. Ответ на загадку лежит в кишечнике кошки.

Кишечник кошки — место обитания *Toxoplasma gondii*. Этот мельчайший организм является одноклеточным, но относится к царству животных. По сравнению с бактерией у него иначе упакован генетический материал. Кроме того, токсоплазма ведет более насыщенную и интересную жизнь.

Она размножается в кишечнике кошек. Кошка является хозяином токсоплазмы, а остальные животные, которые играют роль такси на пути к конечному хозяину, являются промежуточными хозяевами. Кошка может заразиться токсоплазмозом только раз в жизни. И в этот период она особенно опасна для нас. Взрослая кошка уже, как правило, перенесла токсоплазмоз, и для нее нет риска повторно перенести заболевание. **После заражения токсоплазма выделяется с калом из организма кошки и через пару дней вновь готова к заселению в организм нового хозяина.** Если нет возможности встретить конечного хозяина, но туалет кошки убирает ее хозяин, который тоже является млекопитающим, токсоплазма соглашается и на такой вариант. Токсоплазмы в испражнениях кошки могут сохранять активность до 5 лет в ожидании хозяина. Это необязательно должен быть человек — хозяин кошки, или случайный кот, подойдут и другие животные, шныряющие по саду, грядкам. Основная «возможность» подцепить токсоплазму — поесть сырых продуктов.

Вероятность заразиться токсоплазмозом так же велика, как вероятность состариться.

Около трети населения являются носителями токсоплазмы. *Toxoplasma gondii* является паразитом потому, что обитает не на маленьком кусочке земли и поражает не

Существует три способа заражения токсоплазмой:

1. Употребление немытых овощей и фруктов, а также плохо термически обработанного мяса.

2. Заражение через кровь работников мясокомбината, переливание крови или при пересадке органов. Особенно это касается высоковирулентных штаммов (виды возбудителя, наиболее опасные для человека).

3. Первичное инфицирование плода во время беременности за счет проникновения токсоплазмы через плаценту.

растения и воду, а использует для обитания другие живые существа. Мы, люди, называем паразитами тех, кто за оказанную услугу не хочет ничего отдать взамен, а кроме того, способен причинить вред. (Например, современный человек, наносящий урон окружающей среде и экологии в процессе использования ее ресурсов.)

Взрослым здоровым людям токсоплазма не способна причинить сильного вреда. Кто-то ощущает симптоматику гриппа или ОРВИ, у кого-то не наблюдается никаких проявлений. **Токсоплазмы по завершении острой фазы отправляются в покои наших тканей и погружаются в спячку.** Они теперь с нами на всю жизнь, но, как правило, это спокойные квартиранты. До того момента, пока не происходит повторное заражение, несмотря на то что мы уже заражены.

Особенно опасно, если токсоплазма попадает в организм беременной женщины.

Драматичной становится ситуация, когда токсоплазмозом заболевает беременная женщина. По кровотоку возбудитель может добраться до плода. Иммунная система с возбудителем еще не знакома и потому не может оперативно среагировать. Это случается крайне редко, но если произошло, беременность может протекать с осложнениями и даже закончиться выкидышем. Если инфекция выявлена на ранних ее стадиях, возможно, помогут медикаменты. **Однако раннее выявление токсоплазмоза — это редкий случай.** Исследование на антитела к токсоплазмозу не входит в стандартный набор анализов, которые сдают беременные в Германии (в России анализ на TORCH-инфекции сдают с 1-й по 10-ю недели беременности. — *Прим. ред.*). Если акушер-гинеколог задает странный вопрос: «Есть ли у вас кошки?» — не стоит это воспринимать как бессмысленную беседу. Ваш доктор выясняет действительно важные вещи.

Беременным женщинам категорически запрещается производить уборку туалетных принадлежностей кошки!

Существование токсоплазмы — это лишний повод проводить ежедневную гигиену туалета своих пушистых любимцев.

Разделывать сырое мясо также не рекомендуется в период беременности, а овощи и фрукты нужно тщательно мыть. Другие люди-носители токсоплазмы не являются заразными для человека. Опасность представляют только паразиты из кишечника свежеинфицированной кошки. Токсоплазмы могут присутствовать на предметах, окружающих нас, и даже на руках хозяина животного.

Создается впечатление, что токсоплазмы относительно безобидны, если речь не идет о беременной женщине. Долгое время токсоплазмам не уделялось никакого внимания, до того момента, пока бесстрашные крысы специалиста по паразитологии и эпидемиологии, профессора Джоан Вебстер в корне не изменили представление о них. Джоан Вебстер в 90-е годы XX века на базе Оксфордского университета проводила исследования. Она поставила простой, но гениальный опыт. Разместила четыре коробки в небольшом вольере. В углу каждой коробки была поставлена ча-

шечка с жидкостью: моча крысы, вода, моча кролика, моча кошки. Даже если крысы никогда в своей жизни не видели кошек, они избегали контакта с их мочой. Это программа, заложенная природой в организме крысы. Если существо встречается с экскрементами вида, который может гипотетически его съесть, животное не пойдет в этом направлении. В большинстве случаев все крысы себя ведут одинаково: они тестируют окружающие условия и выбирают пространство с безопасной жидкостью.

В эксперименте Джоан Вебстер было, однако, одно исключение: те крысы, которые вели себя совершенно отличным от большинства особей образом. Они тестировали окружающую среду и бодро неслись, вопреки всем законам природы, в вольер с кошачьей мочой — и оставались там какое-то время. В результате эксперимента было выявлено, что эту коробку данные подопытные крысы предпочитают всем остальным. Ничто не казалось им таким привлекательным, как кошачья моча.

Оказывается, грызуны, которых так манил запах смерти, были заражены токсоплазмой. Умный ход со стороны токсоплазмы, который сводится к тому, чтобы привести своего промежуточного хозяина прямо в лапы кота.

Результаты вызвали большой интерес в научной среде, многие в лабораториях повторяли проведенный опыт. Ученые хотели сами проверить, будут ли вести себя зараженные токсоплазмозом крысы так же, как описывает Джоан

Вебстер. Данные, полученные в ходе первого тестового эксперимента, подтвердились. Также было выявлено, что на фоне исчезновения страха перед кошками отвращение к моче собак у зараженных токсоплазмой крыс сохранилось.

Результаты вызвали бурные дискуссии на тему, как могут паразиты настолько сильно влиять на поведение грызунов. «Умирать или жить?» — неужели этот вопрос решает паразит, обитающий в теле живого организма…

Ответ на этот вопрос искали, исследуя всех млекопитающих, от маленьких до больших (включая человека). Ведь и среди нас есть представители с искаженными рефлексами, реакциями или патологическим бесстрашием в опасных ситуациях. Первой попыткой исследования на людях в данном контексте был анализ крови у лиц, провоцировавших дорожно-транспортное происшествие (ДТП). Целью опыта было выявить процент лихачей на дорогах, зараженных токсоплазмозом, в общей структуре водителей.

Результат был следующим.

Риск попасть в ДТП намного выше, если человек является носителем токсоплазмы, и преимущественно тогда, когда инфекция находится в активной фазе и заболевание протекает бессимптомно. Не только мелкие, но и масштабные исследования подтвердили эту гипотезу. Для получения следующих результатов исследовалась кровь 3890 испытуемых в Чехии. В последующие годы группу испытуемых также держали на контроле по количеству ДТП с их участием. Выяснилось, что токсоплазмоз в паре с отрицательным резус-фактором продолжал представлять определенную угрозу. Похоже, что резус-фактор действительно играет свою роль при заселении паразитов.

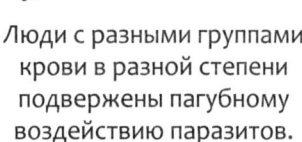

Люди с разными группами крови в разной степени подвержены пагубному воздействию паразитов.

258

Но какое отношение имеет ко всему этому наша дама с бритвенным лезвием?

Почему ее не пугает вид собственной крови? Почему она не ощущает боли при рассечении тканей, нервов и сосудов?

На этот вопрос имеется несколько вариантов ответа. Один из них — причина в токсоплазме. При инфицировании токсоплазмой иммунная система активирует фермент ИДО (индоламин-2,3-диоксигеназа), чтобы защищать нас от паразитов. Этот фермент обеспечивает снижение синтеза вещества, которое активно потребляет паразит, и потому токсоплазма быстрее уходит в спячку.

К сожалению, это вещество также необходимый компонент для синтеза серотонина (мы уже знаем, что недостаток серотонина приводит к депрессиям и паническим атакам).

Если головной мозг испытывает недостаток серотонина, поскольку фермент ИДО направлен на подавление активности паразита, возможно ухудшение настроения и развитие депрессии.

Кроме того, промежуточные компоненты синтеза серотонина могут блокировать определенные рецепторы головного мозга, вызывая, например, приступы апатии. Это те же самые рецепторы, на которые воздействуют анальгетики, что дает в результате седативный (успокоительный) эффект. Если нужно срочно вывести человека из такого состояния, необходимы радикальные меры.

Наш организм очень мудрый. Он с умом подходит к оценке рисков и потребностей. Если паразит в головном мозге должен быть поражен, приходится потерпеть плохое настроение. Активизация ИДО — это компромисс. Организму время от времени требуется этот энзим, чтобы отбирать питательные вещества, в том числе у собственных клеток. Например, во время беременности ИДО концентрируется непосредственно в области контакта ребенка с матерью. Там он захватывает компоненты, потребляемые иммунными клетками, чтобы обеспечить их меньшую активность в отношении плода.

Неужели ИДО может стать причиной развития настолько сильной апатии, чтобы вызвать суицидальные порывы? **Где должен локализоваться паразит, чтобы подавить страх человека причинить себе вред?**

За страх отвечает участок головного мозга, который носит название «миндалевидное тело». Имеются пути, соединяющие непосредственно глаз с миндалевидным телом. Поэтому встреча с пауком может незамедлительно вызвать ощущение страха. Даже если в результате поражения задней области головного мозга разрушается зрительный центр и наступает слепота, само ощущение, что паук рядом, передается в миндалину, которая опять же отвечает такой эмоцией, как страх. Наше миндалевидное тело в значительной степени отвечает за формирование страха.

При поражении миндалевидного тела человек становится патологически смелым.

«Миндалевидное тело — это одна из ключевых частей структур эмоционального круга, ассоциированных с агрессивностью и неадекватной активностью. Так, связь состояния миндалины с эмоциональным состоянием человека была доказана более 30 лет назад», — поясняет заведующий лабораторией нейрофизиологии и нейроинтерфейсов биологического факультета МГУ им. М. В. Ломоносова, доктор биологических наук, профессор Александр Каплан.

При обследовании промежуточных хозяев токсоплазмы было установлено, что апартаменты со спальными местами для токсоплазмы локализованы в мышечной ткани и тканях головного мозга. Локализация в головном мозге встречается относительно редко, а если и встречается, то часто в области миндалевидного тела, обонятельного центра и позади лобной доли. Миндалевидное тело, как уже было отмечено ранее, отвечает за формирование ощущения страха. Обонятельный центр сигнализирует крысам о наличии экскрементов кошки. Третий отдел выполняет целый комплекс других функций.

Этот отдел ежесекундно оценивает возможности. Отвечает за формирование религиозного ощущения, восприятия личности, мораль и когнитивные функции. Согласно одной из теорий исследования головного мозга, здесь ежесекундно формируются наброски типа: «Я придерживаюсь канонов этой религии, переданных мне моими родителями. Я мог бы во время конференции начать лизать стол, но это же неприлично. Я мог бы читать книгу и попивать при этом чай. Я мог бы надеть на эту собаку веселый комбинезон. Я мог бы перед камерой спеть песню. Я бы сейчас поехал со скоростью 150 км/ч. Я бы сейчас воспользовался лезвием безопасной бритвы». Каждую минуту сотни возможностей и вариантов поведения. И тот вариант, который оценивается как более выигрышный, приводится в исполнение.

Размещение паразита в данном отделе мозга имеет смысл. Отсюда было бы возможно подогревать тенденцию к саморазрушению и заглушать инстинкт самосохранения при выборе того или иного плана действий.

Исследование не было бы полноценным, если бы Джоан Вебстер не повторила свой эксперимент на людях. Теперь в нем принимали участие люди, зараженные токсоплазмозом, и оценивалась их реакция на мочу различных животных. У испытуемых также отмечались совершенно другие реакции на мочу кошек, нежели у здоровых людей. Причем мужчины более толерантно относились к неприятному запаху, нежели женщины.

Обоняние — это одна из фундаментальных способностей организма. В отличие от вкуса еды и звуков музыки человек воспринимает запахи неосознанно.

Обоняние играет существенную роль в жизни человека и предназначено для распознавания запахов, определения газообразных пахучих веществ, которые содержатся в воздухе. Оно предупреждает человека о наличии в воздухе ядовитых или вредных веществ. Вместе со вкусом обоняние участвует в рефлекторном возбуждении пищеварительных желез.

Странно, но в наших снах мы не можем ощущать запахи, наши сны никогда не пахнут.

То, что чувства могут формироваться под воздействием запахов, знают даже дикие свиньи, выискивающие трюфели. Трюфели, собственно, и имеют запах дикой свиньи. Женские особи роют землю в поисках трофея. Думаю, трюфель — это более чем справедливый приз, ведь вырытое с таким трудом свиньей вовсе не соответствует ее ожиданиям. Итак, факт остается фактом — запах формирует притяжение.

Этот эффект широко используют в торговле. На профессиональном жаргоне это называется маркетингом запахов. Одна американская марка одежды использует феромоны в своих торговых залах. В одном из магазинов Франкфурта можно наблюдать постоянную очередь одурманенных подростков. Если бы у диких свиней тоже существовали шопинг и маркетинг, картина была бы более впечатляющей.

Если какое-то другое живое существо способно менять наше обонятельное восприятие, можно ли научить человека воспринимать запахи по-другому?

Имеется заболевание, одной из характеристик которого является искаженное восприятие ощущений. Это шизофрения. У больных беспричинно может возникать ощущение, что по их спине карабкается муравей. Несмотря на то, что насекомое отсутствует даже в поле видимости. Они слышат голоса и выполняют повеления, такие люди становятся апатичными. По имеющимся данным, 0,5–1 % населения планеты страдают шизофренией.

Картина болезни остается не до конца исследованной. Механизм действия большинства медикаментов, так или иначе помогающих при заболевании, основан на блокировании синтеза одного нейромедиатора, допамина, присутствующего в организме в избытке. У токсоплазмы имеются гены, которые способны включаться и влиять на синтез допамина в головном мозге. Не все, кто страдает шизофренией, являются носителями паразита. Это не единственная причина, однако **среди больных шизофренией вдвое больше зараженных токсоплазмозом, чем не инфицированных им.**

Токсоплазма способна влиять на формирование страха, обоняние и поведение человека.

Высокая вероятность несчастных случаев, попыток суицида или развития шизофрении свидетельствует о том, что проживание паразита в нашем организме не проходит для нас бесследно. Для того чтобы уже имеющиеся сведения были приняты современной медициной, потребуется время. Предположения должны быть еще раз доказаны и должны учитываться при разработке тактик лечения. Это ожидание может стоить жизни многим людям: антибиотики появились на полках аптек в виде препаратов только спустя годы после их открытия. Но в некоторых случаях ожидание может быть спасительным. Например, контерган можно было бы испытывать и подольше, а не торопиться выставлять на полки аптек. В Германии это название знакомо очень многим как ключевое слово в громком скандале 60-х годов XX века. Так назывался препарат немецкой фармацевтической фирмы «Грюненталь», появившийся в 1957 году и разрекламированный как безвредное успокоительное и снотворное средство для беременных. Фирма обещала лекарство без побочных действий, но именно по причине его побочных действий на свет родилось около 10 000 детей без рук, а иногда без рук и без ног.

Токсоплазма влияет на наш организм гораздо сильнее, чем предполагалось годы назад. А полученные новые сведения об этих воздействиях ознаменовали начало новой эры. Эры, в которой экскременты кошки наглядно показали, *что* за что отвечает и чем определяется наша жизнь. Эры, в которой мы начинаем постепенно осознавать, что нас связывает с едой, с нашими домашними животными и с миром микроорганизмов, которые проживают в нас. В связи с этим приходит понимание того, как нужно рассматривать свой организм и относиться к себе.

Это страшно? Ну, может быть, совсем чуть-чуть. Но в то же время это очень увлекательно — шаг за шагом разгадывать процессы, которые могут быть для нас судьбоносными.

Отрадно, что мы все-таки можем держать под контролем некоторые риски заражения. Иногда для этого требуется минимум усилий: вовремя убранный туалет кошки, хорошо прожаренное мясо и тщательно вымытые овощи и фрукты.

Острицы

В природе существуют мелкие белые червячки, для которых идеальной средой обитания является наш кишечник. На протяжении столетий эти существа связывали свой жизненный цикл с организмом человека. Каждый второй человек на планете хотя бы раз заражался острицами. Многие этого вовсе не замечали, для кого-то это было нервным мучением, о котором очень неприятно вспоминать. Если поймать нужный момент, то можно увидеть, как острицы «машут нам рукой», выглядывая из анального отверстия. Червячки до 1,5 см в длину, белого цвета и с острыми концами. Каждый, у кого есть пальцы и рот, теоретически может занести эти существа в свой организм. Те, у кого нет ни пальцев, ни рта, в данном случае имеют некоторые преимущества.

Целью беременной острицы является обеспечение своему потомству надежного будущего — и это не так просто. Яйцо острицы должно быть проглочено человеком, затем оно должно проскочить в полость тонкого кишечника и в виде взрослой особи попасть в полость толстой кишки. Если все случилось по плану, взрослая острица обитает в отдаленных участках кишечного тракта и задается вопросом, как же сделать так, чтобы ее

> Острицы — это разновидность глистов, которые паразитируют в организме человека при несоблюдении правил личной гигиены. Нужно отметить, что острицы относятся к самым неопасным разновидностям глистов, поэтому вывести их довольно просто.

потомки снова попали в рот. И тогда в ход идет интеллект, в существование которого у этих организмов поверить довольно трудно.

Самка острицы знает, когда мы находимся в спокойном состоянии и принимаем горизонтальное положение, когда с большой вероятностью не встанем в ближайшие часы. **Острица знает, когда мы ложимся спать, и в этот период самки остриц стремительно направляются в область нашего ануса.** Они откладывают яйца в складки кожи и при этом так ворочаются, что появляется зуд. После того как дело сделано, они устремляются обратно в кишечник, так как из многовекового опыта знают, что сейчас придет рука и завершит начатую работу. Человек во сне начинает расчесывать область анального отверстия, и отложенные яйца попадают на его руки, а затем распространяются, попадая и в рот.

Человеку даже не приходит в голову встать и помыть руки после того, как он почесал в области попы. Иногда человек даже не осознает своих действий, если он спит, или слишком уставший, чтобы встать и дойти до ванной комнаты. Попадая на предметы обихода или продукты, яйца остриц в последующем могут быть проглочены повторно, и цикл начинается с самого начала.

Существа, которые без приглашения попадают в наш кишечник и начинают там хозяйничать будто у себя дома, вызывают у нас как минимум негодование. И мы стесняемся об этом открыто говорить. Как будто мы являемся плохими хозяевами без права голоса, поэтому к нам может зайти каждый чужак, не спросив разрешения. С острицами ситуация обстоит несколько иначе. Это гости, которые утром нас будят на раннюю пробежку и проводят стимулирующий массаж нашей иммунной системы, ничего при этом у нас не отбирая.

Не очень хорошо, если острицы постоянно присутствуют в нашем организме, но приютить хотя бы раз таких гостей тоже имеет смысл. Ученые предполагают, что острицы у детей могут предотвратить развитие в зрелом возрасте астмы или диабета. **Но не стоит перебарщивать, поскольку при мощной атаке остриц могут произойти явления, которые не несут в себе ничего положительного.**

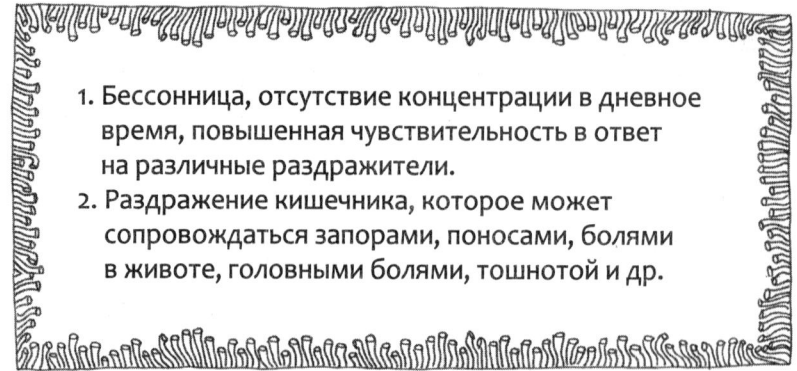

1. Бессонница, отсутствие концентрации в дневное время, повышенная чувствительность в ответ на различные раздражители.
2. Раздражение кишечника, которое может сопровождаться запорами, поносами, болями в животе, головными болями, тошнотой и др.

Чего боятся острицы? Того, что они заблудятся. И мы этого тоже должны бояться. Если острица попадет не туда, где она должна находиться, то это может иметь свои последствия.

266

Если вы подозреваете, что у вас острицы, и присутствуют некоторые из вышеперечисленных признаков, нужно немедленно обратиться к врачу!

С кожного покрова из области анального отверстия берется мазок на выявление яиц остриц. Вот и вся процедура. Самое важное — обратиться за диагностикой в утренние часы, поскольку именно тогда концентрация яиц на кожных складках вокруг анального отверстия максимальная.

Под микроскопом доктор увидит овальные яйца. Если они уже превращаются в личинки, по центру может определиться полоска. Доктор выпишт препарат, чтобы выгнать надоедливых гостей, действующее вещество которого называется *мебендазол*. Многие познакомились с этим препаратом еще в детском саду.

В нашем кишечном тракте препарат встречает непрошеных гостей и перемещается до самого анального отверстия. Кишечный тракт острицы также начинается ротовой полостью и заканчивается анальным отверстием, и в ее организме препарат проходит тот же самый путь. Но для острицы препарат более опасен, чем для человека, — он вызывает необратимые изменения в системе углеводного обмена в организме глиста, что проявляется нарушением утилизации глюкозы, и острица медленно умирает от истощения.

Самый эффективный и простой способ борьбы с острицами в домашних условиях — клизма. Клизму необходимо наполнить лекарственным и пагубно воздействующим на остриц средством.

Острица живет долго. Если в организме присутствуют глисты, необходимо принять все меры, чтобы не рассеивать их в окружающей среде: нательное белье и постельные принадлежности стирать при 60 °C, регулярно мыть руки, сильные атаки зуда смягчать мазями, чтобы предотватить частые контакты пальцев с областью анального отверстия.

Моя мама уверена, что ежедневное съедание дольки чеснока — один из верных способов борьбы с острицами. Исследований на эту тему не проводилось. При появлении тревожных симптомов необходимо сразу идти к врачу, ведь обследование и лечение не займут много времени и не доставят особых неудобств.

О чистоте и хороших бактериях

Живая природа — это не пассивный объект нашего воздействия, она отвечает на него активной приспособительной реакцией. Этим объясняется появление вредителей, устойчивых к пестицидам, причем их количество увеличивается.

Мы хотим защитить себя от плохого. Никто добровольно не хочет обзавестись сальмонеллой или хеликобактер. Даже если мы вовсе не знакомы с бактериями-«толстячками», возбудителями диабета и другими не самыми приятными микроорганизмами, то все равно вряд ли мы хотим, чтобы они жили с нами. Самая эффективная защита — это чистота. Мы стараемся не принимать в пищу сырую еду, не целоваться с посторонними и тщательно следим за гигиеной нашего дома. Но чистота — это не всегда именно то, что мы думаем.

Чистоту в кишечнике можно сравнить с чистотой в лесном массиве. Даже наши «маленькие уборщики» не будут устраивать массовую мобилизацию по уборке без достаточных оснований. Лес чистый, если в нем в достаточном количестве и положенном видовом разнообразии произрастают полезные растения. В качестве помощи зеленому массиву можно дополнительно высаживать растения и надеяться, что они приживутся. А также разыскать любимые и нужные растения и ухаживать за ними, чтобы они становились больше и активно размножались. Иногда могут встречаться вредители. Тогда нужно оценить ситуацию, и, если она принимает угрожающие формы, не грех воспользоваться химикатами для их уничтожения. Пестициды в этом случае весьма эффективны, но злоупотреблять ими тоже не стоит.

Разумная чистота начинается уже с повседневности. На что действительно нужно обращать внимание, а что является чрезмерной гигиеной? Чистоту внутри своего организма мы создаем следующими тремя доступными нам средствами.

1. *Антибиотики* устраняют возбудителей острых инфекционных процессов. «Anti bios» означает «против жизни». Антибиотики убивают бактерии и спасают нас, если мы поймали коварного возбудителя.

> Оздоровительный эффект антибиотиков достигается за счет способности угнетать размножение микробов.

Повсеместное использование антибиотиков не является эффективным. Ведь каждый антибиотик надо применять только для того, чтобы уничтожить какой-либо конкретный вид микроорганизмов. Поэтому назначение антибиотиков обязательно должно быть оправданно.

Кроме этого, важно знать, что если антибиотики первого поколения применяли, то обоснованно и редко, а лечение ими длилось по крайней мере 10 дней, антибиотики же нашего поколения более эффективны и могут ликвидировать осложнения за пару дней.

2. *Пробиотики* — это живые бактерии, употребляя которые мы укрепляем свой иммунитет и добавляем новых жильцов в свой кишечник. «Pro bios» в переводе означает «для жизни».

Следует учитывать, что существует несколько «но» при применении антибиотиков:

✓ прежде всего они нарушают микрофлору кишечника, так же как микробы;

✓ при неправильном назначении они могут оттянуть выздоровление;

✓ они способствуют снижению иммунитета. Бактерии становятся более устойчивыми, и заболевание с трудом поддается лечению.

3. *Пребиотики* — это питательные компоненты, которые, достигая полости толстого кишечника, формируют питательную среду для наших полезных бактерий, чтобы те быстрее росли, размножались и вытесняли вредных соседей. «Pre bios» означает «до жизни».

Пребиотики и пробиотики поддерживают жизнедеятельность полезных для нас микроорганизмов.

Состав пищи, содержащий пробиотики и пребиотики, обеспечивает полезным бактериям хорошие условия для процветания и размножения, даже без приема специальных дополнительных добавок. А это способствует улучшению вашего здоровья, хорошему настроению и долголетию.

Пребиотики — это продукты, которые помогают пробиотикам легко добраться до кишечника, проходя через желудок, и способствуют увеличению их количества.

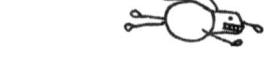
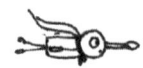
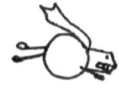
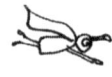

Чистота в повседневности

Чистота восхищает — и ее ощущение начинается с головы. Мятная конфета освежает дыхание, вымытые стекла, безукоризненно прозрачные, радуют глаз, а принять перед сном душ и отправиться в чистую постель — это просто божественно. Нам нравится запах и вид чистоты. Нам нравится дотрагиваться до чистых отполированных поверхностей. Мы расслабляемся от осознания того, что наше помещение вымыто дезинфицирующими средствами и мы защищены от возможной агрессии со стороны болезнетворных бактерий.

130 лет тому назад было выявлено, что возбудителем туберкулеза является бактерия. Это было первое признание наличия бактерий — плохих, опасных и невидимых. Вскоре в Европе появилось правило изолировать больных, чтобы предотвратить распространение возбудителей; в школах запрещалось плеваться, прикасаться друг к другу, и «коммунизм» в отношении полотенец был отменен. Эти правила, возможно, покажутся сегодня забавными, но они перевернули общественный уклад, а плеваться и по сей день признак дурного тона, полотенца и зубные щетки используются индивидуально, и мы уважаем и соблюдаем личное пространство друг друга в отличие от представителей многих других культур.

Противостоять смертельно опасным возбудителям, казалось бы, очень просто, ведь для этого нужно просто перестать плеваться. Это правило было прочно укоренено в сознании. Но подразумевалось, что это не средство излечения, а средство защиты остальных окружающих. Правило передавалось из поколения в поколение, и сегодня мы говорим своим детям, что плеваться просто некрасиво. Было признано, что необходимо соблюдать чистоту, были предприняты попытки привнести порядок в полную хаоса жизнь. Например, одно время слоганом «Хенкель»[1] было: «Грязь — это материя в неподобающем месте».

Давным-давно прием ванны считался прерогативой лишь состоятельных людей. В начале XX столетия один немецкий доктор выдвинул лозунг: «Каждому немцу — еженедельная ванна!» В этот период масштабные кампании по улучшению здоровья проводились на предприятиях, которые бесплатно предоставляли помывочные помещения своим сотрудникам и выдавали бесплатно мыло и полотенце. И только в 1950 году среди населения начало укореняться правило о еженедельном приеме ванны. Практически в каждой среднестатистической семье воскресенье было помывочным днем, при этом купались в одной и той же ванне, не меняя воду, все члены семьи по очереди. В некоторых семьях право первым принять ванну отводилось уставшему после тяжелой работы отцу.

> Наши предки издревле верили в целебную и очистительную силу бань (в том числе и русской бани), связывали здоровье с чистотой.

Ранее чистота ассоциировалась с устранением неприятного запаха и видимой грязи. Со временем это понятие становилось все абстрактнее. В настоящее время мы с трудом можем себе представить еженедельный семейный банный день. Сегодня мы уже покупаем различные дезинфицирующие средства, чтобы устранять даже невидимую человеческому глазу грязь. Поверхность после уборки выглядит так же, как и до нее, но мы уверены, что эффект стоит потраченных на чистящее средство денег.

Газеты и телевидение постоянно рассказывают нам об очередном страшном вирусе гриппа, мультирезистентных бактериях или об очередном скандале с энтерогеморра-

---

[1] Германская химическая компания, производящая чистящие и моющие средства, косметику и средства личной гигиены, разрабатывающая технологии склеивания. — *Прим. ред.*

гическим эшерихиозом (собирательное название группы кишечных инфекций, вызываемых кишечной палочкой *E.coli*). Такие бактерии выработали особую устойчивость к антибиотикам.

Как правило, дезинфицирующие средства проявляют активность и против мультирезистентных бактерий, так как обладают абсолютно иным спектром действия по сравнению с антибиотиками. Активные вещества, содержащиеся в дезинфицирующих средствах, действуют на крупные части бактериальной клетки (например, белки, мембраны) по неспецифическому механизму действия, а антибиотики обычно воздействуют только на определенный этап метаболизма (например, подавляют синтез клеточной стенки), бактерии могут относительно легко преодолевать данное воздействие, вырабатывая устойчивость. Однако **приспособиться к неспецифическому химическому влиянию дезинфицирующих средств бактерии не могут.**

Невидимые источники опасности, от которых мы постоянно хотим защититься, повсюду. Кто-то воздерживается от употребления в пищу листьев салата в период разгула кишечной палочки, кто-то забивает в поисковик «дезинфекция всего тела». Чувствуя угрозу, люди ведут себя по-разному. Поставить под сомнение наличие поводов для страха было бы самым простым делом. Но все-таки стоит понять, что порождает наши страхи.

Так ли необходимо стремиться к тотальной гигиене?

При паническом страхе подцепить какую-нибудь гадость люди стремятся все вымыть и все уничтожить. При этом мы точно не знаем, что именно, но подразумеваем самое плохое. В результате мы вымываем действительно все: и хорошее, и плохое. Такой вид чистоты не совсем то, что нам нужно.

Чем выше санитарные стандарты в стране, тем чаще встречаются аллергии и аутоиммунные заболевания у населения.

Чем стерильнее каждая индивидуальная квартира, тем вероятней развитие аллергии и аутоиммунных заболеваний в пределах семейства.

30 лет назад аллергия на тот или иной аллерген регистрировалась у каждого десятого, сегодня — у каждого третьего. Но частота диагностируемых инфекций не снизилась.

Излишняя щепетильность в вопросах чистоты может сыграть против вас.

Умная гигиена, о которой я хочу рассказать, — это нечто другое. Результаты исследований природы бактерий дают основу для новых представлений о чистоте. При этом речь не идет об уничтожении всего опасного.

Более 95 % бактерий этой планеты не представляют для человека никакой опасности. Более того, многие из них нам даже помогают. Дезинфицирующим средствам в нормальной семье абсолютно нечего делать, если в ней нет больных или собака не справляет нужду прямо на пол в гостиной. Однако если собака сделала свои дела прямо на пол в гостиной, наша креативность в выборе метода уборки переходит все мыслимые и немыслимые границы, в ход идут супермыло, обработка паром и чуть ли не обработка открытым пламенем… Возможно, это все и забавно, но если кто-то из домашних наследил в прихожей, достаточно ведра с простой водой и капелькой моющего средства. Этот раствор способен на 90 % нейтрализовать бактерии. И вот уже часть постоянных жителей нашего пола имеет шанс на дальнейшее существование, а большая часть плохих бактерий подверглась нейтрализации.

Цель уборки — снизить количество живущих в помещении бактерий, а не полностью их уничтожить.

Ведь и плохие бактерии являются хорошими тренерами нашего иммунитета. Пара тысяч сальмонелл в нашей раковине — отличная экскурсия для нашего иммунитета. Ведь, только если их количество в раковине зашкаливает, возникает опасность развития заболевания. А слишком быстро бактерии начинают размножаться только в благоприятных для этого условиях: влажный теплый воздух, вкусная еда. Для контроля процесса размножения бактерий существует четыре доступных каждому рычага: разбавление, высокая температура, осушение и очистка.

Разбавление

Техника разбавления практикуется также в лаборатории. Мы разбавляем суспензию с бактериями водой и даем личинкам платяной моли капельки жидкости с различной концентрацией бактерий. Личинки платяной моли окрашиваются, если они заболевают. Таким образом можно зафиксировать критический порог концентрации бактерий, при котором наступает болезненное состояние. В случае с одними видами бактерий это число составляет 1000 единиц, с другими — от 10 000 000 в одной капле.

Разбавление в домашних условиях — это мытье овощей и фруктов. Концентрация большинства бактерий на их поверхности при этом становится настолько минимальной, что они перестают представлять вообще какую-либо опасность. В Корее при мытье овощей и фруктов в воду добавляют капельку уксуса, чтобы снизить активность бактерий в кислой среде. Техника разбавления используется также для очистки воздуха помещений.

При мытье столовых приборов, разделочных досок и посуды с помощью жидкости для мытья посуды и губки достигается такой же эффект, как если бы мы просто облизали их языком. Губки для мытья посуды постоянно влажные, теплые и полны остатков еды — идеальная среда для размножения микробов. Каждый, кто видит свою губку для мытья посуды под микроскопом, просто не верит своим глазам.

Губки для мытья посуды — это настоящий рассадник грязи, поэтому приборы и посуду в завершение всей процедуры промывания нужно в обязательном порядке споласкивать проточной водой. То же самое представляют собой постоянно влажные кухонные полотенца. Они больше способствуют распространению бактерий, нежели осушению поверхности посуды.

Губки для мытья посуды и полотенца должны хорошо промываться, выжиматься и просушиваться в перерывах между использованиями, иначе они превращаются в одну из главных резиденций микробов на нашей кухне.

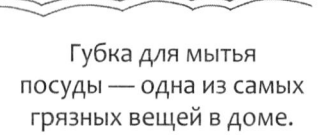

Губка для мытья посуды — одна из самых грязных вещей в доме. Она грязнее в 200 000 раз по сравнению с сиденьем унитаза и может вызвать опасные заболевания.

Осушение

На сухих поверхностях бактерии не способны к размножению, многие даже погибают. Вымытый и протертый сухой тряпкой пол — самый чистый пол. Сухая поверхность подмышечных впадин после использования дезодоранта больше не такая привлекательная для бактерий, провоцирующих появление неприятного запаха. **Осушение — великолепная находка против бактерий.**

Если продукты сухие, они лучше и дольше хранятся.

Это видно на примере продуктов из злаков (макароны, мюсли, зерновой хлеб), а также сухофруктов (изюм), бобов, чечевицы и мяса.

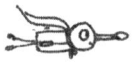

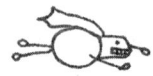

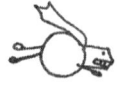

Высокая температура

В году четыре сезона, и самый холодный из них — зима. В отношении бактерий это лучшая возможность навести чистоту. В повседневности холод является идеальной средой для хранения продуктов. Но в холодильнике содержится такое большое количество еды, что это рай для бактерий, несмотря на низкие температуры. В большинстве случаев минимальная температура в холодильниках составляет −5 °С.

При температуре +70 °С разрушаются даже стойкие сальмонеллы.

При стирке достаточно придерживаться принципа разбавления. Если мы стираем много полотенец, нижнего белья или одежды больного, предпочтительнее стирать при температуре не ниже +60 °С. При температуре выше +40 °С погибает большинство *E.coli*.

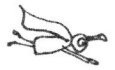 **Большое количество белья рекомендуется стирать при температуре не ниже +60 °С.**

Очистка

Процесс очистки подразумевает растворение оболочки, сформированной из жиров и белков на различных поверхностях. Бактерии, которые в ней оседают, также удаляются при очистке. Как правило, для этого применяют воду и моющее средство. *Очистка* — это своеобразная терапия во всех жилых пространствах, ванных комнатах и кухнях.

Этот метод еще, конечно, можно довести до совершенства, в особенности это имеет смысл при изготовлении медикаментов, предназначенных для внутривенного введения. В растворах для инфузионной терапии[1] не должно быть ни единой бактерии.

В фармацевтических лабораториях такой эффект достигается путем применения йода, поскольку он способен к сублимации. *Сублимацией* в физике называют процесс перехода из твердого состояния в газообразное без жидкой фазы. **Йод нагревают, и все помещение накрывает голубой дым.**

Все это напоминает эффект работы парового пылесоса, но в случае с йодом процесс на этом не заканчивается. Йод способен вернуться в свое предыдущее состояние. В воздушной среде помещения он охлаждается, и пар снова превращается в твердые кристаллы. Кристаллы распределяются по всем поверхностям, распространенные до этого в воздухе, при этом они захватывают бактерии, которые падают на пол, закованные в кристаллы. Работники входят в помещение, пройдя через несколько систем воздушной очистки и дезинфекции, надевают стерильную одежду и выметают кристаллы вместе с закованными в них бактериями.

При частом полном смывании жировой оболочки с кожи мы делаем ее абсолютно беззащитной перед воздействием окружающей среды.

Такой же принцип можно наблюдать, когда мы мажем руки кремом. Мы заковываем микробы в жировой слой, который их плотно удерживает. При последующем мытье рук вместе с жировой пленкой мы смываем и бактерии. Но наша кожа также способна образовывать собственную жировую оболочку; чтобы ее смыть, достаточно воды без мыла.

---

[1] Капельное введение или вливание внутривенно или под кожу лекарственных средств и биологических жидкостей с целью нормализации водно-электролитного, кислотно-щелочного баланса организма, а также для форсированного диуреза (мочеиспускания) в сочетании с мочегонными средствами. — *Прим. ред.*

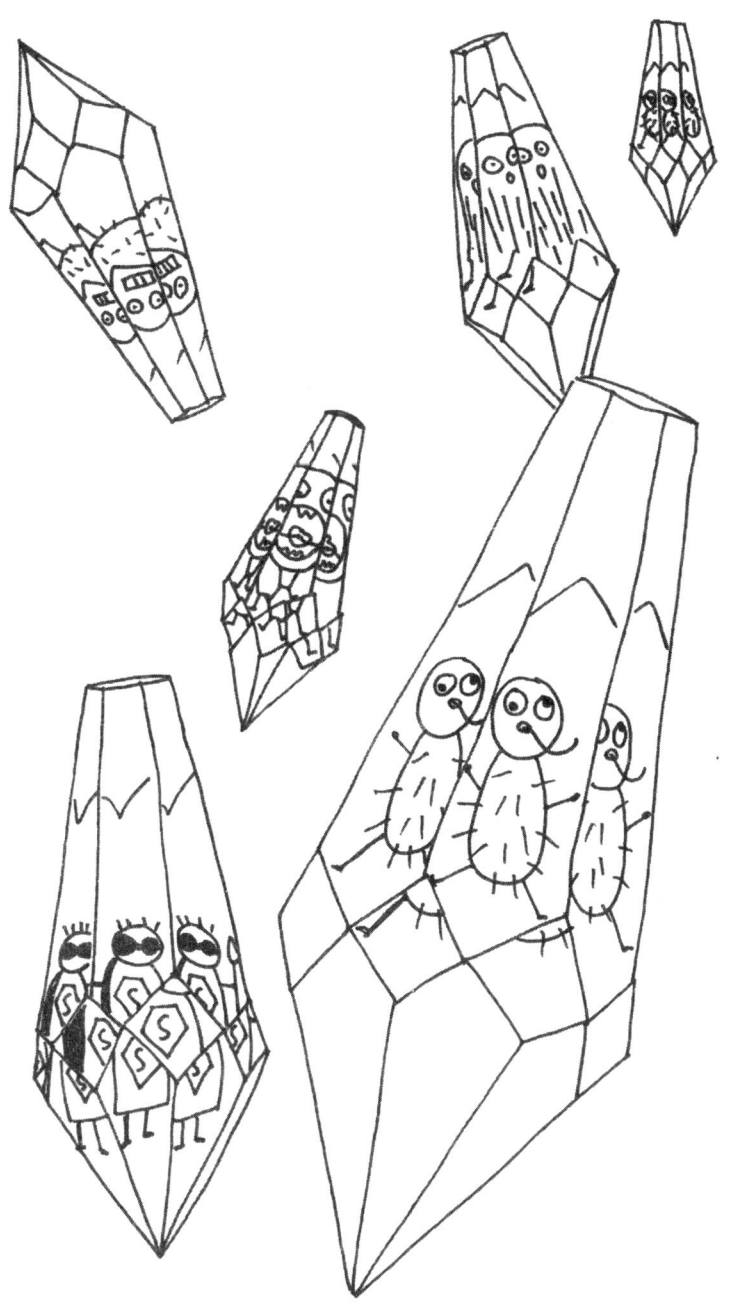

Бактерии в кристаллах йода

При этом жировой слой смывается не полностью и после мытья может быстрее восстановиться, чтобы приступить к своей прямой работе. Частое мытье рук и тела не имеет смысла.

Как только бактерии находят лазейку, мы начинаем сильнее пахнуть, когда потеем. И получается замкнутый круг.

Новые методы нейтрализации запахов

Команда из Гента — столицы и самого большого города провинции Восточная Фландрия (Бельгия) — испытывает в данный момент абсолютно новый метод. Ученые нейтрализуют запах пота с помощью бактерий. Они дезинфицируют подмышки, нанося слой бактерий без запаха, и засекают время. Через пару минут испытуемые могут снова одеться и отправиться домой. После этого они регулярно приглашаются в лабораторию, где фиксируются изменения запаха в тестируемой части тела.

Этот метод сегодня используется в общественных туалетах города Дюрена (Германия). Одна фирма разработала микс из бактерий, который используют как моющее средство. Не имеющие запаха бактерии распространяются в помещении и нейтрализуют неприятные ароматы. Идея дезинфицировать пространство средствами на основе бактерий уникальна, и производители держат в секрете технологию изготовления и состав таких средств. Поэтому изложить научное объяснение механизма действия таких инноваций пока невозможно.

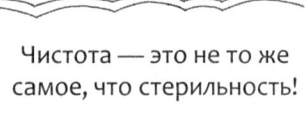
Чистота — это не то же самое, что стерильность!

Эта новая концепция как нельзя лучше отражает тезис: чистота не означает уничтожение бактерий. **Чистота — это разумный баланс большого количества хороших бактерий**

и небольшого количества плохих. Это умная защита от реальной опасности и нацеленное распространение хороших микроорганизмов.

Антибиотики

Антибиотики очень ответственно уничтожают возбудителя болезни, его семью, его друзей и его знакомых, а также случайных знакомых знакомых. Это делает антибиотик лучшим оружием против возбудителей заболеваний бактериального характера. Большинство антибиотиков синтезируются бактериями. Но как же так получается?

Антибиотик — это оружие, которое используют злобные грибки и бактерии в борьбе за территорию обитания или питание. С момента открытия этого явления учеными фармацевтическая индустрия стала синтезировать антибиотики в промышленных масштабах. В огромных емкостях с жидкостью (до 100 000 л) растет невероятное количество бактерий, численность их даже не описать в цифрах. Синтезируемые антибиотики подлежат очистке, в ходе дальнейшей обработки получаются таблетки. Антибиотики особенно популярны в США. При исследовании влияния антибиотиков на кишечную микрофлору во всем округе Сан-Франциско и окрестностях нашлось всего два (!) человека, которые за последние 2 года не принимали антибиотики. Каждый четвертый немец в среднем раз в год принимает антибиотики. Самая распространенная причина — простуда. Каждому микробиологу подобное обстоятельство — нож в спину. Ведь причиной простуды в основном является вирус, а не бактерия. Антибиотик выполняет три задачи: отравление бактерии, подавление ее способности к размножению и разрушение бактерии. Воздействовать таким же образом на вирусы антибиотик не в состоянии.

Существуют два основных механизма действия антибиотиков:

1. Бактерицидный механизм — полное подавление роста бактерий посредством действия на жизненно важные клеточные структуры микроорганизмов, что вызывает их необратимую гибель.

   Таким образом действуют, например, пенициллин, цефаликсен, гентамицин. Эффект от бактерицидного препарата наступает быстро.

2. Бактериостатический механизм — антибиотик препятствует размножению бактерий, тормозится рост колоний микробов, а губительное действие на них оказывает уже сам организм, точнее, клетки иммунной системы — лейкоциты.

Если не завершить полный курс лечения и прекратить прием бактериостатического антибиотика, симптомы заболевания вернутся.

Исходя из сказанного, получается, что при большинстве простуд антибиотики бессильны. Если после приема антибиотиков состояние все-таки улучшается, то, вероятнее всего, сработали эффект плацебо и мобилизация собственной иммунной системы, которая в конечном счете и побеждает болезнь.

При бесконтрольном приеме антибиотиков мы уничтожаем часть полезных бактерий, нанося тем самым колоссальный урон нашей микрофлоре.

Чтобы избежать этого, при инфекционном процессе неясного генеза есть смысл провести **тест на прокальци-**

тонин. Этот тест покажет, какой природы заболевание — бактериальной или вирусной. Особенно это целесообразно в случае болезни у маленьких детей.

Если действительно есть показания для приема антибиотиков, тогда это необходимо сделать. При этом, однако, нужно трезво оценить пользу такого лечения и риск развития побочных эффектов от приема препаратов. Однако, если имеет место воспаление легких или у ребенка тяжелая инфекция, сопряженная с риском развития осложнений, сомнений в отношении приема антибиотиков быть не

> Бесконтрольный прием антибиотиков категорически недопустим. Правильное применение антибиотиков возможно только под контролем врача.

может. Именно в таких случаях одна таблетка может спасти жизнь. Антибиотики останавливают размножение бактерий. Иммунная система перенимает эстафету, и состояние постепенно стабилизируется. Безусловно, за это приходится платить состоянием микрофлоры кишечника, но в данном случае это разумная сделка.

Самым частым последствием приема антибиотиков является понос. Даже те, у кого не появляется диарея, отмечают увеличение объема каловых масс. Увеличенный объем представляет собой не что иное, как массы мертвых бактерий кишечника. Ведь антибиотик мы не вдыхаем сопливым носом, а проглатываем, и он поступает непосредственно в желудок. Прежде чем компоненты препарата поступят в кровоток и будут доставлены в регион сопл04ого носа, они пройдут че-

> Антибиотики способны изменять нашу кишечную микрофлору.

рез кишечник и разрушат часть его обитателей — бактерий. Результат этой бойни сложно не заметить при посещении туалетной комнаты.

Чтобы восстановить микрофлору кишечника после антибиотиков, можно включить в рацион питания свежие кисломолочные продукты, такие как кефир, бифидок, йогурт натуральный без ароматических и вкусовых добавок. Необходимо обращать внимание на дату производства и срок годности продукта. Наиболее качественная продукция имеет срок годности не более 6 суток.

Помимо того что меняется видовой состав микрофлоры, изменяются функции бактерий. Например, снижается способность захватывать молекулы холестерина, синтезировать витамины или расщеплять некоторые питательные компоненты. Особенно сильные изменения со стороны микрофлоры были зафиксированы в ходе исследований метронидазола и гентамицина, проводившихся в Гарварде и Нью-Йорке.

С особой осторожностью нужно относиться к антибиотикам при лечении детей и лиц пожилого возраста. Их микрофлора сама по себе нестабильна и восстанавливается гораздо дольше по окончании лечения. Шведские ученые подтвердили, что даже через 2 месяца после окончания приема антибиотиков (ампициллина и гентамицина) у детей наблюдаются сдвиги в микрофлоре в пользу плохих бактерий, при этом значительно падает количественное содержание бифидобактерий и лактобацилл. Увы, исследование проводилось на выборке из 9 человек, что делает его не настолько убедительным. Но это единственное исследование подобного плана. Результаты исследования, проведенного с участием ирландских пенсионеров, были не так однозначны. Микрофлора некоторых испытуемых после приема антибиотиков восстанавливалась сравнительно быстро, у других наблюдались изменения еще продолжительное время. Причины этих явлений неизвестны. Способность к быстрому восстановлению в физиологии называют *резистентностью*.

Количество исследований по отсроченному влиянию антибиотиков на организм можно пересчитать по пальцам. А ведь антибиотики применяются уже более полувека. Дело в оснащении. Для проведения подобных исследований требуется высокотехнологичное оборудование, а оно было изобретено всего пару лет назад. Единственное, что было выявлено в ходе опытов и не подлежит сомнению, — это факт развития устойчивости со стороны бактерий в ответ на воздействие антибиотиков. Даже спустя годы после приема антибиотиков в нашем кишечнике сидят представители, которые своим прапрапра…внукам рассказывают о той самой войне с антибиотиками, в ходе которой они выжили и выстояли.

Они выжили потому, что смогли выработать технику сопротивления. Например, небольшие насосы, вмонтированные в клеточную мембрану. Через эти насосы они распрыскивали антибиотик подальше от своей клеточной стенки, подобно тому как пожарник льет пену из огнетушителя на горящий мусорный бак. **Некоторые бактерии научились менять свой внешний облик, чтобы быть неузнаваемыми для антибиотика и защитить свою клеточную стенку от его нападения,** в то время как другие решили синтезировать продукты, способные нейтрализовать компоненты антибиотика.

Но фактом остается то, что антибиотик крайне редко убивает все бактерии, обычно он поражает только некоторые сообщества, в отношении которых эффективны его яды. И даже среди них остаются представители, которые выживают в этой борьбе или становятся закаленными бойцами. В случае если у человека развивается серьезное инфекционное заболевание, эти самые бойцы могут стать источником серьезных проблем: чем выше резистентность микроорганизмов, тем труднее заболевание поддается лечению антибиотиками.

По данным Всемирной организации здравоохранения, через несколько десятков лет антибиотики станут бесполезным видом лекарств.

Ежегодно в Европе погибают тысячи пациентов именно по причине устойчивости микроорганизмов и бессилия антибиотиков в борьбе с заболеванием. Если, например, после операции ослаблена иммунная система или на фоне длительного приема антибиотиков размножение патогенных микроорганизмов не поддается контролю, ситуация

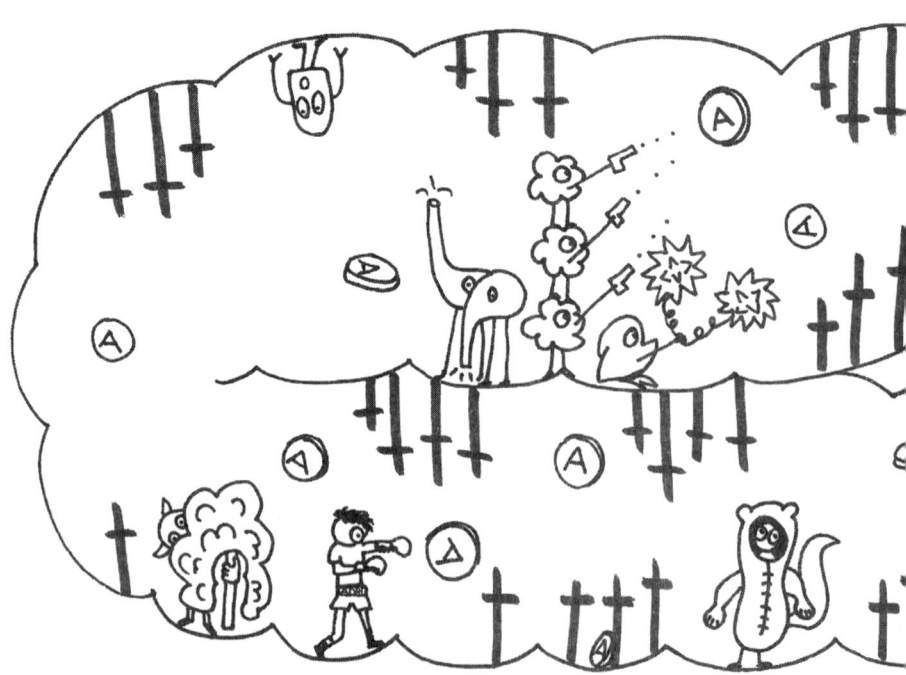

принимает серьезный оборот. Новые антибиотики разрабатываются очень редко, поскольку это трудоемкий процесс и зачастую невыгодный фармацевтическим компаниям.

Ученым удалось подсчитать, что в ближайшие 15–20 лет в мире не появится антибиотиков нового поколения, поскольку не ведутся работы в этом направлении.

Тот, кто хочет оградить свой кишечник от бессмысленных войн с участием антибиотиков, должен придерживаться следующих правил:

1. **Не принимать антибиотики без серьезных показаний**. Если имеются показания, принимать препарат нужно столь долго, сколь необходимо, но не дольше необходимого периода. Достаточно долго, чтобы уничтожить вызывающих проблемы возбудителей и не дать остальным представителям возможности снова размножиться. Но не переусердствовать со сроками приема, иначе есть риск освободить место бактериям, резистентным к данному антибиотику. Ученые в настоящее время обсуждают вопрос, не стоит ли прекращать прием антибиотиков в тот момент, когда человек почувствовал себя лучше.

2. **Выбирать биомясо.** Устойчивость микроорганизмов варьируется от страны к стране. Это ужасающий факт, но зачастую резистентность микроорганизмов напрямую связана с применением антибиотиков на фермах. Например, в таких странах, как Индия и Испания, практически не контролируется количество антибиотиков, потребляемых животными. И в кишечниках животных развивается огромный зоопарк резистентных микроорганизмов. Именно в этих странах зафиксировано увеличение частоты случаев типичных человеческих инфекций, не поддающихся лечению. В Германии как минимум существуют нормы и правила, но, правда, они весьма обтекаемы. И многие ветеринары зарабатывают свои деньги на антибиотиках, имея полулегальный бизнес.

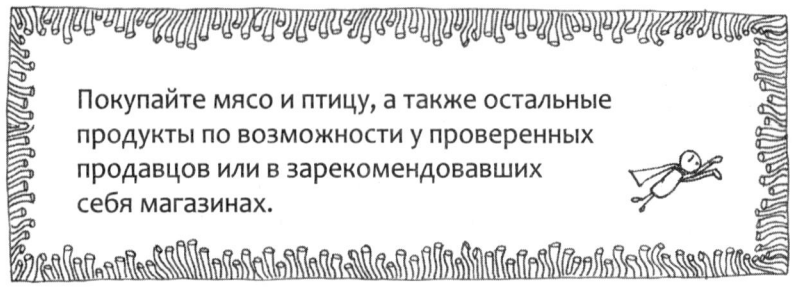

Покупайте мясо и птицу, а также остальные продукты по возможности у проверенных продавцов или в зарекомендовавших себя магазинах.

Впервые в 2006 году в ЕС был введен запрет на добавление антибиотиков в корм животных с целью увеличения поголовья. Увеличение поголовья в данном случае означает содержание животных в грязных загонах, где никто не умирает от инфекционных заболеваний. Что замечательно достигается путем добавления в корм животных антибиотиков. Животные на биофермах получают строго установленное количество антибиотиков в течение своей жизни. Если эта норма превышена, мясо уже не поступает на прилавки с маркировкой «био». Если есть возможность, рекомендуется платить чуть больше в обмен на мир и спокойствие в собственном кишечнике.

3. **Тщательно мыть овощи и фрукты.** Тут тоже имеется взаимосвязь с животноводством, поскольку навоз с ферм используется как удобрение для растений. Например, в Германии овощи и фрукты не проверяются на содержание в них антибиотиков, а на наличие резистентных штаммов микроорганизмов — тем более. Для молока, яиц и мяса имеются как минимум нормы предельно допустимой концентрации. Отсюда правило: лучше мыть слишком долго и тщательно, чем быстро и кое-как. Даже минимальное присутствие антибиотика способствует развитию устойчивости со стороны микроорганизма.

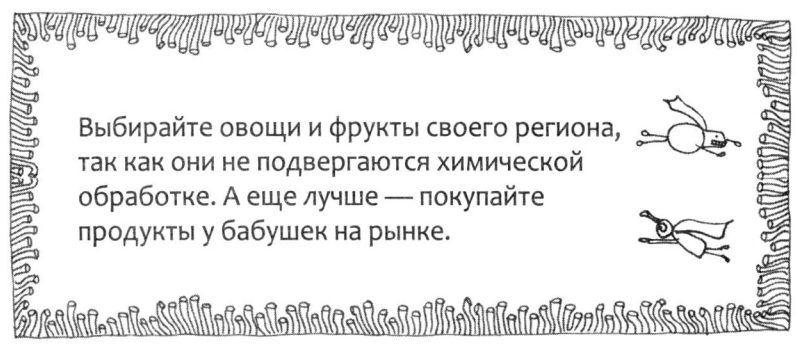

Выбирайте овощи и фрукты своего региона, так как они не подвергаются химической обработке. А еще лучше — покупайте продукты у бабушек на рынке.

4. **В отпуске быть внимательными.** Каждый четвертый из отпуска привозит с собой высокоустойчивые штаммы микроорганизмов. Некоторые из них через пару месяцев после возвращения исчезают, некоторые вяло существуют в нашем организме продолжительное время. Особенно внимательно нужно себя вести в проблемных с точки зрения бактериологии странах, таких как Индия. В Азии и Средней Европе рекомендуется чаще мыть руки, тщательно мыть овощи

> Собираясь в отпуск, на всякий случай возьмите с собой лактофильтрум или активированный уголь.

и фрукты и при необходимости обдавать их кипятком. В Южной Европе ешьте только термически обработанные продукты, это убережет вас не только от диареи, но и от нежелательных резистентных сувениров.

Есть ли альтернатива антибиотикам

Растения (грибы типа пенициллина не являются растением) уже столетиями синтезируют антибиотики, неспособные формировать устойчивость у микроорганизмов. Если растение сломалось или нарушилась целостность его покрова, то на образовавшихся открытых местах растению необходимы отпугивающие бактерии вещества, чтобы не превратиться для них в обед. При простуде на ранних стадиях, инфекциях мочевыводящих путей, воспалении ротовой полости и носоглотки в аптеке можно приобрести концентрированные антибиотики растительного происхождения. **Например, препараты, содержащие горчичное масло или масло редьки, экстракты ромашки или шалфея, способны подавлять активность не только бактерий, но и вирусов.** Таким образом уменьшается нагрузка на иммунную систему и повышаются шансы справиться с вредными существами.

При бурно протекающем процессе или при отсутствии улучшений растительные антибиотики, безусловно, малоэффективны. Решение об отказе от сильных антибиотиков может быть опасно по причине упущенного времени. В последние годы у детей все чаще встречаются осложнения в виде патологий сердца или ушей в результате инфекционных процессов. В большинстве случаев происходит это потому, что родители пытаются оградить своих чад от воздействия антибиотиков. Это решение со стороны родителей может таить в себе серьезную опасность. Грамотный врач подходит к назначению антибиотиков индивидуально и всегда поясняет, насколько необходим их прием в каждом конкретном случае.

Применение в качестве лекарств антибиотиков целесообразно при таких заболеваниях, как воспаление легких, ангина, гнойный отит, пиелонефрит, гайморит.

Антибиотики являются методом ведения войны. Нанося удар по бактериям антибиотиками, мы получаем в ответ удар в виде развития опасной для организма устойчивости. Ученые же принимают этот вызов и приступают к разработкам по созданию новых антибиотиков. Каждый из нас вовлекается в этот процесс, как только проглатывает первую таблетку. Мы берем в заложники наши хорошие бактерии в надежде победить плохие. Важно понимать, что при незначительной простуде это проигрышный ход, в случае серьезного заболевания — стоящая сделка.

На сегодня не создано средств защиты для определенных представителей микрофлоры. Но можно с уверенностью сказать, что с момента открытия антибиотиков было уничтожено много фамильных раритетов. Высвободившееся в кишечнике после их смерти место должно быть непременно занято благонадежными кандидатами. Эту задачу успешно выполняют пробиотики.

> Пробиотики помогают кишечнику максимально быстро восстановить здоровое равновесие после отражения истинной опасности.

Пробиотики

Ежедневно мы глотаем миллиарды живых бактерий. Одни присутствуют в сырой еде (некоторые остаются и после термической обработки), другие мы слизываем с пальца, задумавшись, также мы проглатываем бактерии нашей ротовой полости и целуемся с бактериальным миром другого человека. Небольшая часть проглоченных бактерий выживает даже в кислой среде желудка, в условиях пищеварительных процессов и благополучно достигает полости толстого кишечника.

Большая часть бактерий никому не знакома. Предположительно, они не причиняют никакого вреда нашему организму и даже приносят пользу, но это еще предстоит изучить. Некоторые микроорганизмы являются возбудителями серьезных заболеваний, но в нашем организме они становятся абсолютно бессильными, поскольку их количество ничтожно мало. И только часть попадающих в кишечник бактерий определяется однозначно: «Положительные. Полезные. Нужные». Эти бактерии называются пробиотиками.

В молочном отделе супермаркета часто можно встретить йогурты с надписью: «Содержит пробиотики». Мы не понимаем до конца, что это значит, но сразу на ум приходят картинки из рекламы и информация о том, что пробиотики стимулируют иммунную систему, нормализуют пищеварение. За такую перспективу мы готовы выложить на рубль больше. «Пробиотик» попадает в нашу корзину, потом в холодильник и в финале в рот.

Люди издавна едят пробиотические культуры, ведь без них не было бы и нас. Это установили американцы с помощью следующего наблюдения: беременных женщин отправляли на Северный полюс, где они рожали. Основной целью этого мероприятия были залежи нефти, на которые вполне законно могли претендовать рожденные там люди при наличии свидетельства. В результате дети погибали по дороге домой. На Северном полюсе настолько холодно, что практически отсутствуют микроорганизмы, поэтому организм ребенка не заселялся многообразием микробов сразу после рождения. Нормальные теплые условия и разнообразие микроорганизмов по пути назад убивали новорожденного.

Помогающие нам бактерии — это важная часть нашей жизни. Они всегда с нами и всегда за нас. Наши предки этого не знали, но многое делали правильно на интуитивном уровне. Они защищали свою еду от микроорганизмов, вызывающих порчу, и в то же время интуитивно доверяли хорошим бактериям. Например, когда с их помощью продляли срок годности пищи. В каждой культуре мира имеются традиционные кушанья, которые готовят с помощью полезных бактерий. В России это простокваша, домашний квас, квашеная капуста. В Германии, например, это кислая

> Ученые уже сейчас называют продукты брожения «пищей будущего».

капуста, консервированные огурцы или кислое дрожжевое тесто. Во Франции это крем-фреш, в Швейцарии — дырчатый сыр, в Италии — салями и оливки, в Турции — айран. И не было бы ни одного из этих деликатесов, если бы не добросовестный труд бактерий.

Ферментированные продукты защищают от рака, содержат питательные, антибактериальные и антивирусные вещества, нормализуют пищеварение; лактобактерии выделяют полезные вещества, в том числе и витамины B и K, сохраняется витамин C (при других долгосрочных видах хранения он разрушается). Процесс брожения также нейтрализует фитиновую и щавелевую кислоты.

В Азии имеется огромное разнообразие блюд, которые получаются в результате совместной работы бактерий и человека: соевый соус, комбуча (чайный гриб), мисо-суп, корейская капуста кимчи, индийский ласси. Этот список можно продолжать бесконечно. **Процесс обработки питательных веществ бактериями называется ферментацией.** При этом зачастую выделяются кислоты, которые, например йогурту, придают кисловатый вкус. Кислая среда, формируемая хорошими бактериями, защищает продукты от пагубного воздействия плохих.

Для приготовления всех этих лакомств использовались самые различные бактерии, столь же разнообразные, как и перечень блюд в списке выше. В йогурте и айране ферментацию осуществляли совершенно разные виды бактерий. В южных странах предпочтение отдавалось бактериям, работающим в условиях высоких температур, в северных регионах — при комнатных температурах.

> Ферментация — это самый древний и самый полезный метод увеличения срока годности продуктов питания.

Йогурт, кефир и другие продукты, полученные в ходе ферментации, были результатом случайности. Кто-то забыл убрать в холод молоко и оставил его стоять на солнце. Бактерии проникли в сосуд (кто знает, из воздуха или напрямую от коровы), и получился новый продукт. Если в порцию йогурта попадала особо «вкусная» бактерия, ложечку продукта переносили в следующую порцию молока, из которой получался точно такой же йогурт. Сегодняшние кисломолочные продукты получают путем использования заквасок с различным видовым составом, а не только с участием избранного сорта бактерий.

Видовое разнообразие бактерий в заквасках для создания ферментированных продуктов со временем снижается. В индустриальных странах также разработаны стандарты для технологических процессов в пищевой промышленности, и в качестве заквасок берутся бактерии, выращенные в лабораторных условиях. Молоко сегодня после доения немного нагревается с целью нейтрализации микроорганизмов. При этом также погибают бактерии, которые могли бы сделать из молока кефир. Поэтому молоко из супермаркетов нет смысла выставлять на подоконник в надежде получить из него кефир.

Многие продукты, которые ранее подвергались процессам ферментации с помощью бактерий, сегодня подвергаются обработке уксусом. Например, как в ситуации с квашеными огурцами. Какие-то из них заквашиваются с помощью бактерий, но потом подвергаются термической обработке с целью уничтожения микроорганизмов, как и кислая капуста в большинстве случаев. Свежую кислую капусту зачастую можно найти только в магазинах диетического питания.

Научный мир уже в начале XX века предполагал, насколько важную роль в нашей жизни играют хорошие бактерии. Именно тогда Илья Ильич Мечников получил Нобелевскую премию за изучение проблемы иммунитета. Он наблюдал за болгарскими горнорабочими. Они часто доживали до 100 лет и всегда были в хорошем расположении духа. Мечников предполагал, что загадка кроется в мешках из кожи, в которых транспортировалось коровье молоко. Иногда в пути молоко сквашивалось, и домой привозился уже йогурт. И Мечников был уверен, что причина долголетия и хорошего настроения именно в бактериях, превращающих молоко в йогурт.

В своей книге «Этюды оптимизма» он высказал гипотезу, что с помощью хороших бактерий мы можем продлить свою жизнь и улучшить ее качество. С этого момента бактерии больше не были анонимными составными частями йогурта, а стали важными источниками здоровья. Но это открытие пришлось на не самый благоприятный период развития науки. Незадолго до этого было обнаружено, что бактерии являются возбудителями заболеваний. Микробиолог Стамен Григоров открыл в 1905 году описанную Мечниковым бактерию йогурта — *Lactobacillus bulgarcus* (болгарскую палочку), но вскоре занялся исследованиями, направленными на борьбу с туберкулезом.

Гипотеза Мечникова и находка Григорова все-таки нашли свое применение в продуктах, которые мы видим в супермаркете каждый день, и за это мы должны быть благодарны младенцам. **Матери, которые не могли вскармливать своих детей естественным путем по разным причинам и вынуждены были применять сухие смеси, часто сталкивались с проблемой: у ребенка периодически возникала диарея.** Производители смесей не могли понять, в чем загадка, ведь сухие ингредиенты порошка по составу максимально соответствовали материнскому молоку. Чего, казалось бы, еще не хватает?! Бактерий! Тех, которые присутствуют в выделениях из соска матери и в большом количестве населяют кишечник малыша, находящегося на грудном вскармливании, — бифидобактерий и лактобацилл. Они расщепляют молочный сахар (лактозу) и синтезируют молочную кислоту (лактат), поэтому относятся к кисломолочным бактериям. Один японский ученый получил йогурт с помощью бактерии *Lactobacillus casei Shirota*, его сначала выдавали матерям только в аптеке. При вводе такого йогурта в рацион малыша значительно снижались частота и интенсивность проявлений диареи. И тогда, в период индустриализации, ученые вернулись к тезису, высказанному однажды И. И. Мечниковым.

Обычный йогурт по большей части содержит *Lactobacillus bulgaricus*. Однако это не тот сорт бактерий, который носили в кожаных мешках болгарские горнорабочие. Полученный Стаменом Григоровым сорт бактерий сегодня имеет номенклатурное название *Lactobacillus helveticus spp.bulgaricus*. Бактерии обладают низкой устойчивостью к пищеварительным процессам и достигают полости кишечника лишь в минимальном количестве. Для тренировки иммунной системы этот факт не играет большой роли, поскольку иммунитету достаточно оболочки погибшей бактерии, чтобы в дальнейшем мотивировать свои подразделения для выполнения работы.

Выбор бактерии для создания пробиотических йогуртов основан на результатах наблюдений за малышами, находящимися на искусственном питании или страдающими диареей. Бактерии по возможности в полном численном составе должны достигать полости толстого кишечника. К бактериям, стойким к воздействию пищеварительных ферментов и способным пройти в целости и сохранности верхние отделы пищеварительного тракта, относят *Lactobacillus rhamnosus*, *Lactobacillus acidophilus* или *Lactobacillus casei Shirota*. Такая живая бактерия способна на большее в нижних отделах желудочно-кишечного тракта, что было доказано в проведенных исследованиях. Однако полезные свойства этих культур, доказанные учеными, не принимаются как факт чиновниками структур, ответственных за качество питания.

Вместе с тем нельзя быть на 100 % уверенным, что до толстого кишечника доберется нужное количество пробиотических бактерий. Щель в холодильнике или замедленное пищеварение вызывают преждевременное старение этих бактерий. Страшного в этом ничего нет, но вполне возможно, что такой йогурт уже ничем не будет отличаться от обычного. Чтобы прорваться в экосистему кишечника, на старт должно выйти около миллиарда (10^9) бактерий.

Изучение природы и функций пробиотиков проводится в лабораториях. Отдельные виды пробиотиков высаживают непосредственно на ткани кишечника в чашках Петри (специальная лабораторная посуда), кормят мышей коктейлями из микробов или дают людям капсулы, содержащие концентрат микроорганизмов.

В процессе проведенных исследований ученые обнаружили следующие свойства и возможности пробиотиков.

1. Пробиотики — это массаж и бальзам для нашего кишечника.

Пробиотические бактерии заботятся о нашем кишечнике. У них есть гены, ответственные за синтез жирных кислот типа бутирата, который является увлажняющим бальзамом для кишечных ворсинок, ухаживает за ними и обеспечивает их стабильность и больший размер по сравнению с теми ворсинками, за которыми не ухаживают пробиотики с помощью своего чудодейственного бальзама. Чем больше размер ворсинки, тем больше площадь для всасывания питательных и минеральных веществ и витаминов. Чем стабильнее ворсинка, тем меньше всевозможного мусора она пропускает через стенку кишечника, результатом всего этого является максимум питательных и минимум ненужных веществ и ядов в организме.

2. Одна из обязанностей пробиотиков — охранный сервис.

Хорошие бактерии защищают наш кишечник. В конце концов, это их родина, и они ни за что не отдадут свои свободные территории врагу. С этой целью они занимают именно те позиции, которые охотно бы заняли возбудители различных заболеваний. Как только появляется плохая бактерия, пробиотик, оскалившись, уже занимает ее место. Если этого сигнала недостаточно, бактерии-охранники способны и на другие трюки. Они умеют производить различные кислоты или в небольшом количестве синтезировать антибиотики и защитные компоненты, которые используют, изгоняя недругов из толстого кишечника.

Кислота, синтезируемая бактерией, способна не только продлять срок годности продукта, она формирует в нашем кишечнике, как и в желудке, кислую среду, и кишечник становится не самым пригодным местом для проживания патогенных микроорганизмов. Другая возможность избавиться от недругов — это съесть их паек (тот, кто имеет братьев и сестер, возможно, знаком с этим способом). Некоторые пробиотики только тем и заняты, что отбирают у вредных бактерий их бутерброды прямо из-под носа. В какой-то момент злобным существам все это надоедает, и они сдаются.

3. Пробиотики — хорошие консультанты и тренеры.

Естественно, что сами бактерии являются лучшими экспертами в вопросах по делам бактерий. Если они работают в слаженной команде с кишечником и его иммунными клетками, то мы получаем от них важнейшую информацию для внутреннего пользования и наш организм знает, как выглядят оболочки различных бактерий, какое количество защитной слизи должно выделяться, какое количество защитного субстрата (дефензинов) должны синтезировать клетки кишечника, должна ли иммунная система активнее реагировать на чужеродного агента или ей следует отнестись спокойнее к незнакомцу.

> Кисломолочные продукты формируют в кишечнике кислую среду, непригодную для патогенных бактерий.

В здоровом кишечнике проживает огромное количество пробиотических бактерий. Каждый день и каждую секунду мы пользуемся результатами их труда. Однако иногда семейства наших бактерий могут подвергнуться атаке в результате приема антибиотиков, неправильного питания, заболеваний или на фоне стресса и т. п. Если это происходит, наш кишечник лишается заботы, ценных советов и становится более уязвимым.

4. Пробиотики эффективны от диареи.

Да, это свойство пробиотиков № 1. При кишечном гриппе или диарее на фоне приема антибиотиков спасением могут стать препараты из аптеки на основе пробиотиков. Эти препараты не имеют побочных эффектов в отличие от других нормализующих стул препаратов. Они абсолютно безвредны при применении у детей и лиц пожилого возраста. При таких заболеваниях кишечника, как язвенный колит или синдром раздраженного кишечника, пробиотики способствуют снижению интенсивности диареи и уменьшают воспалительные процессы.

5. Пробиотики стимулируют работу иммунной системы.

Для людей, которые часто болеют простудными заболеваниями, эффективным может быть тестирование на себе различных видов пробиотиков, особенно в зимний период и межсезонье. Если для кого-то это дорого, можно попробовать ежедневно съедать по баночке йогурта. Ведь для того, чтобы заметить хотя бы небольшой эффект, необязательно потреблять бактерии исключительно в живом состоянии. В некоторых исследованиях, проведенных на пожилых людях и людях, испытывающих сильные физические нагрузки, было отмечено, что регулярный прием пробиотиков снижает интенсивность проявления симптоматики простудных заболеваний, а также частоту их появления.

6. Пробиотики могут защитить от аллергии.

Это свойство не имеет веских научных доказательств (в отличие от факта эффективности приема пробиотиков при борьбе с диареей или с целью повышения иммунитета). Для детей, у которых повышен риск развития аллергии и нейродермита, пробиотики могут стать одним из вариантов решения проблемы. Эффективность пробиотиков в профилактике этих заболеваний доказана в ходе различных исследований. Здесь можно придерживаться принципа «чем больше, тем лучше». Большое количество пробиотиков ни в коем случае не повредит детям. Если

Пробиотики ослабляют симптомы проявления аллергии.

аллергия или нейродермит находятся в активной фазе, прием пробиотиков может уменьшить интенсивность проявления заболевания.

В прошлом пробиотики широко использовались при диарее, ослабленном иммунитете и заболеваниях кишечника. В настоящее время они активно изучаются, и уже были получены самые разнообразные результаты в случаях нарушения пищеварения, диареи путешественника, непереносимости лактозы, ожирения, воспалительных заболеваний суставов и даже диабета.

Если вы захотите протестировать на себе пробиотик при наличии одной из этих проблем (например, при запоре или вздутиях живота), аптекарь вряд ли вам посоветует конкретный препарат, который дает безупречный результат. Фармацевтика не всегда поспевает за результатами исследований. Остается один выход: пробовать разные варианты. Если через 4 недели эффекта не наблюдается, можно попробовать сменить препарат или принимать комплексно сразу две разновидности пробиотиков.

Для всех пробиотиков действуют следующие правила:
* 4 недели непрерывного приема;
* применение препарата строго в рамках срока годности, указанного на упаковке. После истечения срока годности численное содержание бактерий в препарате слишком мало, чтобы работать в экосистеме нашего кишечника;
* перед покупкой продукта, содержащего пробиотик, необходимо осведомиться, какой спектр проблем преимущественно корректирует бактериальный состав именно этого пробиотика. Бактерии содержат различные гены. Если одни успешно стимулируют работу иммунной системы, другие в это время успешно дают отпор возбудителям диареи.

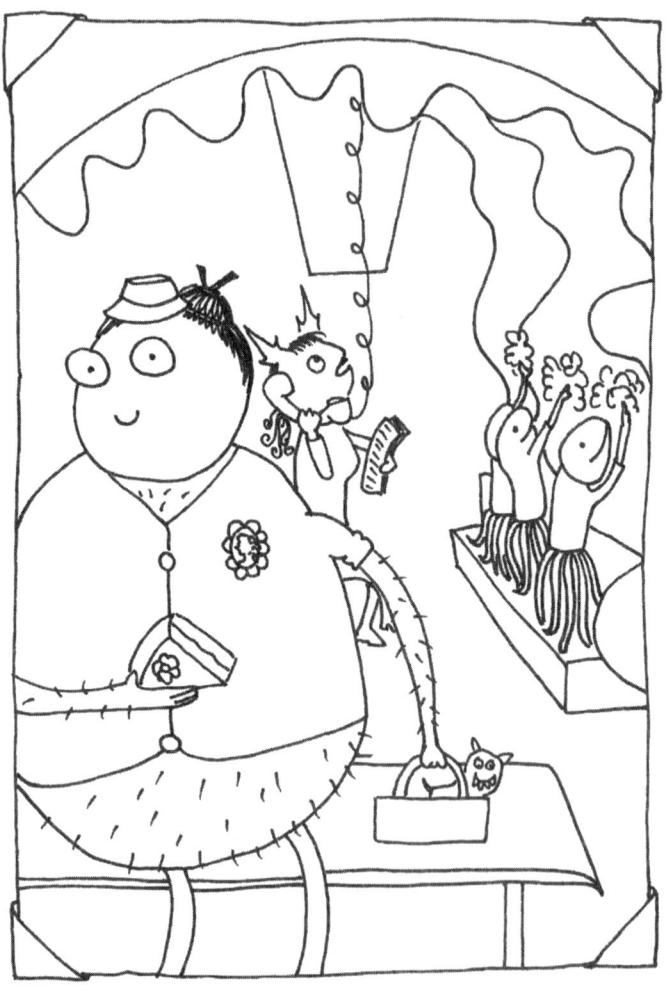

До сегодняшнего дня наиболее подробно изучены молочнокислые бактерии: лактобактерии, бифидобактерии и сахаромицеты Буларди. Последние являются дрожжевыми грибами, на которых в этой книге мы не заостряем внимания, хотя этот гриб его, безусловно, заслужил. Это не бактерия, поэтому я люблю его несколько меньше. У этого грибка, однако, есть одно бесспорное преимущество — он не подвержен воздействию антибиотиков.

Если антибиотики способны устранять большинство бактерий, сахаромицеты могут залечь на дно, ни о чем не беспокоясь. Они защищают организм от микробов-оппортунистов и способны синтезировать яды. Тем не менее они могут вызывать некоторые побочные эффекты в отличие от пробиотиков. Некоторые люди не переносят дрожжевые грибы — у них наблюдается реакция в виде кожных высыпаний.

Тот факт, что, помимо дрожжевого гриба, в качестве пробиотиков нам известны только молочнокислые бактерии, свидетельствует о том, что все еще впереди и мы находимся у истоков новых открытий и новых знаний. Лактобактерии редко встречаются в кишечнике взрослых людей, а бифидобактерии в любом случае не являются единственными гарантами хорошего самочувствия среди всех представителей кишечной микрофлоры. На сегодняшний день имеется только один хорошо исследованный пробиотик. Это вид *E.coli Nissle 1917*.

Разновидность *E.coli* была выделена из кала воина, вернувшегося домой с фронта. У всех его товарищей во время войны на Балканах развивались эпизоды тяжелой диареи, а у него такого заболевания не наблюдалось. С тех пор по результатам всех исследований было доказано, что эта бактерия может помочь при поносах, заболеваниях кишечника и ослабленной иммунной системе. И хотя этого солдата уже давно нет в живых, в медицинских лабораториях все еще наблюдают за талантливым микроорганизмом под названием *E.coli*.

Эту бактерию также можно найти в виде таблетированных препаратов на полках в аптеках.

Эффект пробиотиков на сегодняшний день ограничен следующим фактором. Мы принимаем бактерии, созданные в лабораторных условиях. И как только мы перестаем ежедневно принимать пробиотик в виде фармацевтического препарата, он снова исчезает из нашего организма.

Каждый кишечник индивидуален, и в каждом кишечнике имеются постоянно существующие команды, которые или помогают друг другу, или находятся в постоянной борьбе.

Пробиотики изначально выступают в роли оздоровительных процедур для кишечника. Как только они перестают поступать в организм, постоянная микрофлора должна вернуться к выполняемым ранее обязанностям. Для достижения долговременного результата должна быть продумана целая командная стратегия. Множество бактерий, оказывающих взаимную помощь, утилизируют мусор или поставляют питание для своих коллег.

> Поступление пробиотиков в кишечник должно быть постоянным.

По этому принципу работают многие комплексные препараты из аптек, в состав которых входит комплекс различных молочнокислых бактерий.

В комплексе бактерии действительно работают эффективнее. Мысль надолго поселить бактерии в кишечник замечательная, но на практике, к сожалению, не работает.

Результаты комплексного использования пробиотиков очень хорошие.

Например, в случае инфекции, вызванной клостридиум диффициле (*Clostridium difficile*). Это бактерии, стойкие к воздействию антибиотиков и быстро занимающие свободные места в кишечнике. Зараженные ею в течение нескольких лет страдают кровавой диареей с примесью слизи. Против возбудителя бессильны антибиотики и пробиотики.

В таких ситуациях врачам нужно проявить изобретательность и трансплантировать всевозможные бактерии здорового человека больному. В ветеринарии уже достаточно давно этот метод эффективно применяется для лечения многих заболеваний. Необходим только кал с комплексом здоровой микрофлоры. Проводится так называемая трансплантация кала. В медицинской практике кал подвергают специальной очистке, в итоге для пересадки предназначен только микс из бактерий.

Процент успешного излечения инфекции клостридиум диффициле практически во всех исследованиях был зарегистрирован на уровне 90 случаев из 100. Сегодня имеется небольшое количество медикаментов, способных оказать такой же эффект. Метод трансплантации должен применяться в абсолютно безнадежных случаях, ведь, как правило, невозможно определить наличие вредных или болезнетворных бактерий в донорской кишечной микрофлоре. Некоторые фирмы работают над выпуском трансплантатов с маркировкой «безопасно». Успех в данных разработках будет настоящим прорывом в медицине.

В трансплантате микрофлоры, которая, кстати, длительно приживается, находится большой потенциал пробиотиков. **Подобное приживление показало первые хорошие результаты в случае с диабетиками.** Сейчас тестируется, можно ли предотвратить развитие диабета I типа.

Профилактика и лечение диабета с помощью кала — не такая безнадежная идея. Ведь трансплантации подлежат не только защищающие бактерии, а целый «орган», состоящий из микробов, участвующий в регуляции обменных процессов и работы иммунной системы. Более 60 % кишечной микрофлоры нам неизвестны. Исследование пробиотических видов — очень трудоемкий процесс, подобный поиску определенных видов различных лечебных растений в древние времена.

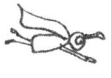 **Нужно обязательно прислушиваться к своему организму и учиться интуитивно считывать ответ микрофлоры кишечника на поступление пищи.**

Пребиотики

Пребиотики — это пища для полезной микрофлоры кишечника, то есть вещества, которые стимулируют ее рост и жизнедеятельность. Пребиотики — более практичная вещь, чем пробиотики. Однако для слаженной работы им необходимо одно условие: наличие хороших бактерий. Хорошим бактериям пребиотики создают благоприятную среду и придают им дополнительную силу в борьбе с плохими.

Поскольку бактерии намного меньше человека по размеру, они рассматривают еду несколько иначе, чем мы. Каждое зернышко превращается в обильное застолье, одна кукурузная хлопушка уже величайшая сладость. Все, что не подлежит расщеплению в тонком кишечнике, называется балластными веществами. Но это не бесполезный груз, по крайней мере для бактерий в кишечнике. Они любят балластные вещества. Некоторые бактерии любят неперевариваемые волокна спаржи, кто-то предпочитает мышечные волокна из куска мяса, другие отдают предпочтение отрубям.

Врачи, рекомендуя своим пациентам употреблять больше балластных веществ, тем самым предлагают быть более внимательными к полезным для нашего организма бактериям и всячески поддерживать их жизнедеятельность. Только при таких условиях бактерии имеют достаточно питательных веществ и могут синтезировать витамины и жирные кислоты или снова тренировать иммунную систему.

Человеческая жизнь сокращается вследствие всасывания ядов гниения и отравления микробами.

Ключевым моментом в характеристике пребиотиков является их избирательное стимулирование полезных для человеческого организма представителей кишечной микрофлоры, к которым в первую очередь относятся бифидобактерии и лактобациллы.

В нашем толстом кишечнике так или иначе постоянно находятся болезнетворные бактерии. Из-за определенной еды они могут вызывать брожение, а также синтезировать различные опасные вещества, такие как *индол*, *фенол* или *аммониак*. Они проникают через стенки кишечника и попадают в систему кровообращения;

На жизнедеятельность микрофлоры кишечника человека расходуется до 10 % поступившей энергии и 20 % объема всей принятой пищи.

кровь разносит их по всем органам, и со временем организм насыщается подобными ядами, что приводит к печальным последствиям.

Пребиотики включаются в процесс брожения только в присутствии хороших бактерий, поскольку ими питаются только их представители. **Обычный сахар — это не пребиотик, потому что сахаром также питаются кариозные бактерии.** Плохие бактерии не любят и не едят пребиотики и ничего из них не синтезируют. Хорошие бактерии становятся сильнее и завоевывают все бо́льшие пространства, поглощая пребиотический субстрат.

Но мы потребляем слишком мало балластных веществ. Не говоря уже о пребиотиках. Европейцы потребляют только половину суточной нормы балластных веществ, которая составляет 30 г. Это настолько мало, что в кишечнике разыгрывается конкурентная борьба, и плохие бактерии могут одержать в ней верх.

Однако не так сложно немного позаботиться о микробах своего кишечника. У каждого из нас есть свой пребиотический продукт, который мы любим. У моей бабушки в холодильнике всегда есть картофельный салат, мой папа делает салат с цикорием и мандаринами (совет: цикорий ополоснуть теплой водой, тогда он будет не такой горький, но хрустящий), моя сестра любит спаржу и корнеплоды.

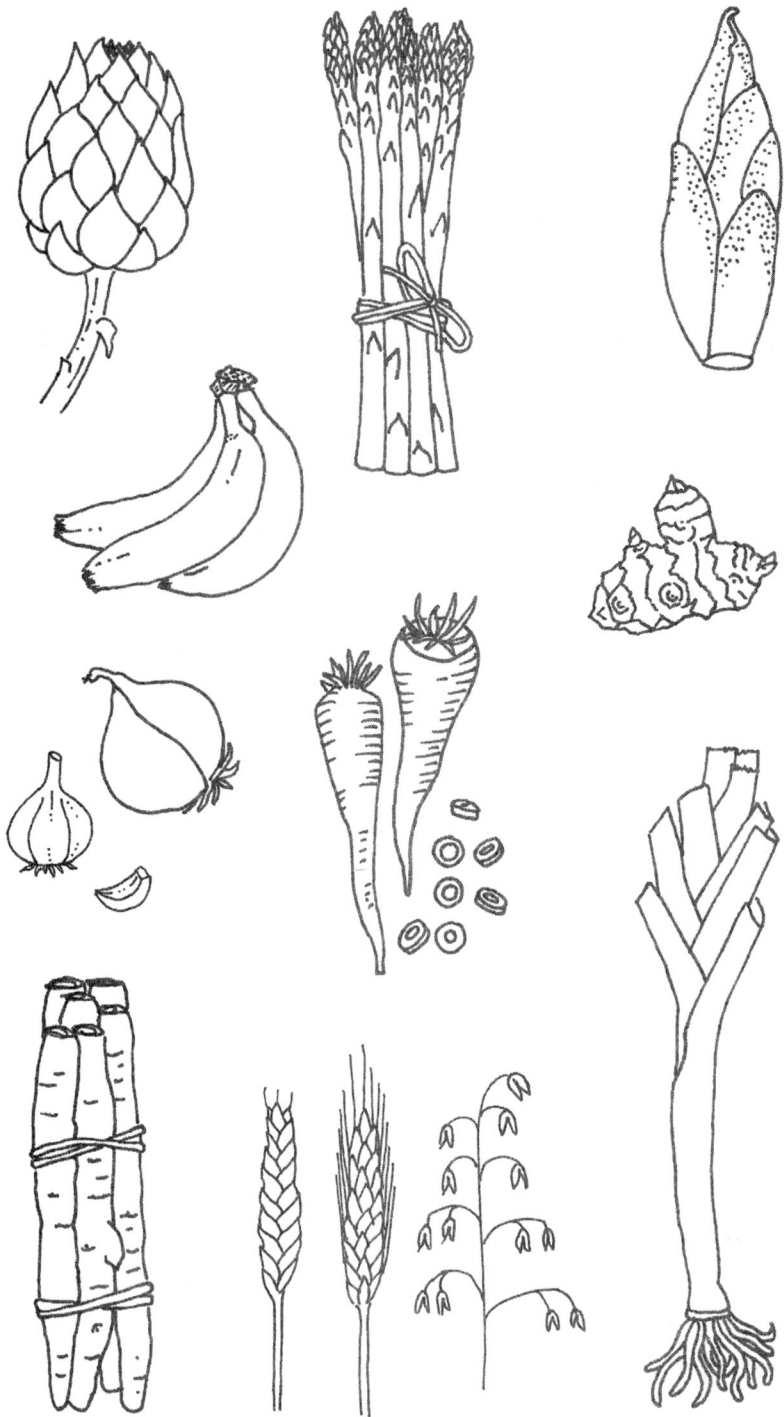

Это только пара блюд, которые очень любят бифидобактерии и лактобактерии. Между тем нам известно, что представители лилейных, резистентные крахмалы и сложноцветные также их любимая пища. Лилейные — это не только порей и спаржа, но также лук и чеснок. К сложноцветным относятся топинамбур, артишок, цикорий.

Резистентные крахмалы образуются в результате охлаждения сваренного риса и картофеля. При этом крахмал кристаллизуется и становится трудным для пищеварения. Картофельный салат и холодный рис из суши поступают к нашим бактериям в практически непереваренном состоянии.

Тем, у кого нет любимого блюда-пребиотика, рекомендуется пробовать и экспериментировать в поисках своего балластного продукта, который понравится вашему кишечнику. При регулярном употреблении пребиотиков вы можете со временем отметить, что иногда появляется неудержимая тяга к какому-то определенному продукту. Это нормально, нужно слушать свой организм.

Тому, кто питается продуктами с низким содержанием балластных веществ, например макаронами, белым хлебом, пиццей, не следует полностью пересматривать свои пищевые привычки и переходить исключительно на балластные вещества. Такая резкая смена рациона приведет бактерии в замешательство, и их несказанное счастье может обернуться вздутиями и повышенным газообразованием. Количество балластных веществ в рационе нужно увеличивать постепенно. В любом процессе нужна мера. Нужно помнить, что все-таки на первом месте остается еда для всего организма, а уже потом для наших микроорганизмов.

Чрезмерное газообразование (метеоризм) — это неприятная штука. В незначительном количестве это нормально. Мы живые существа, и в нашем животе живет небольшой мир, представители которого прилежно работают и производят разные вещества. Как наша планета способна терпеливо относиться к газам, производимым человеком, так и мы должны быть снисходительны к газам, выделяемым нашими бактериями. Газы могут вызвать смешки, но не всегда они должны неприятно пахнуть. Бифидобактерии и лактобактерии не выделяют неприятно пахнущих газов. Человек, который никогда не выделяет газов, по всей видимости, лишает свои бактерии возможности нормально питаться, он негостеприимный хозяин.

В качестве экспресс-помощи бактериям кишечника можно воспользоваться препаратами, содержащими пребиотики, которые продаются в аптеке. Из цикория получают пребиотик в чистом виде, который носит название *«инулин»*, из молока — *галакто-олигосахарид.* Свойства этих веществ еще только исследуются, но особо эффективно они подпитывают бифидобактерии и лактобактерии.

Пребиотики на самом деле еще не настолько хорошо изучены, но уже понятно, для чего они служат и в каких ситуациях нужно обращать на них внимание. Пребиотики поддерживают хорошие бактерии, защищая их от ядов, синтезируемых плохими. Особенно они полезны лицам, у которых проблемы с печенью и печень не в состоянии в полной мере нейтрализовать яды и вредные вещества.

Бактериальные яды имеют различное воздействие на организм: вызывают слабость, развитие тремора, а в тяжелых случаях даже наступает кома.

В стационарах при таких проблемах назначают высококонцентрированные пребиотики. В большинстве случаев это является решением проблемы.

Бактериальные яды могут серьезно угрожать здоровью организма, даже если печень прекрасно справляется с функцией нейтрализации. Они выделяются, если все балластные вещества задействованы уже в самом начале пути, в начальных отделах толстого кишечника, а бактерии ближе к окончанию кишечного тракта сталкиваются с непереваренными белками на фоне отсутствия пребиотиков.

Бактерии и мясо — не самая лучшая комбинация, ведь в результате синтезируется белковый яд. Белковые

Употребление пребиотиков снижает риск возникновения онкологии.

токсины крайне вредны для толстого кишечника и порой становятся причиной развития онкологии. В большинстве случаев рак кишечника развивается именно на конечных его отрезках.

Пребиотики потому и полезны с точки зрения профилактики рака толстого кишечника. Первые исследования, посвященные этой теме, были многообещающими.

Пребиотики, такие как галакто-олигосахарид, интересны тем, что их в состоянии синтезировать сам организм. Материнское молоко на 90 % состоит из галакто-олигосахарида и на 10 % — из балластных веществ.

Если ребенок находится на искусственном питании, в котором отсутствуют эти компоненты, то его микрофлора отличается от микрофлоры детей, которые были вскормлены грудным молоком.

Согласно данным, полученным в ходе исследований, у детей, вскормленных естественным путем, значительно меньше риск развития аллергий и нейродермитов.

С грудным молоком в организм ребенка от матери поступают антитела, предохраняющие его от некоторых инфекционных болезней; таким образом обеспечивается естественная защита ребенка в первые недели его жизни, формируя у малыша естественный иммунитет.

С 2005 года галакто-олигосахарид разрешен для добавления в детские смеси, но необязательно должен в них присутствовать. Интерес к галакто-олигосахариду с тех пор растет, и в лабораторных условиях были раскрыты другие дополнительные его качества. Галакто-олигосахарид также способен связываться с клетками кишечника, защищая их тем самым от нападений болезнетворных микроорганизмов. **Плохие бактерии кишечной микрофлоры в такой ситуации не способны прицепляться к клеткам кишечника и просто сползают вниз.** После этого открытия были начаты исследования эффективности галакто-олигосахарида в борьбе с диареей путешественника.

Инулин по сравнению с галакто-олигосахаридом изучается сравнительно давно. Он часто применяется в пищевой индустрии в качестве заменителя сахара или жира, потому что он обладает сладковатым вкусом и желеобразной консистенцией. С точки зрения химии пребиотики в большинстве случаев представляют собой собранные в цепочки молекулы сахаров. Такие сладости не вызывают кариеса, ведь сладкое само по себе вовсе не вредно. Как и все на свете, сладкое может существовать в полезном или вредном варианте.

Некоторыми учеными была обнаружена взаимосвязь подсластителя аспартама с риском развития рака. Другие подсластители, применяемые для создания легких обезжиренных продуктов, используются также для откорма свиней, чтобы те быстрее набирали массу. Поэтому скепсис по отношению к сахарозаменителям небезоснователен. Продукты, содержащие инулин вместо жира и сахара, являются полезными. При покупке диетических продуктов всегда есть смысл чуть более внимательно читать этикетку. Если вы уверены в хорошем составе продукта, можете лакомиться с абсолютно спокойной совестью, доставляя удовольствие и себе, и бактериям.

Инулин можно синтезировать в виде цепочек различной длины, и это очень практично, поскольку короткие цепочки съедаются бактериями на начальных отрезках толстого кишечника и не доходят до его конца в отличие от длинных.

Смесь инулиновых цепочек различной длины показала максимально хорошие результаты на больших площадях кишечного тракта. Например, для усвоения кальция необходимо большое количество бактерий, способных переправлять ионы кальция через стенку кишечника. Эти бактерии с удовольствием поглощают инулин.

В ходе эксперимента с участием маленьких девочек на фоне приема смеси инулиновых цепей усвояемость кальция увеличилась на 20 %. Такой эффект полезен для костей и может использоваться в качестве профилактики остеопороза в пожилом возрасте.

Пример с кальцием — хороший показатель важности пребиотиков. Но, помимо бактерий, существуют и другие факторы, влияющие на усвояемость микроэлементов. Во-первых, кальций в любом случае необходимо употреблять в нужном количестве. Во-вторых, пребиотики не принесут никакой пользы, если в каких-то органах отмечаются нарушения.

В период менопаузы у женщин наблюдается снижение плотности костной ткани. Связано это с прекращением синтеза гормонов яичниками, которые сворачивают свою бурную деятельность и готовятся к выходу на пенсию и спокойной жизни. В данной ситуации костям не хватает именно гормонов, и пребиотик здесь абсолютно бессилен.

Не стоит переоценивать свойства пребиотиков. Ничто так не влияет на бактерии нашего кишечника, как наше питание. Пребиотик — это мощный инструмент поддержки хороших бактерий и в основном постоянных представителей нашей микрофлоры. Бабушка, любящая картофельный салат, сама того не зная, поощряет лучших представителей своей микрофлоры.

Мы замечаем: хорошие бактерии делают нам хорошо. Мы должны их кормить так, чтобы они заселяли по максимуму пространства нашего кишечника. Для этого недостаточно рожков и белого хлеба, которые производят из пшеничной муки на конвейере. Балластные вещества могут быть вкусными. Например, спаржа, те же суши. Кроме того, можно использовать аптечные препараты, содержащие чистые пребиотики. Наши бактерии это обязательно оценят.

Под микроскопом мы видим наши бактерии как светящиеся точки на темном небосводе. Но все вместе они формируют нечто куда более масштабное. В каждом из нас живут целые народы. Многие из них — прилежные трудяги, живут на слизистых и тренируют иммунитет, смазывают кишечные ворсинки, доедают то, что оставил наш организм, и синтезируют витамины. Другие дразнят клетки нашего кишечника, выделяют яды. Если хорошее и плохое находится в равновесии, то плохое нас закаляет, а хорошее заботится о нас и помогает нам быть здоровыми.

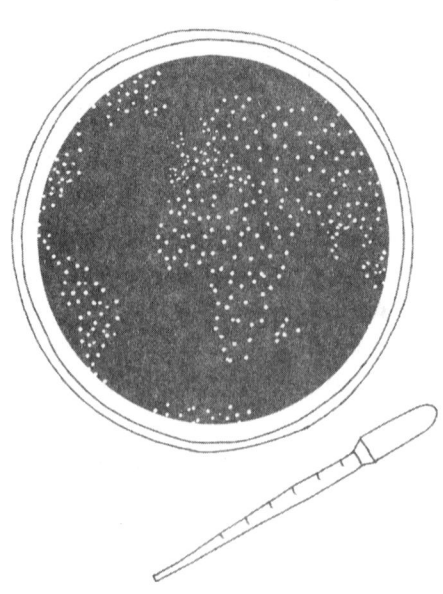

Кишечник и мозг: продолжение следует

Исследовать что-либо — это как двигаться в тумане по незнакомой местности. Немногие стали бы с удовольствием делать это каждый день и при этом без конца и с восторгом фотографировать вновь возникающие кустарники или стены домов. Может случиться, что кто-то долгое время следует за шерстяной нитью до тех пор, пока в какой-то момент времени не обнаруживает, что его собственный свитер постоянно уменьшается.

Несколько лет назад мы узнали о депрессивных мышах, которые становились бодрее за счет определенных бактерий, и крысах, у которых менялся характер, когда они получали кишечные бактерии других крыс. Родилось понятие *психобиотиков* — действующих на психику микробов, потенциально способных влиять даже на такие заболевания как, например, депрессия. То, чего мы тогда еще не могли знать — будут ли психобиотики фактически обладать таким же действием на человека?

Между тем существует около двадцати серьезных исследований на людях. Три из тестированных «бактериальных коктейлей» не демонстрировали каких-либо результатов, но все остальные производят эффект на психику человека. Бактерии не вызывают внезапные перепады настроения, а воздействуют на наше настроение медленно, часто лишь в течение трех-четырех недель после приема и только в определенной степени. Также в отношении стресса было впервые осуществлено переосмысление и сделан вывод, что кишечник здесь тоже играет не последнюю роль.

Что именно происходит и в какой мере, следует рассматривать отдельно, поскольку каждая исследовательская команда испытывала разные бактерии.

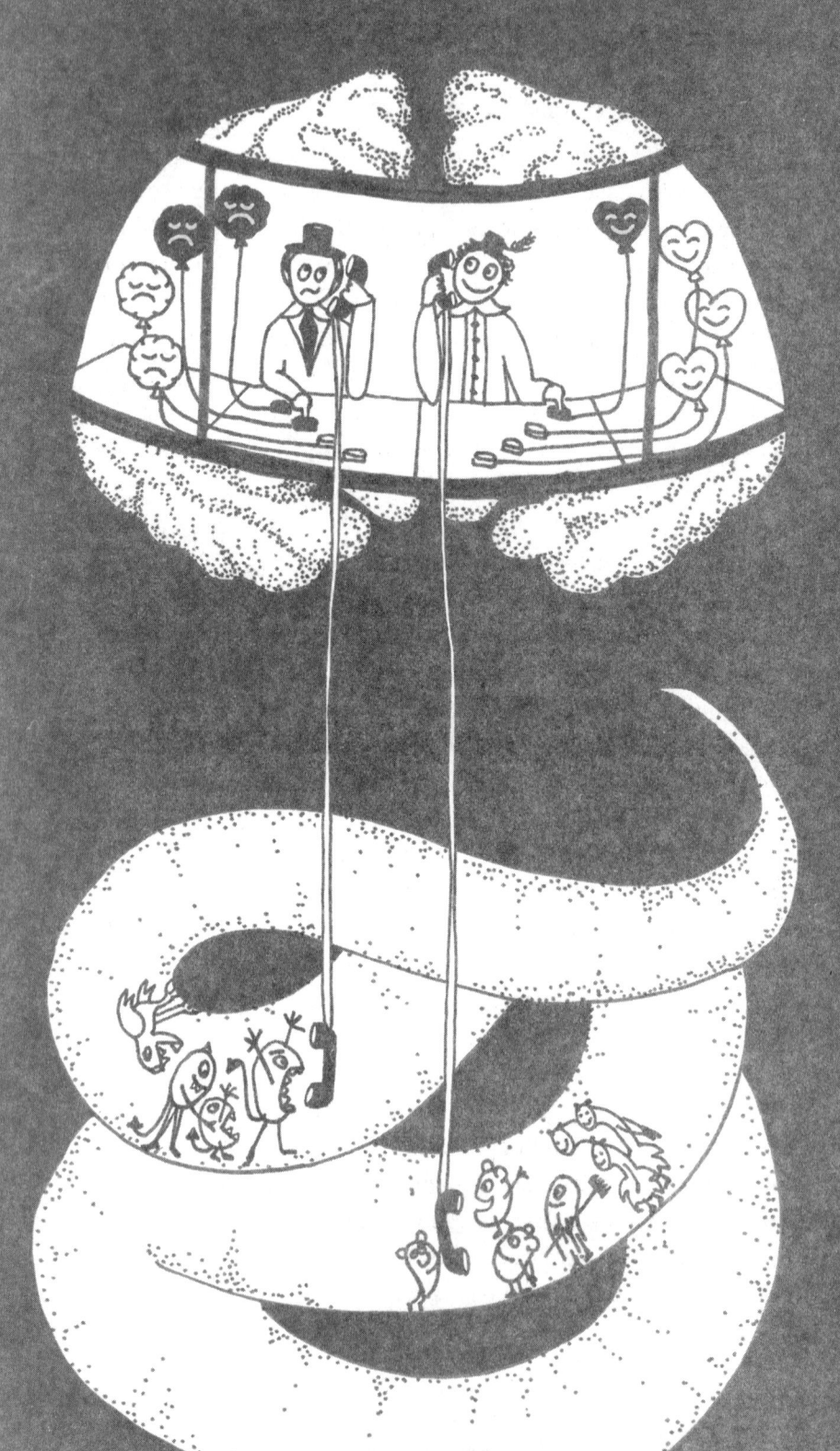

Настроение

В случае экспериментов с настроением прежде всего хочется спросить: какие же чувства чаще всего вы испытываете? **Из чего, так сказать, обычно состоит наше настроение?** Многие исследователи используют для этого анкеты. За разнообразными вопросами в этом случае скрываются категории, классифицирующие настрой человека: от подавленного до радостного, от беспокойного до умиротворенного и так далее.

Так все происходило и при одном из первых взвешенных *Lactobacillus casei Shirota* (бактерия, обнаруженная в питьевом йогурте из супермаркета) после трехнедельного приема улучшала настроение у 3 0% испытуемых, находящихся в плохом настроении. В случае, когда испытуемые изначально пребывали в хорошем настроении, не было выявлено дальнейшего улучшения, не было его и тогда, когда люди испытывали тревожность или злость.

Немного иначе проходило французское исследование. Была испытана комбинация из двух бактерий — *Bifidobakterium longum* и *Lactobacillus helveticus,* часто сокращаемых до *B. Longum* и *L. Helveticus.* Через четыре недели у испытуемых не только наметилась положительная динамика в отношении преодоления депрессии, но и впервые снизился уровень агрессии, а также было замечено, что физические «болячки» стали переноситься ими гораздо легче.

Голландская же команда решила изучать повседневные перепады настроения. Такие, которые время от времени случаются у всех людей, даже если они абсолютно здоровы. В подобных случаях может не происходить ровным счетом ничего плохого, и **зачастую даже не получается понять, откуда приходит плохое настроение — просто самочувствие становится вдруг не таким хорошим, как обычно.** Однако речь идет не о самих перепадах настроения, а о том, какую реакцию они в нас вызывают.

Испытуемые в рамках данного эксперимента должны были в течение нескольких минут воссоздать в памяти следующую ситуацию: «сегодня определенно не самый лучший день, самочувствие попросту не на высоте, но не случилось ничего по-настоящему исключительного, что могло бы стать причиной смены настроения», затем рассказать о том, как выглядела их реакция на данное настроение:

1. «Когда я чувствую себя так, я быстрее выхожу из себя и теряю терпение».
2. «Когда я чувствую себя подобным образом, я обычно долго ломаю себе голову над тем, что именно плохо / или: насколько лучше была бы моя жизнь, если бы кое-что было по-другому».
3. «Когда мне грустно, я часто чувствую безнадежность по отношению ко всему».

Предлагались следующие варианты ответов:
• нет — скорее, никогда — 0 баллов
• вряд ли — 1 балл
• иногда — 2 балла
• часто — 3 балла
• о, да — абсолютно! — 4 балла

До того, как был начат прием бактерий, испытуемые находились в здоровом интервале, потому как реагировали на происходящее с ними не особенно остро. Затем эти люди в течение четырех недель ежедневно принимали смесь бактерий по схеме: «открыть рот, принять порошочек, закрыть рот».

Группа, которая (не зная этого) получала плацебо, едва ли изменила свои ответы. Те же, кто принимал настоящие бактерии, заметили улучшение: ответы на половину вопросов, характеризующих уровень беспокойства или агрессии, стали примерно на 10 % позитивнее.

Конечно, это не тот же эффект, к которому привел бы, например, кокаин или даже сильная таблетка успокоительного, но в сравнении с эффектом от плацебо результаты выглядят довольно оптимистично. И это позволило нам вплотную приблизиться к вопросу: **насколько велико влияние кишечника на наше настроение?** А главное — в каких аспектах настроения он может участвовать?

Стресс

В то время как за настроение отвечают разные области нашей нервной системы, стресс — это состояние, которое захватывает ее целиком. Нервная система в состоянии стресса как натянутый лук в непрерывной готовности к выстрелу, болезненно восприимчива к любому раздражителю извне. Подобное состояние идеально подходит для преодоления полосы препятствий или опасной ситуации при управлении автомобилем. Но для продолжительного образа жизни такой режим является все же слишком энергозатратным... это все равно что ехать на огромном грузовике в супермаркет за углом.

Наш кишечник предоставляет мозгу достаточное количество энергии, чтобы справляться со стрессом. Может ли он также способствовать смягчению стрессовых ощущений? Так сказать, в своих собственных интересах?

Итог первых экспериментов позволил заявить, что напряженные будни или внушающий страх экзамен являлись для испытуемых одинаково сильно стрессовыми — независимо от того, какие микробы они принимали. В чем в действительности могли помочь микробы, так это в уменьшении физического воздействия стресса, а именно — снижении уровня стрессовых гормонов, устранении нервных болей в животе, тошноты, диареи и даже склонности к простуде.

Однако, если рассмотреть одно из данных исследований более подробно, можно обнаружить интересный факт. **Один вид бактерий действительно повлиял на то, в какой мере испытуемые ощущали состояние стресса** — тем не менее только в одной определенной подгруппе: тех, кто мало спит. Те, кто перед экзаменом спал меньше, со временем испытывали все больший стресс, но этот накопительный эффект проявлялся более мягко у тех, кто ежедневно принимал *Bifidobakterium bifidum*. Фактически эти люди так же находились в состоянии стресса, но его уровень был заметно меньше, чем у их коллег по недостаточному сну. Два других вида бактерий (*Lactobacillus helveticus*, *Bifidobakterium infantis*) также протестировали в рамках исследования, но в подобном воздействии на организм они замечены не были[1].

Подобные результаты вселили уверенность: стоит продолжать исследовать мир микробов — ведь **одна бактерия преуспела в том, с чем не справились другие: она снизила стрессовые ощущения.**

Вскоре после этого пришла новость из Ирландии. Некоторые из тех исследователей, которые в то время проводили эксперимент «плавающая мышь» (см. с. 157), сейчас отважились выйти на арену исследования человеческого организма. Специфическая бифидобактерия (*Bifidobakterium longum 1714*) была чрезвычайно эффективна в испытаниях на мышах. Она снижала уровень стресса у животных и помогала им быстрее научиться чему-либо. Итак, ученые решили протестировать ее на небольшой группе людей.

Те, кто принимал участие в данном эксперименте, должны были ежедневно в режиме онлайн заполнять анкету о своих стрессовых ощущениях, кроме того три раза в течение восьми недель они приглашались в лабораторию, чтобы:

1) надевать забавный шлем;
2) засовывать руку в ледяную воду;
3) выполнять мыслительные задачи на планшете.

---

[1] Для целей данного эксперимента 581 студент за несколько недель до экзаменов были разделены на четыре группы. Одни из них получали капсулу, которая была наполнена недействующим порошком, другие соответственно — иную бактерию (Lactobacillus helveticus, Bifidobakterium infantis или Bifidobakterium bifidum). – *Прим. авт.*

Посредством смешного шлема измеряют, насколько активными являются отделы мозга в данный момент. Если надеть такой шлем на собеседника во время рассказа о скучном рабочем дне, то можно наблюдать, как постепенно сокращается активность в отделе, отвечающем за слух, и вместо этого начинается вечеринка в отделе рассеянности.

Рука в невыносимо холодной воде — это отличный тест для измерения уровня стресса. Ключевым фактором при этом является количество времени, в течение которого рука может оставаться в воде. При этом в рот испытуемому снова и снова вставляют ватные палочки. Они впитывают слюну, в которой можно определить объем стрессовых гормонов. Независимо от того, сколько раз повторяется тест, реакция на него всегда протекает одинаково, так как нервная система освобождена от привыкания.

Как только испытание завершается и рука оказывается в безопасном месте, задаются дополнительные вопросы. В этом случае исследователи хотят узнать, насколько тревожно чувствуют себя испытуемые сразу после того, как стали заложниками гормонов стресса.

Итак, после четырехнедельного приема бифидобактерий почти все параметры немного изменились. Ощущаемый ежедневный стресс согласно онлайн-анкетам был на 15 % меньше по сравнению с эффектом от плацебо. Погружение руки в воду по-прежнему вызывало острую реакцию (что и следовало ожидать, в конце концов, вода по-прежнему была ледяной), но тем не менее в целом уровень стрессовых гормонов снизился! Кроме того, они почти перестали увеличивать ощущение тревожности у испытуемых.

Электродный шлем и планшет также были использованы не напрасно: теперь при выполнении различных тестов на запоминание группа людей, принимающих бактерии, делала примерно на две-пять ошибок меньше по сравнению с группой, которой давалось плацебо, и это уже было успехом. Такое же воздействие было видно также в тесте со шлемом. Отдел мозга, отвечающий за обучение и который в том числе ослабевает при болезни Альцгеймера, стал заметно активнее. Плацебо в данном случае не изменило ничего — в отличие от бактерий.

Кишечник может посылать импульсы нашему головному мозгу, например, посредством нервных волокон (с. 157), и ирландские исследователи сделали предположение, что бактерии могли улучшать память, снижая уровень стрессовых гормонов. Происходить это могло следующим образом: структура мозга, которая архивирует и объединяет наши воспоминания (гиппокамп), очень плотно заселена сенсорами, определяющими стрессовые гормоны. Если регистрируется их значительное количество, мозг подавляет активность в этом месте: тому, кто убегает от дикого зверя, не следует тратить энергию на то, чтобы запоминать окружающие растения.

На стрессовых этапах жизненного цикла мы развиваем своего рода туннельное видение, чтобы максимально направить внимание на проблему.

Это размышление актуально для многих — не только для фанатов *Bifidobacterium longum 1714* или обладателей различных заболеваний кишечника, но и для, например, школьников или студентов, неспособных во время общего опроса «вытащить» необходимые знания из головного мозга. Таким людям сложнее концентрироваться, и при этом далеко не всегда важно, подается ли сигнал о стрессе кишечником или головным мозгом. Нервы и сигнальные вещества в нашей крови активируют обе наши надпочечные железы (орган, который в конечном итоге производит стрессовые гормоны). Кстати, именно здесь также можно было бы снова поговорить о настроении.

Для этого мы воспользуемся результатами исследования небольших перепадов настроения, проведенного голландцами. Мы помним, что, насколько бы приятной ни была наша жизнь, эти перепады однажды случаются со всеми. И тот, кого они побуждают рассуждать о предполагаемых проблемах, в нашем современном мире располагает удивительно широким выбором вещей, которые можно к ним причислить. Довольно часто на подобные проблемы никак нельзя повлиять: например, какой-нибудь политик сказал что-то глупое и непоправимое, или где-нибудь потерпел аварию самолет с целой футбольной командой. Беспокойное размышление о том, что мы не в силах изменить, может вызвать у нас стрессовые ощущения.

Стрессовые гормоны усиленно приводят нас в режим туннельного видения, и нам становится все сложнее воспринимать что-либо помимо наших собственных проблем. Таким образом в сущности доброжелательная вспомогательная программа нашего тела используется не по назначению, и мы все больше и больше сползаем в «нытьё», вместо того чтобы проанализировать окружающую среду и позаботиться о чем-либо, что принесет нам пользу.

Депрессия

По последним данным, наш кишечник может принимать участие в 10–15 % всей деятельности организма в формировании негативных эмоций. Он передает головному мозгу сведения о нашем внутреннем мире, вызывая тревогу или, наоборот, успокаивая. Таким образом, **кишечник мог бы оказывать влияние на различные эмоциональные состояния человека**, но пока нет точных данных, насколько эффективна его помощь при наличии депрессии.

Предварительные эксперименты в этой области вселяют надежду. Ирландские исследователи собирали кишечные бактерии людей с депрессией и давали их крысам: при этом кишечники подопытных крыс сначала стерилизовались, а уже затем им вводились высококонцентрированные бактерии. Вследствие этого у крыс развивалось депрессивное поведение, которого прежде не было!

Однако, что касается экспериментов на людях, здесь наука пока находится в самом начале пути. Часто используемым здесь инструментом является «тест для оценки депрессии по шкале Бека». С его помощью ученые определяют, насколько тяжелой является депрессия и депрессия ли это вообще (или, например, кратковременное расстройство). В рамках теста задается 21 вопрос, и речь в них идет не только о том, чувствует ли человек себя грустным или недовольным. Учитывается ряд других факторов, например, не стал ли он хуже спать. Нет ли у него трудностей в принятии решений? Всегда ли хорошо он заботится о собственном здоровье? Не заметил ли опрашиваемый резкое снижение сексуальности (по сравнению с предшествующим временем)? Собственно говоря, таким хитрым образом составляется представление о функционировании различных гормональных систем нашего тела.

Существуют только два исследования, в рамках которых были испытаны пробиотические бактерии в контролируемых условиях в отношении депрессии. В исследовании 2015 года комбинация из двух бактерий (*Lactobacillus acidophilus, Bifidobakterium bifidum*) в сочетании с другими медикаментами улучшила состояние пациентов, хотя воздействие оказалось незначительным, как только стрессовые факторы были сведены на нет.

В исследовании 2017 года другие две бактерии — *Lactobacillus helveticus* и *Bifidobakterium longum* не оказали никакого влияния на людей с депрессивным расстройством. Однако исследователи нашли указание на то, что наличие этого эффекта может зависеть от уровня витамина D. У испытуемых с достаточно высоким уровнем витамина D в крови коктейль из указанных бактерий улучшал расположение духа, однако в общей сложности на данный момент к исследованию было привлечено слишком мало людей, чтобы, опираясь на его результаты, делать какие-либо научные выводы.

Действительно ли при помощи кишечника возможно предотвращение депрессии? Может ли лечение бактериями быть эффективным наряду с традиционным медикаментозным лечением и изменением образа жизни? Или, возможно, с помощью бактерий следует не лечить депрессию, а бороться с потенциальными ее причинами? А может быть, существуют различные виды депрессии — те, в которых непосредственное участие кишечника способствует выздоровлению и те, при которых это не так?

Конечная цель — не обнаружение «супер-бактерии» для ежедневного приема. Также она состоит и не в том, чтобы все мы всегда были радостными. Правильнее было бы сказать, что **наша цель — научиться лучше понимать собственное тело.** Важно осознать, что при стрессе или перепадах настроения следует думать не только о внешних обстоятельствах, но и обращать внимание на свой «внутренний мир».

И если в будущем нам удастся обнаружить какие-нибудь Особенно Эффективные Бактерии, которые смогут оказать нам значительную поддержку — это будет великолепно. В то время как там, снаружи, исследователи отважно продолжают поиски в тумане, нам необходимо дорожить тем, что у нас уже есть: знаниями о хороших бактериях вокруг и внутри нас и о том, как мы можем помочь им помогать нам.

Разумная тяга к кислому

Различать сиюминутное желание и непреодолимую тягу к чему-либо иногда не имеет смысла. Тому, кто дома время от времени с удовольствием без толку катается по полу гостиной, это знакомо. Но когда мы что-нибудь съедаем и проглатываем, понимание, почему именно нам сейчас этого захотелось, может быть полезным и даже увлекательным.

Для примера давайте возьмем стакан воды и наполним его именно таким количеством сахара, которое было бы идентично количеству сахара в составе кока-колы. Эту смесь вряд ли кто-нибудь выпил бы добровольно. Вполне вероятно, что мы даже испытали бы отвращение, поскольку наше тело очень разумно.

Если мы сделаем что-либо, к чему не смогли подготовиться за несколько миллионов лет эволюции, эксперимент проходит несколько иначе. Мы добавляем немного лимонной кислоты в сахарный раствор (в коле представлен в виде углекислого газа и фосфорной кислоты) — и вот: лакомый вкус. Теперь стакан проглатывается одним махом, а наш головной мозг, приветствуя его аплодисментами, говорит: «Юху-у!»

Наше тело знакомо с кислотой благодаря фруктам или хорошим бактериям (например, молочнокислым бактериям в йогурте). Если кислота не очень сильная и хорошо сочетается с другими питательными веществами, наши вкусовые рецепторы доверяют ей. Поэтому, чтобы приготовить еду, мы с удовольствием используем кислый компонент — томаты в соусе, немного лимона для рыбы, немного вина при тушении лука. Такая разумная тяга к кислому вкусу — довольно увлекательный феномен для интересующихся микробами. **Может быть, подсознательно желая ощутить кислый вкус, мы в сущности хотим употребить «дозу» тех самых хороших бактерий?**

На протяжении веков наши предки ферментировали белокочанную капусту, пили вино вместо воды (которая в эпоху Средневековья часто была заражена опасными веществами), делали хлеб из настоящей закваски для теста и изготавливали простоквашу и йогурт. Цитрусовых фруктов или подкисленных лимонадов раньше не было. Это соображение дает основание для самостоятельного проведения небольшого эксперимента.

Домашняя ферментация овощей, или Как сделать квашеную капусту

Процесс ферментации подразумевает, что еда предварительно переваривается бактериями. Плохие бактерии или грибы не способствуют хорошей ферментации, они портят еду и делают ее несъедобной. Хорошие бактерии обрабатывают еду таким образом, что она становится для нас более усваиваемой, чем до этого, потому как способны расщеплять растительные клетки лучше, чем это удается нашим пищеварительным ферментам. Таким образом, ферментированная пища упрощает работу нашего кишечника, а еще может стать дополнительным источником витаминов. Одновременно происходит выработка кислот, которые уничтожают опасные бактерии, и наша еда может храниться дольше.

Поскольку в окружающей нас среде повсюду «болтаются» хорошие бактерии, имеет смысл предоставить им поле для деятельности и немного питания. Так мы увеличим их количество и сделаем их сильнее! Приступим?

1. Классикой считается белокочанная капуста, но подходят и другие овощи, которые можно есть в сыром виде. Например, морковь или огурец. Некоторые хорошие бактерии **уже** находятся на капустных листьях или морковной кожуре, поэтому вам не нужно добавлять специально какие-либо особенные бактерии.
   - 10–15 г нейодированной соли
   - 1 кг овощей
   - 1 неделя

2. В зависимости от того, насколько быстро должна происходить ферментация, овощи нужно очень тонко нарезать или натереть на терке (на ферментацию в таком случае понадобится одна неделя) или же оставить целыми (время ферментации — от четырех до шести недель). Рекомендуется делать все аккуратно: мы же не хотим,

чтобы в кастрюле оказались все возможные кухонные бактерии?

3. На один килограмм овощей понадобится 10–15 грамм соли. Соль замедлит рост бактерий и защитит наше будущее блюдо от распространения неблагоприятных микроорганизмов до того момента, как хорошие бактерии приступят к работе. Важно использовать правильное количество соли: если ее будет слишком много, ферментации не произойдет, а если слишком мало, есть опасность, что еда испортится. Хорошо подходит морская соль, но только не йодированная: йод препятствует размножению бактерий.

4. Усердно все перемешайте. Так вы не только распределите соль, но и частично разрыхлите особо твердые клеточные стенки. Просолившись, капуста выделит воду, не выливайте ее: она понадобится нам на следующем этапе.

5. Плотно уложите овощи в миску, банку или любую другую емкость, которую можно герметично закрыть. Важно, чтобы все было покрыто жидкостью: кислород препятствует процессу ферментации, поэтому то, что выступает наружу, оказывается не защищено кислотой и может покрыться плесенью. Если из овощей выделилось недостаточное количество жидкости, чтобы закрыть все, можно добавить еще немного подсоленной воды, для чего нужно в 250 мл воды развести 1 щедрую чайную ложку соли. Если овощи все еще выходят за пределы жидкости, необходимо положить на них гнет (любой предмет, предварительно прошедший стерилизацию кипячением). Если хотите добиться определенного вкуса, добавьте в банку семена тмина, лесную землянику или немного имбиря для моркови.

Во время ферментации иногда можно наблюдать, как в банке поднимаются вверх небольшие пузырьки. Из-за этого древние люди, которые еще ничего не знали о бактериях,

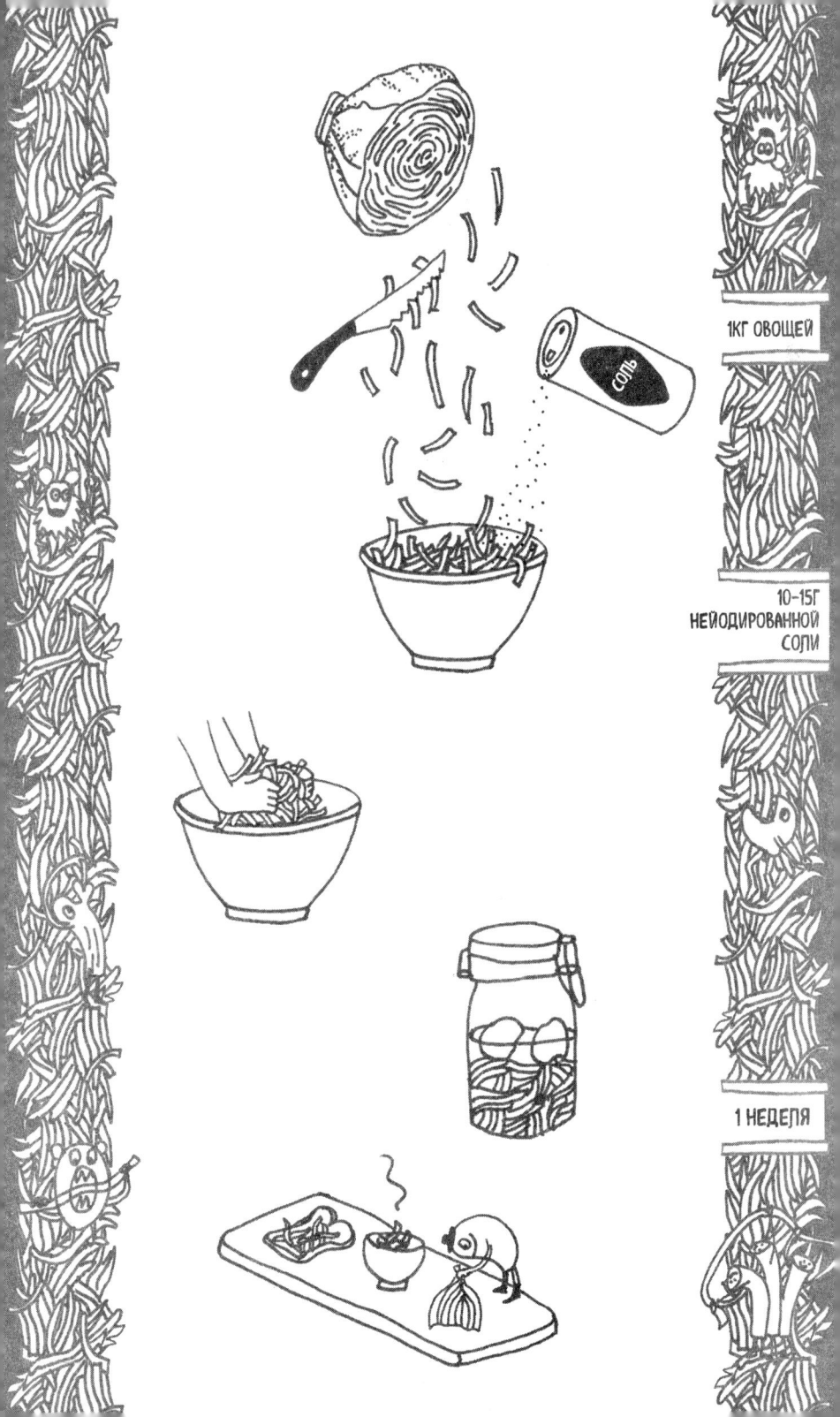

1КГ ОВОЩЕЙ

10-15Г НЕЙОДИРОВАННОЙ СОЛИ

1 НЕДЕЛЯ

танцевали вокруг горшков для ферментации, поскольку они полагали, что овощи нужно «научить бурлить». Другие, напротив, оставляли все в покое, поскольку боялись, что иначе могут отвлечь богов от работы над этим.

После ферментации овощи должны стать кисловатыми, но не слишком слизистыми, алкогольного привкуса быть не должно. Если все получилось правильно, то с этого момента нужно хранить овощи в холодильнике. Квашеная капуста из супермаркета после ферментации часто подвергается обработке высокой температурой, чтобы бактерии не создавали дальнейшего брожения. Однако при такой обработке приходят в негодность не только бактерии, но и часть произведенного ими витамина С.

Благодаря кислоте ферментация является самым надежным способом сохранять еду — в то время как металлические или стеклянные консервные банки уже не раз приводили к случаям заболевания из-за термоустойчивых бактерий, до сегодняшнего дня не существует ни одного зарегистрированного случая заболевания в результате употребления ферментированной еды.

Квашеную капусту (или квашеную морковь) можно подавать с чем угодно: с салатом, супами или тушеными блюдами, с овощами и блюдами из риса, добавить в бургер вместо маринованных огурцов или (для чрезвычайных любителей экспериментов) даже подать с медом к каше на завтрак.

Захочется ли вам есть эту специальную «кислоту» все чаще и чаще? Дайте своему организму решить это за вас.

БЛАГОДАРНОСТИ

Этой книги не было бы без поддержки моей сестры Джилл. Ее рационализм, свобода мышления и любопытство не позволяли мне топтаться на месте, заставляя мыслить и действовать творчески и, собрав всю свою волю, идти к цели. Несмотря на занятость, у нее всегда находилось время для меня, для того чтобы вместе пробежаться по рукописи этой книги и даже натолкнуть меня на новую мысль или идею. Она научила меня креативно работать.

Спасибо Амброзию за то, что удерживал меня от чрезмерного трудоголизма. Спасибо моей семье и моему крестному за то, что окружали меня заботой, как лес окружает каждое дерево, и не давали упасть при сильных порывах ветра. Спасибо Джи-Вон за то, что подкармливала меня во время написания этой книги. Спасибо Анне-Клэр и Анне за каверзные вопросы.

Спасибо Михаэле и Беттине за решительность, без которой книги не получилось бы. Без знаний, полученных во время учебы, написать эту книгу было бы просто невозможно, поэтому огромное спасибо всему преподавательскому составу моего университета и правительству нашей страны за то, что я имела возможность бесплатно учиться. Спасибо всем, кто вкладывал усилия в создание этой книги: критикам, сотрудникам издательства, маркетологам, наборщикам, корректорам, сотрудникам книжных магазинов, почтальонам и… моему читателю! Спасибо вам всем!

УКАЗАТЕЛЬ

Darm mit Charme: Alles über ein unterschätztes Organ

© by Ullstein Buchverlage GmbH, Berlin. Published in 2017 by Ullstein Verlag
Originally published © 2014 by Ullstein Buchverlage GmbH, Berlin
Umschlaggestaltung: Jill Enders
Umschlagfoto: Jill Enders

Эндерс, Джулия.

Э64   Очаровательный кишечник. Как самый могущественный орган управляет нами / Джулия Эндерс ; [пер. с нем. А. А. Перевощиковой]. — Москва : Издательство «Э», 2017. — 336 с. : ил.

ISBN 978-5-699-81351-3

Многие стесняются говорить о кишечнике вслух. Может быть, именно поэтому мы так мало знаем о самом могущественном органе, который управляет нашим организмом? Кого-то, возможно, шокирует столь откровенное обращение исследователя к «запретным» темам; кому-то, может быть, покажутся слишком экстремальными опыты на мышах и на пациентах-добровольцах, описанные в книге. Кто-то усомнится во всемогуществе крошечных организмов, контролирующих нашу жизнь. А кому-то предположение, что у кишечника есть свои собственные «мозг» и «нервная система», вообще покажется абсурдным и антинаучным. Но вспомним, что новое и неизвестное всегда пугает человека, а эта книга — еще один шаг вперед на пути к открытию тайн и загадок нашего тела.

УДК 612.33
ББК 28.707.3

© Перевощикова А.А., перевод на русский язык, 2015
ISBN 978-5-699-81351-3   © Оформление. ООО «Издательство «Э», 2017

Научно-популярное издание

Джулия Эндерс

ОЧАРОВАТЕЛЬНЫЙ КИШЕЧНИК

КАК САМЫЙ МОГУЩЕСТВЕННЫЙ ОРГАН УПРАВЛЯЕТ НАМИ

Директор редакции *Е. Капьёв*. Ответственный редактор *Ю. Бобылёва*
Редактор *А. Никитина*. Младший редактор *Н. Андреева*
Художественный редактор *П. Петров*
Технические редакторы *О. Куликова, М. Печковская*
Компьютерная верстка *Г. Дегтяренко*

ООО «Издательство «Э»
123308, Москва, ул. Зорге, д. 1. Тел. 8 (495) 411-68-86.
Өндіруші: «Э» АҚБ Баспасы, 123308, Мәскеу, Ресей, Зорге көшесі, 1 үй.
Тел. 8 (495) 411-68-86.
Тауар белгісі: «Э»
Қазақстан Республикасында дистрибьютор және өнім бойынша арыз-талаптарды қабылдаушының
өкілі «РДЦ-Алматы» ЖШС, Алматы қ., Домбровский көш., 3«а», литер Б, офис 1.
Тел.: 8 (727) 251-59-89/90/91/92, факс: 8 (727) 251 58 12 вн. 107.
Өнімнің жарамдылық мерзімі шектелмеген.
Сертификация туралы ақпарат сайтта Өндіруші «Э»
Сведения о подтверждении соответствия издания согласно законодательству РФ
о техническом регулировании можно получить на сайте Издательства «Э»
Өндірген мемлекет: Ресей
Сертификация қарастырылмаған

Подписано в печать 18.08.2017. Формат 60x90 $^1/_{16}$.
Гарнитура «Warnock Pro». Печать офсетная. Усл. печ. л. 21,0.
Доп. тираж 20 000 экз. Заказ 4016/17.

Отпечатано в соответствии с предоставленными материалами
в ООО «ИПК Парето-Принт». 170546, Тверская область,
Промышленная зона Боровлёво-1, комплекс №3 «А». www.pareto-print.ru

Оптовая торговля книгами Издательства «Э»:
142700, Московская обл., Ленинский р-н, г. Видное,
Белокаменное ш., д. 1, многоканальный тел.: 411-50-74.

По вопросам приобретения книг Издательства «Э» зарубежными оптовыми
покупателями обращаться в отдел зарубежных продаж
International Sales: International wholesale customers should contact
Foreign Sales Department for their orders.

По вопросам заказа книг корпоративным клиентам,
в том числе в специальном оформлении, обращаться по тел.:
+7 (495) 411-68-59, доб. 2261.

Оптовая торговля бумажно-беловыми
и канцелярскими товарами для школы и офиса:
142702, Московская обл., Ленинский р-н, г. Видное,
Белокаменное ш., д. 1, а/я 5. Тел./факс: +7 (495) 745-28-87 (многоканальный).

Полный ассортимент книг издательства для оптовых покупателей:
Москва. Адрес: 142701, Московская область, Ленинский р-н,
г. Видное, Белокаменное шоссе, д. 1. Телефон: +7 (495) 411-50-74.
Нижний Новгород. Филиал в Нижнем Новгороде. Адрес: 603094,
г. Нижний Новгород, улица Карпинского, дом 29, бизнес-парк «Грин Плаза».
Телефон: +7 (831) 216-15-91 (92, 93, 94).
Санкт-Петербург. ООО «СЗКО». Адрес: 192029, г. Санкт-Петербург, пр. Обуховской Обороны,
д. 84, лит. «Е». Телефон: +7 (812) 365-46-03 / 04. **E-mail:** server@szko.ru
Екатеринбург. Филиал в г. Екатеринбурге. Адрес: 620024,
г. Екатеринбург, ул. Новинская, д. 2щ. Телефон: +7 (343) 272-72-01 (02/03/04/05/06/08).
Самара. Филиал в г. Самаре. Адрес: 443052, г. Самара, пр-т Кирова, д. 75/1, лит. «Е».
Телефон: +7 (846) 269-66-70 (71...73). **E-mail:** RDC-samara@mail.ru
Ростов-на-Дону. Филиал в г. Ростове-на-Дону. Адрес: 344023,
г. Ростов-на-Дону, ул. Страны Советов, 44 А. Телефон: +7(863) 303-62-10.
Центр оптово-розничных продаж Cash&Carry в г. Ростове-на-Дону. Адрес: 344023,
г. Ростов-на-Дону, ул. Страны Советов, д.44 В. Телефон: (863) 303-62-10. Режим работы: с 9-00 до 19-00.
Новосибирск. Филиал в г. Новосибирске. Адрес: 630015,
г. Новосибирск, Комбинатский пер., д. 3. Телефон: +7(383) 289-91-42.
Хабаровск. Филиал РДЦ Новосибирск в Хабаровске. Адрес: 680000, г. Хабаровск,
пер.Дзержинского, д.24, литера Б, офис 1. Телефон: +7(4212) 910-120.
Тюмень. Филиал в г. Тюмени. Центр оптово-розничных продаж Cash&Carry в г. Тюмени.
Адрес: 625022, г. Тюмень, ул. Алебашевская, 9А (ТЦ Перестройка+).
Телефон: +7 (3452) 21-53-96/ 97/ 98.
Краснодар. Обособленное подразделение в г. Краснодаре
Центр оптово-розничных продаж Cash&Carry в г. Краснодаре
Адрес: 350018, г. Краснодар, ул. Сормовская, д. 7, лит. «Г». Телефон: (861) 234-43-01(02).
Республика Беларусь. Центр оптово-розничных продаж Cash&Carry в г.Минске. Адрес: 220014,
Республика Беларусь, г. Минск, проспект Жукова, 44, пом. 1-17, ТЦ «Outleto».
Телефон: +375 17 251-40-23; +375 44 581-81-92. Режим работы: с 10-00 до 22-00.
Казахстан. РДЦ Алматы. Адрес: 050039, г. Алматы, ул.Домбровского, 3 «А».
Телефон: +7 (727) 251-58-12, 251-59-90 (91,92,99).
Украина. ООО «Форс Украина». Адрес: 04073, г.Киев, Московский пр-т, д.9.
Телефон: +38 (044) 290-99-44. **E-mail:** sales@forsukraine.com

Полный ассортимент продукции Издательства «Э»
можно приобрести в магазинах «Новый книжный» и «Читай-город».
Телефон единой справочной: 8 (800) 444-8-444. Звонок по России бесплатный.

В Санкт-Петербурге: в магазине «Парк Культуры и Чтения БУКВОЕД», Невский пр-т, д.46.
Тел.: +7(812)601-0-601, www.bookvoed.ru

Розничная продажа книг с доставкой по всему миру. Тел.: +7 (495) 745-89-14.

BOOK24.RU
ИНТЕРНЕТ-МАГАЗИН

ИНТЕРНЕТ-МАГАЗИН

BOOK24.RU

ISBN 978-5-699-81351-3

9 785699 813513 >

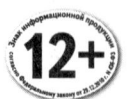

12+

В электронном виде книги издательства вы можете
купить на www.litres.ru

ЛитРес:
один клик до книг

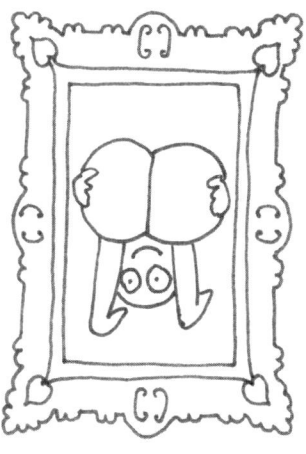